生涯人間発達論

人間への深い理解と愛情を育むために

第3版

服部祥子

大阪人間科学大学名誉教授

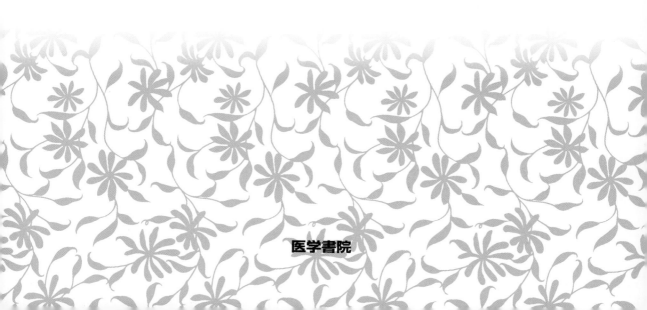

医学書院

服部祥子（はっとりさちこ）

1940 年，大阪に生まれる。

1965 年，岡山大学医学部を卒業。大阪大学医学部精神神経科副手，大阪府中央児童相談所判定課医師，大阪市南保健所主査，大阪市立小児保健センター神経科医長，大阪府立公衆衛生研究所児童精神衛生課長，大阪教育大学教育学部助教授，大阪府立看護大学看護学部教授，大阪薫英女子短期大学教授を経て，2001 年より大阪人間科学大学教授。2014～2016 年頌栄保育学院院長・頌栄短期大学学長，2015 年より神戸市シルバーカレッジ学長。現在，大阪人間科学大学名誉教授。専攻は精神医学。

著書に，『あこがれの老い —— 精神科医の視点をこめて』『人を育む人間関係論 —— 援助専門職者として，個人として』（以上，医学書院），『親と子 —— アメリカ・ソ連・日本』『精神科医の子育て論』（以上，新潮選書），『子どもが育つみちすじ』（新潮文庫），『こころの危険信号 —— 小学生メンタルヘルス・エッセンス』（編著，日本文化科学社），『乳幼児の心身発達と環境 —— 大阪レポートと精神医学的視点』（共著）『阪神・淡路大震災と子どもの心身 —— 災害・トラウマ・ストレス』（共著）（以上，名古屋大学出版会）ほか。

生涯人間発達論—人間への深い理解と愛情を育むために

発　行	2000 年　3 月 15 日	第 1 版第 1 刷
	2009 年　5 月 1 日	第 1 版第 11 刷
	2010 年　9 月 15 日	第 2 版第 1 刷
	2018 年 10 月 15 日	第 2 版第 10 刷
	2020 年　2 月 1 日	第 3 版第 1 刷Ⓒ
	2023 年 11 月 15 日	第 3 版第 5 刷

著　者　服部祥子

発行者　株式会社　医学書院
　　　　代表取締役　金原　俊
　　　　〒113-8719　東京都文京区本郷 1-28-23
　　　　電話　03-3817-5600（社内案内）

印刷・製本　アイワード

❧ 第3版によせて ❧

　第2版は初版(2000年)から10年後，2010年に加筆し上梓した。第2版では序章において，21世紀初頭10年目の節目における生涯人間発達論の新しい課題を総括的に論じた。そこでは当時の日本社会に押し寄せていた3つの波に注目し，その波の影響が大いに人間発達にかかわっていることを論考した。さらにⅠ章よりⅩ章のそれぞれに，各発達段階における新たに突出してきた課題について具体的に解説した。

　ちなみに第2版でとりあげた3つの波とは，①暴力(テロ)，病気，経済不況，環境問題の汎国際化の波，②生活および人間関係の変容をもたらす情報通信技術(ICT)進化の波，③年齢・性別の枠組の自由化・多様化を進める高齢社会と男女共同参画社会進展の波，である。これらは良きにつけ悪しきにつけ，当時の日本人の日常生活を根本から，圧倒的な力とスピードをもって変容させる波であった。

　そして，その3つの波の勢いは2020年の今も，弱まるどころかますます強大化している。この現実はきわめて重要で，引き続き第3版でもこれらの課題から視線をそらすことはできない。

　さらに，第2版以来10年の時を経た現時点では「人生100年時代」の到来が考えるべき大きな課題となってきた。そこで第3版では終章で「人生100年時代の生涯人間発達論〜21世紀20年目の節目に」として，人生前半期(0〜50歳)と後半期(50歳〜)の発達における強調すべき点をとりあげ，考察している。

　生涯人間発達論は精神社会的な側面を重視する論であるため，社会の変化はきわめて重要な要素である。そのため学説の基本そのものは堅固でゆるぎないが，人間が生きる日常生活の様相や社会通念・価値観等の変化やその影響も考慮に入れて，人間発達を柔軟に論考することを旨としている。そしてその上で，どのような社会情勢にあっても，人間が生涯にわたり人間として発達していく，という確固たる信念を中核において，第3版を世に送り出そうと思う。初版から第2版へと続いた20年の歩みの先を，第3版が元気に歩いてくれることを心より願っている。

　2020年1月

　　　　　　　　　　　　　　　　　　　　　　　　　　　服部祥子

❧ 第2版によせて ❧

　人間の発達について考えることは，私にとってつねに刺激的である。どんな年齢の人であっても，発達のチャンスはあると思えるからである。

　もし人間の発達を量的により増大し，質的により高く優れていくプロセスととらえるなら，ある一定の年齢でそれは頂点に達し，あとは衰退という下り坂のみで，発達という視点はなくなる。

　しかし発達は本来的に変化の過程のことである。身体的，知的，情緒的，社会的等，人間のもつ諸相が互いに機能的に関連し合い，プラス面もマイナス面も包含しつつ全体としてダイナミックに変化をしていく過程である。それは年齢を重ねる中で，今までの自分の上に新たな自分を立ち上がらせていく深みと味わいのある道程でもある。

　そうした発達の理念を中核に置き，ライフ・サイクルにそって一生涯という長さの中で，人間がいかに発達をするのかを論じるために2000年3月，私は本書(初版)を上梓した。

　以来10年。この間に日本でも世界でもさまざまなできごとや現象が起こり，その影響が社会にそして個々人にも及んでいる。

　生涯人間発達論は，E.H.エリクソンの学説を源流として精神社会的な発達論を展開するものである。そうであるからには社会の変化に無関心ではおられない。学説の骨格そのものはゆるぎないが，各発達段階で社会の変化により新たに突出してきた課題があることを鑑み，それを学問的に考察することは，きわめて時宜にかなっていると考えた。

　そこで第2版においては，基本の枠組みは初版と同じだが，序章で「21世紀初頭10年目の節目に」の総括を加筆している。またライフ・サイクルにそった各章においても，各期の発達における現代的課題として具体的なテーマをあげ，データを用いながら解析・検討を加えている。

　本書(初版)は多くの読者に支えられ，励まされて元気に歩き，今回の改訂を迎えることができた。寄せられた貴重なご意見，ご感想に心からの謝意を表したい。また医学書院の今に至るまでのあらゆるバックアップ，編集担当の伊藤直子さんの温かい励ましに深く感謝する。

　新たな出発をする第2版が，元気よく歩いて行くことを心より願ってやまない。

2010年9月

服部祥子

❧ はじめに ❧

　人間はある時生まれ，ある時死ぬ。生と死の間の時間を一生涯とよび，その間に人間はさまざまな人生体験をする。

　人間の一生は一回性であり，きわめて独自のものである。2つと同じものはない。しかし各々が多様で全く異なるかけ離れた存在かというとそうではない。1人ひとりが個性をもちつつ，身体的にも精神的にも多くの普遍性，一般性を共有し合って生きていると思われる。その共通性，一般性を「発達」という鍵概念を設定して眺め，理論を構築してみた。それが本書である。

　本書はささやかながらも私の35年間の臨床精神科医としての経験が土壌となっている。多くの患者さんとその人生に出会うことから，私は人間が生きていく過程を深く教えられた。

　またソ連に2回(1969〜72年，1979〜81年)，アメリカに1回(1975〜78年)出かけ，通算8年間，言葉も文化も違う社会で生活をし，たくさんの外国人とその人生に遭遇した。その体験も本書の基盤に織り込まれている。

　さらに人間の発達に関する優れた先人による学説は，知的な刺激と貴重な教えを与えてくれた。なかでもエリクソンの発達論は私を魅了し，強い共感をかきたてた。それゆえ本書は，彼の雄大な理論に大きいところで準拠しつつ，私独自の解説を組み立てるという形になった。

　本書の構成は，序章でまず発達に関する基礎知識を概説している。そして1章の乳児期から10章の成人後期まで，人生を10の発達段階に分けて論述した。寿命の延長や自然環境・社会環境の急激な変化等を考慮する時，エリクソンの8つの人生周期からなる発達理論では説明しきれない。そのため，本書では10の人生周期で理論を展開している。

　とはいえ，各章とも内容的にはエリクソンの発達理論に深い敬意を表しつつ，発達の過程を解説した。さらにどの章にも，その発達段階に関連する興味ある学説や知見を紹介し，具体的な事例もとりあげている。なお，引用・参考文献については末尾に一括してリストアップした。

　さて『生涯人間発達論』は誰を対象にして書いたのか。それは helping profes-sionals(対人援助を専門とする人々)すべてである。つまり，医師，看護者，介護福祉士，臨床心理士，作業療法士，言語療法士，それに教師，保育者等である。さらに育児のさなかにある若い両親，仕事も家庭も充実した成人期にある人たち，自らの人生をふり返る時を迎えた人たちをも思い描きつつ，筆をすすめた。

　およそ人間にかかわり，癒し，世話，援助，教育をする役割を担っている人は，対象者への深い理解と愛情がもっとも強く望まれる。すなわち，対象者の抱える目の前

　の訴えや問題の解決のみでこと足れりとするのではなく，その人の人間としての存在の意味を深く豊かに味わいつつ向き合うということである。

　たとえば3歳の障害児に出会えば，その子の人生早期の運命的なできごとや生い立ちをしっかり見つめ，これから先歩むべき遠い未来までを展望に入れて，今何を培うべきかを考え，療育する。一方80歳の認知症の老人を前にすれば，白髪の1本1本，しわのひと筋ひと筋に刻み込まれた来し方の日々がどのようなものであったのかと目をこらし，たとえ短くても行く手の生きる時間がその人らしいものであるにはどのような介護をすればよいかを考え，援助する等。

　要は過去→現在→未来と続く時間の流れの全貌を視野に入れ，人間が発達していくということを念頭に置くのである。人間の発達過程を聡明な心の眼で見つめるだけの見識と力量を，本書から得てもらえれば幸いである。

　また援助は自助ということばもあるように，すべての人が自分自身を対象にして行うことでもある。専門職者自らも，また専門職以外の一般の人も，己が人生を時に立ちどまって眺め，これまでの発達段階をどのように歩んできたのか，そして今どこにいるのか，これからどこに行こうとしているのかを確かめることも大切である。そのような時，本書を開いていただくと見えてくるものがあるかもしれない。

　本書は，むずかしい語彙の羅列にはなっていない。時には文学作品や読み物の類いも出てくる。人生には光りもあれば翳りもある。順調で軽やかな前進もあれば，難渋や挫折や後退もある。それらをすべて包含しつつ，人間が全体として発達をしていくことを味わっていただければ，それこそが書き手の無上の喜びである。

　2000年3月

服部祥子

目 次

写真提供
須山様ご一家，金子様ご夫婦，山本様，
水方智子先生（パナソニック健康保険組合立松下看護専門学校），
神戸市シルバーカレッジ，土橋様ご親族，平塚秀和様，医学書院社員

装丁：土屋みづほ

序

生涯人間発達論　序説

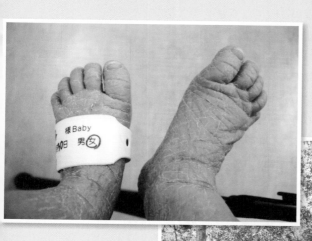

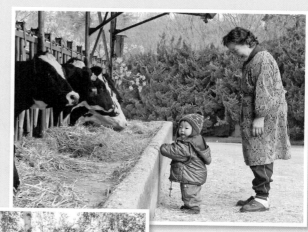

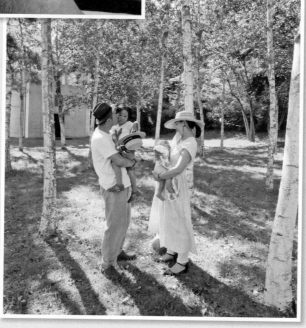

生涯人間発達論とは

　人間は父と母の結合によって生命が生み出され，この世に誕生する。そして親をはじめとする周囲の大人によって育まれ，教育されて成長する。大人になった人間は多くは親から離れ，独立し，通常は仕事をする。また多くは異性と出会い，愛し合い，子どもをもうける。そしてやがて1人で死ぬ。生まれて死ぬまでの道程を一生涯という。

　本書は人間の一生涯という全行程を発達のプロセスとしてとらえ，論を展開することを目的としている。その意味で生涯人間発達論(the theory of life-span human development)という表現を用いる。

　これについては疑問を抱く人がいるかもしれない。なぜなら発達といえば胎児期から乳幼児期，学童期，青年期と進んでいく間の上り坂のプラスの変化のみを連想し，その後の成人期から高齢期にかけての横ばいから次第に下り坂を降りていくプロセスは発達とは考えにくいという常識的通念があるからである。

　確かにどんな人も加齢とともに目や耳の機能は低下し，走ったり跳んだりする瞬発運動能力は衰え，計算力や記銘力も弱くなる。だが人間は老いにおいて，そうしたマイナスの変化を包含しつつ若い時にはなかった深みと味わいのある存在にもなりうる。つまり乳幼児期であろうと青年期であろうと高齢期であろうと，人間を全体として眺めるなら，プラスとマイナスの両側面がからみ合って変化しており，これを発達ととらえることができるのである。このように一生涯を一貫して発達の過程とみなす観点が学問的にも確認されてきており，生涯人間発達論はその立場に立っている。

 発達の定義

　「発達」は通常英語の"development"に対応して用いられる。development は本来 gradual unfolding(内部に潜んでいたものが徐々に表面に出て広がってくる)という意味をもつ語で，その意に従うなら人間発達はあらかじめ個体内に潜在しているもの(遺伝的・胎内的決定)が時間の経過とともに次第に現実的な姿形をあらわしてくるということになる。そうであるなら，いわゆる「学習」から独立した概念である。実際初期の心理学ではそのような考え方があった。たとえば発達予定説などはその流れの中にあるものと考える。しかし発達を学習の特殊な形態とする視点もあり，近年発達と学習の両者が必ずしも対立するものではなく，それらを統合するような考え方

が有力になってきている。

　いずれにせよ発達は本来的に変化の過程であり，身体的・知的・情緒的・社会的等の諸相が互いに機能的に関連し合い，広い統一あるいは全体としてダイナミックに変化していくプロセスと定義づけられよう。

　また発達に近縁のものとして成熟(maturation)という用語がある。これは生物学において，生活体の構造や機能の有機的成長過程において，種としての完全な発達の状態にいたること，あるいはその過程と定義されている。また心理学では，内部からの自己調節機能のメカニズムによって個体の属する種の発達方向，順序，顕現の時期等を規定していく過程を成熟とよんでいる。どちらの立場においても，成熟には遺伝的要因が多かれ少なかれ関与する。

　さらに，個体の変化を量的増大においてとらえる時に用いられる成長(growth)という概念もある。その場合，質的変化のほうを発達とよぶ。しかし発達的事実は直接には観察されず，観察されるのは成長的事実であり，両者はしばしば同義的にも用いられる。結局，発達とは成長を含む成熟に到達するプロセスであり，量と質の両面にわたる展開といえよう。

人間発達に関する諸理論

　人間の発達に関しては古代よりさまざまな角度からの論が提出されている。その主なものを概説しよう。

現代以前の発達思想の展開

アリストテレス　発達に関する思想としては古くはギリシャ時代にアリストテレス(Aristotelēs：384～322 B.C.)が，生命体には自己実現への潜勢力(エンテレキー，entelechy)が内在すると仮定し，その現実化の過程を成長と考えた。

　しかし一般的には17，18世紀までは，子どもは単なる「小さな大人」に過ぎず，独自の発達段階としての児童という概念は社会的には存在しなかった。

ロック　イギリス経験論の創始者ロック(Locke, J.：1632～1704)は，哲学，政治学，教育学に大きな足跡を残した人だが，同時に医学者でもあった。そのため彼の思想の根底には医学を含む自然科学的な考え方や方法論がある。ロックは人間というものは「白紙」の状態で生まれてきて，そこにどのような知識や習慣が植えつけられるのかは教育の力によると考えた。すなわち子どもは生まれついた時には善良でも邪悪でもなく，学習と経験が人間の精神をつくりあげていくという主張である。反復，模倣，賞罰等のロックの発達に関する考え方は，現代の学習理論に大きな影響を与えて

いる。

ルソー　スイスのジュネーブで生まれフランスで活躍した18世紀の思想家ルソー
(Rousseau, J.：1712〜1778)は『エミール』を著し，独自の教育思想を展開した。
ルソーもロック同様，子どもは大人とは異なる存在であると考えたが，ロックが「白
紙」と述べたのに対しルソーは，子どもは生まれる時，すでに自分自身の感性を備え
ていると考えた。そして人間の発達を幼児期，児童期，少年期，青年前期，青年期の
5つに区分し，感覚的判断から情緒的判断を経て理性的判断にいたると解説してい
る。正規の教育をほとんど受けず，自ら学んだルソーは非常に激しい感情と鋭い直観
のもち主であった。彼の理論には時に矛盾が見られるが，ルソーの人間観はペスタ
ロッチ(Pestalozzi：1746〜1827)やフレーベル(Fröbel：1782〜1852)らの教育者
に継承され，近代の自由教育への道を開いた。

現代の発達理論

ゲゼル　アメリカの小児科医(Gesell, A.：1880〜1961)である。ゲゼルは，小児の
行動を分析し，行動発達の原理を研究した。ゲゼルによれば，人間の行動様式は気ま
ぐれな，または偶然の産物ではなく，規則的な過程を経て胎児・乳児・幼児・成人へ
といずれも人間として成長していくと考えた。

　ゲゼルは外から観察しうる行動や反応によって，神経生理学的な成熟を判定・診断
する「発達診断学」を提唱しており，現在もゲゼルの提唱は小児神経学の中でその意
義が認識されている。ことに中枢神経系の障害の早期発見・治療・予防などに重要な
役割を果たしている。

ピアジェ　スイスの心理学者ピアジェ(Piaget, J.：1896〜1980)は，現代の心理学
や教育学に大きな影響を及ぼしているが，彼は認知の発達に焦点を当て，独自の理論
を展開した。すなわちピアジェは思考の論理モデルを立て，感覚運動(0〜1歳半)か
ら始まって→象徴的・前概念的思考(1歳半〜4歳)→直観的思考(4〜7歳)→具体的
操作・論理的思考(7, 8歳〜11, 12歳)→形式的操作・反省的思考(11, 12歳以上)
にいたるまでの5段階を設けて詳細に論じている。

　またピアジェ理論の根底には，自己中心性から社会性へという社会化のプロセスを
発達とみなす視点が強い。たとえば言語表現において，子どもはまず自分と自分以外
のものとの区別がない状態にあり，やがてもっぱら自己中心語を用いるようになり，
その後次第にそれが減少して他人の立場を理解する表現ができるようになると考え
た。つまり子どもはまず自閉的な段階(autisme)に始まり，次いで自己中心的な段階
(solipsisme)となり，その後さまざまな他の人格を認める状態(pluralisme)に達する
と考えた。このようにピアジェにあっては社会化が発達理論の中核にある。

ワロン　フランスの心理学者ワロン(Wallon, H.：1879〜1962)はピアジェとは対
照的で，子どもは「発生的に社会的存在である」と考えるところから出発する。ここ
で社会的というのは，社会とのかかわりなしには生きられない存在という意味であ

る。つまりワロンによれば，社会的であるということは子どもの情動の本質の中にあり，人間という生体の本性の中にあると考える。したがって社会性は個人の生涯の途中で獲得されていくものではなく，子どもの生存と発達の上での1つの絶対的条件なのである。そして子どもは他人との共生において他の人々，集団，社会との葛藤や対立を通じて自我の感情を獲得していく。このように自我を自覚し，個を確立していく「個性化」の過程が発達である，というのがワロンの発達観の骨子にある。

学習理論　人間の発達には，素質（遺伝）と環境（学習・経験）の2つの要因が関係することは多くの研究者の共通理解であるが，学習理論は環境を重視する立場に立つ。

ワトソン（Watson, J. B.）は，パブロフ（Pavlov, I.）流の古典的条件づけが人間行動の発達と変容を理解する上で大きな示唆になると考え，行動の発達に学習の諸原理が適用されるべきであると主張した。彼はある条件と刺激が与えられれば，反応は規則正しく予言可能であると述べている。学習理論では，発達について内的な諸機能間の連関を考えないので，発達段階は設定されない。この学派にはハル（Hull, C. L.），スキナー（Skinner, B. F.），バンデューラ（Bandura, A.）らがいる。

中でもバンデューラは，生後の経験や学習に重きを置く学習説の流れの中にあるが，素質を重視する成熟説の考え方もとり入れ，両者を調和的に発展させて，社会的学習理論（social learning theory）を立てた。この説では遺伝や生得的な特性がそのまま成熟とともにあらわれるとは考えないが，それらを基盤にしてその上で子どもが何を経験し，いかに学習し，どんな環境で育つかに重点を置いている。そして，社会における観察学習（他者の行為を観察することによって，それを自分自身の内にとり入れていく学習）を中心に，人間の発達を社会的学習の過程としてとらえている。

子どもは親の後ろ姿を見て育つというように，両親や教師は子どもにとって重要な学習モデルである。また，架空のモデルや理想の人物についても観察学習が成立するので，現代のマスメディアも，子どもの行動に大きな影響力をもつことになる。このように彼の理論は人間の行動発達を社会学習の観点の上で論じている。

精神分析理論　精神分析とは，ウィーンの精神神経学者フロイト（Freud, S.：1856〜1939）によって創始され体系化された理論である。中でも人間の発達，ことに人格形成にかかわるものとしてのフロイトの理論にはめざましいものがある。とくに彼の小児性欲（infantile sexuality）の考え方は，発達研究者の目を人生早期に向けさせたという意味で功績が大きい。

フロイトは患者の症状の発生を理解しようとして初期経験の重要性に気づき，リビドー（libido：性あるいは生のエネルギー）を中心に置く独自の精神性的発達論を展開した。つまり子どもは発達の諸段階である性感帯優位のもとで特別のリビドー体制が発動し，その時期固有の対象関係を経験するというのである。そして自我の発達はこのリビドーの発展に対応し，これが人格の発達を構築すると考えた。

フロイトの発達論では次の5段階が仮定されている。①口唇（愛）期 oral phase（出生からほぼ1年間）：この時期では口唇が支配的な性感帯で，とくに吸うことが活動の主体。養育者への依存ととり入れの行為によって特徴づけられ，人格構造のもっと

も原始的な部分である快楽原理に従うイド（id）が見られる。②肛門（愛）期 anal phase（1～3歳頃まで）：リビドーは肛門に向かい子どもは排尿や排便をする時に快感を覚える。排泄訓練などを通じて子どもは他者からの要求に出会い，現実は思うようになることもならないこともあるという事実に直面する時期。人格の中では現実原理に従い，かつ実際的・合理的な部分である自我（ego）が発達する。③男根（愛）期 phallic phase（3～6歳）：性器にリビドーが向かう時期。男児も女児も近親相姦願望をもつ。異性親への性的思慕およびその異性親に自分だけが愛されたいという欲望には，あらゆる敵対者を滅ぼし亡きものにしようとする願望が伴う。このような状況をフロイトはエディプス・コンプレックス（Oedipus complex）とよんだ。子どもはこの緊張状況を同性の親への同一化をはかることで解決する。そして道徳的要因としての超自我（superego）を発達させる。④潜伏期 latency phase（5，6歳から前思春期まで）：リビドーの休止期で，比較的安定した穏やかな時期である。子どもは多くの文化的技能をこの時期に獲得する。⑤性器期 genital phase（思春期以降）：再びリビドーが活動的になり，異性対象に向かう段階。性器が主宰者となり正常な成人性愛へと向かう。

　以上各々の段階で，フラストレーションないし甘やかしすぎ，あるいは両者の組み合わせがあると，そこに固着（fixation）が生じ，後の対応の妨げとなったり，人格形成上の問題となりうるとフロイトは考えた。

　フロイトの理論はその後，自我心理学と対象関係論を軸に展開し，数多くの研究者を輩出しているが，いずれも幼児期の人格形成を最大の焦点にしていることには変わりはない。

　フロイトの系譜の中にありながら，独自の発達理論を確立した人にエリクソン（Erikson, E.H.：1902～1994）がいる。彼は精神社会的（psychosocial）な発達段階を成人後期にまで及んで仮定し，理論を組み立てた。

　本書の生涯人間発達論はエリクソンの理論に大きいところで準拠しており，後で詳細に述べる故，ここでは名前をあげるにとどめる。

　以上，主要な発達の諸理論を概説的に紹介した。各々の学説や論には個性的な視点や論述があり，人間の発達を多面的に眺める上できわめて有効である。

 # 4　生涯人間発達論の基本的視点

　さて，いよいよ本書の主題である生涯人間発達論の概要を述べよう。

　著者は児童青年期の精神科臨床を 50 数年間続けてきたが，その間つねに人間の発達とは何かを考えていた。さいわい対象が児童青年期の子どもや若者なので，本人のみならず親世代，祖父母世代が直接関係者として視野に入ってくることが多く，子ど

もから高齢者まですべての年齢層と接する機会に恵まれた。また目の前の子どもや若者はやがて成人し，独立して仕事をしたり，結婚して親になったりして，人生の時間を先に向かって生きていくので，その姿を著者もともに継続して眺めるチャンスがあった。

　さらに子どもや若者は家庭以外に必ず幼稚園や学校等の教育機関や生活する地域と深いかかわりをもっており，社会的要因の及ぼす影響を感じたり知ることができた。

　このような体験の中にあって，人間発達のプロセスが次第に著者なりに見えてきた。その際重要な視点は，人間の発達は一生涯という長さでとらえねばならないこと，部分的機能の成長ではなく，全体的存在としての人間発達という観点に立つこと，人間のもつ身体・精神・社会の各側面のいずれをも軽視することなく調和的総合的に眺めること等である。そうしてみると数ある発達理論の中で，エリクソンの考え方にもっとも共感するところが多かった。エリクソンは人間の一生を明瞭で一貫した展望をもって考察したもっとも優れた研究者だからである。また人間存在をトータルに眺めつつ発達論を展開した，奥行の深い学者だからである。

　すでに述べたように，エリクソンの理論はフロイトの精神分析学に基礎を置く。ただフロイトが性的エネルギーが行動や性格を規定するという精神性的な(psychosexual)発達論を唱えたのに対し，エリクソンは師の理論に直接的・間接的に影響を受けつつ，独自の精神社会的な発達論を展開した。つまり師のフロイトがすべての人間的事象を性欲によって説明しようとしたのに対し，エリクソンは，自我とその働きを社会，文化，歴史的状況の諸条件との相互作用の中で把握していく方法論的立場をとり，発達論もその視点を軸にして理論化したのである。

　また，フロイトの理論にはパーソナリティの基礎が乳幼児期に決定されるという決定主義の考え方が含まれるが，エリクソンの場合は人間の生涯を8つの階層に区分して，第1の階層から第2の階層へ，さらに第3の階層へというように，順序に従って生涯の終わる時まで，徐々に発達が進んでいくという考えに立っている。

　著者はエリクソンのこの発達論に強い敬意と深い共感を抱くものである。そのため本書の理論展開はエリクソンの考え方を基礎に置いている。

　ただ人間存在は静止的ではなく動的である。時代の変化とともにエリクソン理論にも修正や付加を行わねばならないところも出てきて不思議はない。たとえば

　①寿命がこれだけ長くなった現在，発達段階の区分はこれでよいのか

　②自然環境，社会環境の急激かつ大規模な変化は人間の身体および精神にどのように作用し，人間発達にどのような影響を与えているのか

　③男女共同参画社会への進展の中で，男性・女性が同等の権利や生き方を推進しつつあるが，各々のジェンダーの発達をどのようにとらえるべきか

等の課題に答える新しい理論が求められている。そこで本書の生涯人間発達論はエリクソン理論に準拠しつつも独自の見解をもりこんで，より充実，発展させる形で展開させるつもりである。

人生における 10 階層 ◡◠

● 人生周期

　人間は生まれて，やがて死ぬ。その間にさまざまな営みや経験をする。人生周期（life cycle）とは，受精→胎内の発育→出生後の発育→成長→成熟→老衰→死という生命の循環過程に基づく概念だが，個人が自分自身の 1 回限りの生涯をたどるという意味と，そうした個人が次の世代につながり，次々と後の世代に引き継がれていく意味とをあらわしている。つまり，すべての人が周期的，循環的に一定の段階を経過する過程のことをさすのである。

　人生周期はエリクソンの発達論においてきわめて重要な意味をもつが，エリクソン以前にも人間の発達を段階的にとらえ，人生を周期に分けて考えた研究者がいる。

　19 世紀にすでにケトレー（ベルギーの統計学者）は人間の身体的，道徳的，知的および精神的変化の研究の中で人間の特性が年齢的に推移することを指摘している。またダーウィンの進化論の立場に立つホール（アメリカの心理学者）は，個体発生は系統発生をくり返すという反復説を唱え，精神発達に応用した。たとえば，4 歳までの幼児は系統発生の哺乳類の動物に，4~8 歳までは先史時代の人類に，といった具合に，である。また，ビューラーは，伝記心理学的研究法をもとに，人生周期を 5 つに分類している。

　しかし，人生周期と人格形成をもっとも体系的にまとめたのはフロイトが最初であろう。すでに述べたようにフロイトの人生周期はリビドーとよばれる性的エネルギーが，ある時期に特定の身体の部分（性感帯）に向かいながら段階を構成して人格を発達させるという理論の中で設定されている。すなわち，口唇期（0~1 歳），肛門期（1~3 歳），男根期（3~6 歳），潜伏期（5，6 歳から前思春期まで），性器期（思春期以降）の 5 つがフロイトの人生周期である。

　一方エリクソンは前述のとおり，フロイトの精神性的発達と対応して，精神社会的発達を考えた。彼の場合，人生周期は 8 段階に分けられる。つまりフロイトの 5 段階に相当するものの上に，成人期に入ってから死ぬまでの 3 つの段階を加えたものである。

　さらにエリクソンの人生周期には，漸成（ぜんせい）（epigenesis）という独自の意味が包含される。epi とは upon の意で，genesis は emergence を意味する。すなわち，漸成とは 1 つの項目が時間的空間的に他の項目の上に生じてくるという考えで，エリクソンの人生周期の各階層は，順序をとばすことなく，前のものを土台にして次のものが発達するという意味づけがなされる。それ故エリクソンのこの理論は，漸成的発達論とよばれる。

　さて本書の生涯人間発達論では，エリクソンの漸成という考えに全く賛同しつつも，人生周期を 8 段階ではなく 10 段階に設定する（図 1）。つまりエリクソンのV（puberty and adolescence）を本書ではV（思春期）とVI（青年期）に，またエリクソンのVII（adulthood）をVIII（成人中期）とIX（成熟期）に増やしている。それについては後

life cycle	developmental crisis	virture		人生周期	発達危機	徳 (人格的活力)	年齢
Ⅷ maturity	ego integrity vs. despair	wisdom		Ⅹ 成人後期	統合性 対 絶望感	知恵	70代以後
Ⅶ adulthood	generativity vs. stagnation	care		Ⅸ 成熟期	同一性再確立 対 消極性	自信	50〜70代
				Ⅷ 成人中期	生殖性 対 停滞性	世話	30〜50代
Ⅵ young adulthood	intimacy vs. isolation	love		Ⅶ 成人前期	親密性 対 孤立性	愛	20〜30代
Ⅴ puberty and adolescence	identity vs. role-confusion	fidelity		Ⅵ 青年期	同一性 対 役割の混乱	忠誠心	18〜25歳
				Ⅴ 思春期	自己中心性 対 孤独感	夢	12〜18歳
Ⅳ latency	industry vs. inferiority	competence		Ⅳ 学童期	勤勉性 対 劣等感	有能感	6〜12歳
Ⅲ locomotor-genital	initiative vs. guilt	purpose		Ⅲ 幼児後期	自発性 対 罪悪感	目的	3〜6歳
Ⅱ muscular-anal	autonomy vs. shame, doubt	willpower		Ⅱ 幼児前期	自律性 対 恥・疑惑	意志	1〜3歳
Ⅰ oral-sensory	basic trust vs. mistrust	hope		Ⅰ 乳児期	基本的信頼感 対 不信感	希望	0〜1歳

エリクソンの発達図式　　　　　　　　　　　本書の発達図式

図1　エリクソンの発達図式と本書の発達図式
[Erikson, E.H.：Childhood and society, Norton, p.273, 1951 より]

に詳述する(なお各々の人生周期に対応する年齢区分は人生100年時代の到来も考慮して設定している。これはおおよそのもので，個人差もある)。

精神社会的課題と発達危機

　エリクソンの理論では，人生周期の各階層に，その時期固有の発達課題と発達危機の概念が提示されている。発達課題とは，社会の構造によって，伝統的な仕方で用意されているもので，人間はこの固有の課題に進んでとりくむよう動機づけられている。つまり環境と切り離しては存在しえない人間は，個人の欲望と個人の生きている社会文化からの期待との間の葛藤と緊張のもとで生きることが必然である。それ故にエリクソンは，人間の直面する課題を精神社会的課題とよんだのである。

　さて，人間がその発達課題に直面する時，それをいかに受け止め，受け止めたものをいかなる方向へ自己の可能性として実施させていくのかは，個々人によって異な

る。前進することも停滞や後退することもあろうし，統合することも拡散することも起こりうるだろう。このように各階層とも課題を学ぶことの中には，つねに危機的状況が包蔵されている。

　エリクソンは，健康な人格形成のために必要な発達課題を，人生周期の各階層に対応させて8つ提示している。これらは各々の階層にもっとも適したもので，適時性があり，その課題がうまく達成されない場合，次の階層では前の課題のみならず，次に来る課題にとりくむこともむずかしくなる。このようにそれぞれの発達課題と発達危機は，きわめて深い関連をもっている。

　各階層の発達危機は，いずれも対立する人格特性の対によって表現される(図1，p.9)。すなわち，人生早期のⅠ階層(oral-sensory，口唇期)の発達危機は"basic trust vs mistrust(基本的信頼感対不信感)"，Ⅱ階層(muscular-anal，筋肉－肛門期)では"autonomy vs shame, doubt(自律性対恥・疑惑)"というふうに。つまり発達課題は獲得されねばならないものであると同時に，解決されねばならない発達危機とセットになっているのである。

　ここで重要なことは，エリクソンの考えによれば，危機の解決は肯定的で望ましい面(たとえばⅠ階層の基本的信頼感)のみを強調し，他方の否定的で望ましくない面(たとえばⅠ階層では不信感)を排除することではないという点である。つまり彼は肯定的なものも否定的なものも，ともにその階層の課題解決の途上および結果として生じることが必要であるとしている。ただし，その割合はⅠ階層では不信感より信頼感が勝っていなければならないし，Ⅱ階層では恥・疑惑よりも自律性が優位でなければならない。他の階層も同様で，対立する両極端がどのような割合で獲得されるかが，発達危機の解決の一番重要な鍵となる。

　本書の生涯人間発達論の発達危機は，人生周期を10項目に設定したため，新たに設けた発達段階に適応する発達危機も新設している(Ⅴ．思春期の発達危機は自己中心性対孤独感，Ⅸ．成熟期の発達危機は同一性再確立対消極性)。詳細は該当する人生周期の章で述べるが，それを設定した論拠は上記のエリクソンの理念に忠実に従い，その真意を活かして考えたものである。

徳(人格的活力)

　エリクソンがvirtueという概念を提示したのは1960年代にハーバード大学の人間発達研究学科教授になった頃からといわれる。virtueという語はなかなか意味の深い言葉で，通常日本語では「徳」や「美徳」と翻訳されるが，「人格的活力」「人格的強さ」といった日本語のほうが真意に近い。エリクソン自身は人間の高尚な道徳生活の進化論的基礎を指摘するために基本的な人間の強さであると自分が考えていることをまとめあげ，これらをvirtueとよんだ。

　もともと古代英語ではvirtueは薬の効能をいう場合に使われたそうで，生命にかかわるもの，活力を与えるもの，価値あるものの魂を意味する。さらにvirtueと

は，俗的な美徳のことではなく，人間の人生周期を通じて人格を力強く組織づけ，よりよく生きていくための最良の倫理のことをさす。ただし薬の効能という語の意味からもわかるように，もしあまりに長い時間放置されると，その薬は効力を失ってしまうこともあり，適時性という意味も強い。

　さてエリクソンは8つの階層にそれぞれ「virtue（人格的活力）」を提示した。hope（希望）→ willpower（意志）→ purpose（目的）→ competence（有能感）→ fidelity（忠誠心）→ love（愛）→ care（世話）→ wisdom（知恵）である。この8つの人格的活力は各々ばらばらに無関係のものではなく，互いに関連が深い。というのは，この人格的活力も各々の階層の危機の解決と発達課題が達成される中で獲得されるものだからである。

　たとえば乳児期の「希望」は，「基本的信頼感対不信感」の発達危機を解決していく中で，求めるものが得られるという確たる信念として培われる。他の階層も同様にして各々の人格的活力を形成していく。

　また8つの活力を矢印で示したことの意は，人格的活力も漸成の経過をたどるということである。「希望」をもつことが確立されないと「意志」は培われにくいし，「目的」は「意志」の上に形成される。この順序をとりかえることはできない。意志は目的がなくても存在するが，意志のない目的はありえないからである。

　人格的活力に関しても本書では10段階の人生周期に適合するように設定している（図1，p.9）。つまり competence（有能感）と fidelity（忠誠心）の間に夢（dream）を，また care（世話）と wisdom（知恵）の間に自信（confidence）を入れている。これもエリクソンの virtue の意味を十分考慮した上で設けたものである。

　このように人間は生まれてから死ぬまで，連綿として，漸次発達していく存在である。人間は他の動物と同様，子孫を残すという生物学的目標を追求するとともに，自我同一性（アイデンティティ）を確立し，自己の人生の意義をも模索し追求する。そして出生直後からさまざまな学びを通じて「自我の統合」という究極の目的に向けて発達の階段を上っていく。

5　新たな社会情勢と生涯人間発達論
～21世紀初頭10年目の節目に

2001〜2010年の総括的考察

　21世紀初頭の10年間に日本や世界が遭遇したさまざまなできごとや社会的状況——成功や達成もあれば苦（にが）く痛い打撃や危機もある——は，人間の生命や生活のあり様に大きな変化をもたらした。

　そこで，21世紀初頭10年間(2001〜2010)の世界および日本の社会情勢が，いかに生涯人間発達に影響を及ぼしているのかを総合的に考察する。

暴力(テロ)，病気，経済不況，環境問題の連鎖
汎国際化の波と生涯人間発達論

　日本は東アジアに位置し，四方を海に囲まれた島国であるが，この10年間，未だかつて経験したことのない規模と速度でさまざまな世界流行の波が押し寄せてきた。ファッションや音楽等の文化，マクロからミクロまでの科学技術，衣食住全般にわたる生活文化や技術という正の波もあるが，暴力(テロ)，病気，経済不況，環境問題等の負の波も波及し，もはや日本一国の安全や安定を日本一国の努力や対策で守ることが困難にさえなってきている。まさに汎国際化時代の到来である。

　たとえば暴力(テロ)。21世紀はその夜明けともいうべき2001年9月11日に，衝撃的な暴力(テロ)を世界中の眼が目撃することになった。アメリカにおける同時多発テロ事件(9.11)である。オサマ・ビン・ラディン率いる国際テロ組織アルカイダがニューヨークのワールド・トレイド・センターとアメリカ国防総省(ペンタゴン)にハイジャック機を突入させ，3,200人余りの犠牲者を出すとともに，アメリカの政治・経済・国防に大打撃を与えた。

　1945年の第2次世界大戦終了後，アメリカとソビエト連邦(ソ連)を頂点とする二大陣営の冷戦が始まり，この冷戦中にソ連によるアフガニスタン侵略が起こり，それによってアルカイダが生み落とされたといわれており，9.11はそこに端を発する。1991年ソ連崩壊とともに米ソ両陣営の冷戦が解消され，ようやく世界に平和が訪れると期待したが，その矢先にアルカイダが強大なイスラム教国家の建設という悲願を達成するためにキリスト教の最強国アメリカに攻撃をしかけたのである。

　その結果「対テロ戦争」というアメリカの旗印のもとに多くの国々が引きずり込まれ，世界は「アメリカ」と「その敵」という二大陣営に分かれた新たな世界戦争に巻き込まれていった。

　その後アメリカのブッシュ大統領の「悪の枢軸」発言も出て，アフガニスタンからイラクへと攻撃は拡大し(2003)，日本もアメリカ支持を表明することで関与が始まった。やがてイラクのフセイン政権は崩壊するが，その後もイラクにおけるテロ(自爆も含む)は続発し，さらにはバリ島の爆弾テロ(2002)，スペインの列車爆破テロ(2004)，ロンドンの同時爆発テロ(2005)と，対立の構図は世界各地の大がかりなテロの連鎖となっていった。

　こうした暴力の応酬に日本もイラク復興支援という使命をもって自衛隊を派遣して参加，その結果外交官2人が殺害され(2003)，邦人ジャーナリスト2人も銃撃されて死亡し(2004)，民間活動団体の農業指導員も生命を落としている(2008)。数はそれほど多くはないとしても，貴い犠牲を払っており，日本も決して無関係ではなくなった。

　またパレスチナとイスラエルの間では前世紀以来，何度も和平協定が結ばれては振り出しに戻るという終わりなき対立が続き，未だに流血と硝煙は収まる兆しも見えない。

　その他，21世紀に入ってからだけでもカシミールをめぐるインド・パキスタンの対立，ロシアとチェチェンの抗争と見られる北オセチアでの学校占拠事件やモスクワの地下鉄爆破テロ事件(2004)をはじめとして，ソマリアで，コソボで，中国新疆ウイグル自治区で，と世界のどこかで血なまぐさい暴力行為は起こっている。その頻回で，しかもリアルなニュース報道は間髪を入れぬ速さで遠い日本の茶の間にまで浸透している。

　このように暴力(テロ)の汎国際化はこの10年間のきわめて特徴的な現象である。その結果，暴力に対する慣れや不感症，暴力を行動化する閾値の低さ，自分を正当化して暴力を行使する行動様式の安易なとり入れ，暴力行為の方法の学習，罪悪感の希薄化等々が子どもにも大人にも影響を及ぼし，各発達段階における突出した課題——子どもの暴力やいじめ，少年犯罪，親の幼児虐待，夫婦間のドメスティック・バイオレンス(DV)，身勝手な攻撃(モンスター・ペアレント)等——を底辺で増強させている要因の1つとなっているのではないかと思われる。

　汎国際化の波は病気にも当てはまる。

　たとえば飼料を介して全欧に拡大した狂牛病が2001年には日本にも上陸し，国内初の感染牛が発生し大騒ぎになった。2003年にはSARS(重症悪性呼吸器症候群)が世界各地で猛威をふるい，日本においても警戒が高まった。鳥インフルエンザの被害は2005年に中国で死者を出したのを皮切りに，香港，インドネシア，欧州でも死者の数は増大し，その脅威が日本にも及ぶのではないかと緊張が高まった。さらに2009年にはメキシコ発の豚インフルエンザ(新型インフルエンザ)が全世界に広がり，日本においては水際で食い止めようという国家的作戦が連日ニュースになった。結局これは日本にも上陸し，WHO(世界保健機関)も“pandemic”(国際大流行)のレベルと認定し，人々はワクチンやマスクを求めてパニック状態に陥るほどだった。

　このように病気も汎国際化する危険性をつねにはらんでおり，健康，ことに乳幼児や高齢者の生活や健康維持への影響とともに，発達へのかかわりも出てくる。

　さらに経済不況の波も強烈であった。

　石油の価格により世界経済はたちまち変動する。たとえばNY原油価格が2005年にはじめて60ドルになったが，それが2006年には77ドル，2007年には99ドル，2008年には147ドルと高騰し，そのつど世界経済は不安定な大渦に巻き込まれ，日本もその例外ではなかった。さらにサブプライム問題でアメリカ経済が失速し(2007)，その後アメリカの大手証券会社リーマン・ブラザーズの破綻(2008)も追い打ちをかけ，深刻な金融危機は世界に波及した。日本もそのあおりを受け，経済不況の真只中に突入し，脱け出せなかった。

　このように日本の景気や経済状況も，否が応でも汎国際化の波にさらされることは必然で，21世紀初頭以来日本経済の先行きの見えない暗さもそのことが大いにかか

わっている。

　問題はそれが一般庶民の生活を直撃することである。

　働き手のリストラや解雇等による自殺や家庭崩壊，就職困難による青年・若年成人の精神的不安や自立の遅延，ひきこもり・ニートの増大，生活苦からの犯罪，追いつめられた精神的荒廃からくる児童虐待や DV の増加等，経済不況の汎国際的波及は日本人の生涯発達の諸相に多大な影響を及ぼし続けている。

　環境問題も国際的なスケールでとらえられなければならない時が来た。

　人類が長い間自然を破壊し，搾取し続けた結果，砂漠化，オゾン層の破壊，地球温暖化等の深刻な問題に直面せざるをえなくなった。とくに地球温暖化防止については世界中の国が関与するテーマで，温暖化ガス(CO_2)排出量削減の目標をめぐって各国のかけひきがその後も続いている。CO_2 の排出抑制は企業経営と不可分の関係にあり，なかなかむずかしいテーマであるが，これは地球の未来や人類存続の鍵を握るもので，汎国際的なとりくみが必至である。現に近年の異常気象による集中豪雨は例年各地をおそい，2004 年の日本では過去最多の台風の上陸を記録し，アメリカでも超巨大ハリケーンの襲来による甚大な被害を経験した(2005)。これらは海面水温の上昇によるエルニーニョ現象や偏西風の蛇行等，地球温暖化に因を発しており，地球環境への対策は緊急テーマといえる。日本でもエコ意識やエコ教育への関心の高まりもあり，生命・生活・発達と環境問題の関連はきわめて今日的話題になってきた。

　以上，21 世紀初頭の 10 年間の汎国際化の波がいかにさまざまな側面で，人間発達に新しい課題を投げかけたかを概観した。

生活および人間関係の変容
情報通信技術(ICT)進化の波と生涯人間発達論

　著者の経験を紹介しよう。17 歳の A 子さんが母親に伴われて診察のため来所。1，2 週間前よりふさぎ込み，生命はとりとめたが手首を切って自殺をはかったという。高校 1 年の秋，級友の言葉に傷ついて学校に通えなくなり，終日自宅で過ごすようになって 1 年余，パソコンが好きで，自室で長時間没頭することが多かったと母親が語った。

　向き合ってみると蒼白い顔の A 子さんは硬く悲しげな表情で囁くように小さな声で語った。「実は私のたった 1 人しかいない友だちが死んだので目の前が真っ暗になり，私も死のうと思ったのです」と。彼女の話によるとその友だち(B 子さん)は同年の 17 歳で，音楽の趣味も好きな歌手もマンガも，好きな男性・嫌いな男性のタイプも同じで，クラスの子に嫌なことを言われて学校に行かなくなったところも同じ。本当に気持ちがぴったり合っていたという。そして B 子さんが死んでもういないと語る頃から涙がはらはらと A 子さんの頬を伝い，悲嘆は極みに達した。しかし話しているうちに A 子さんは一度も B 子さんと会うことがなかったことを知り愕然とした。

　A 子さんが B 子さんを知るきっかけになったのは，不登校で終日家にいてパソコ

ンに向かっていた時，偶然 B 子さんの日記を見つけたことであった。A 子さんはそれを 1 日も欠かさず読んでいるうちに B 子さんとの共通点が多いことに感激し，共感や一体感が高まり生きることが楽しくてたまらなくなった。ところが 2 週間前に突然日記が書き込まれなくなり，数日後に母親の「娘は自ら死を選んだ」という文章に触れ，自分も生きていかれないので死の道を選ぼうと思い手首を切ったという。

　一度も会ったことがなく，顔も知らず，声も聞いたことのない相手に強い親愛感を抱き自殺企図までする……。21 世紀の情報通信技術(ICT：information and communication technology)の革命はここまで来たのである。人と人の結びつきの，それも愛することや生死にかかわる深いテーマまで，無機質な情報通信機械がその役割を担っていることを A 子さんの例は示していた。

　情報技術(IT：information technology)革命は世界初のコンピュータが稼働した 1946 年以来ハードウェア→ソフトウェア→オープンシステムの時代へとたどり，1990 年代にはインターネットの時代へと進んだ。そして 21 世紀に入ってからの 10 年間で，文字通りインターネット社会を出現させた。今では新聞に掲載されているニュースはパソコンや携帯電話，スマートフォン(スマホ)で読むことができ，動画の映像もスマホの端末で存分に楽しめる。もはやテレビ，新聞，出版等の情報産業はいつか消えさる日が来るのではといわれるほどである。

　またコミュニケーションの手段も，直接の出会いや電話で話すことや手紙に書くことは急速に減じ，驚くほどのスピードで大人も子どもも，携帯電話やスマホのメールや SNS(social networking service)を利用する度合いが高まった。

　かつて人間のつきあいは実際に出会って顔を見，声を聞き，肌に触れ，時には臭いや味まで確かめるという，まさに実感を介するものであった。その中で自己と他者の関係性は深く豊かなものになっていった。

　こうした体験を十分にもっている大人はともかく，21 世紀を生きる子どもや若者たちが，インターネット社会で生活し，SNS 等によるコミュニケーションが主流という人間関係のもち方しか知らずに生きるとしたら，人間発達が大きく変容することは想像に難くない。たとえば子ども期や思春期の情緒とそれをコントロールする力の発達や自己意識・他者感情の発達やコミュニケーションスキル等は実体験を基盤に置く。そう考えられるだけに，その発達の脆弱さ，未熟さは，子どもの暴力，いじめ，不登校，行動障害等の新しく突出してきた，もしくはかつて以上に問題が深まっている現代的課題と底流でつながっていると考えられる。

年齢・性別の枠組みの自由化・多様化
高齢社会と男女共同参画社会進展の波と生涯人間発達論

　高齢化の波は 20 世紀後半からひたひたと押し寄せ，平均寿命は女性 87.26 歳，男性 81.09 歳(2018)，また人口比で見れば全人口の 4 人に 1 人が 65 歳以上で，まさに日本は世界一の高齢社会である。

　かつての日本には，高齢になった親は家督を子どもに譲り，子どもは親を世話するという，古来からの「家」制度を基盤とする定型的な枠組みがあった。しかし，今はかなりそれが緩やかになり，成人後期を生きる高齢者の姿は個々人の選択によりかなり多様なものになっている。

　たとえば50，60代の熟年期に，先を見越して新しい知識や技術を習得し，それを活かして生きる者，趣味の研鑽に励み交友関係の広がりと自分で自分の楽しみを生み出すことを心がけている者もいる。夫婦の離婚や親子の距離も自由でとらわれずに選択して，自分らしい老後を演出している気概のある人もいる。

　一方では家族の誰からも精神的物質的援助が受けられず，失意のうちに独居生活を余儀なくされたり，孤独死にいたるケースもある。夫婦いずれもが高齢となり，介護を必要とする者同士の老々介護もある。明暗それぞれ，悲喜こもごもの様相である。

　もちろん生活を支える経済上の問題や，病気・機能不全に陥った時の介護問題等，寿命が延びることによって起こる不安や懸念はいずれの高齢者にも多かれ少なかれおそいかかるもので，社会保障のバックアップは必要である。いずれにせよ高齢社会の出現は，成人後期の発達に大きくかかわる。

　また20世紀に次いで21世紀も，男女共同参画社会の波は寄せている。まだまだ不完全で，性差による役割の枠組みは依然として残っているが，それでも自由化，多様化の傾向は強まっている。働く女性の増加，男性の家事育児への参加の増大等，徐々にではあるがジェンダーの強固な枠組みは緩んできている。一方で，仕事と育児の両立の困難さのため，希望はありながら子どもをもたぬ女性も多く，少子化からの転換はなかなかむずかしいのが実情である。

　以上，大きく3つの観点から，21世紀初頭10年間の変化の波とそれらの発達に及ぼす影響について総括的に論じた。その上で今回第3版では第2版以後の10年間（2011〜2020）の変化や新たに起こってきた課題にも目を向け，各章第5項にそれぞれの時期の発達における今日的課題として最新のデータを交えつつ，新しいまなざしで分析・検討を加えている。

I
乳児期
0~1歳

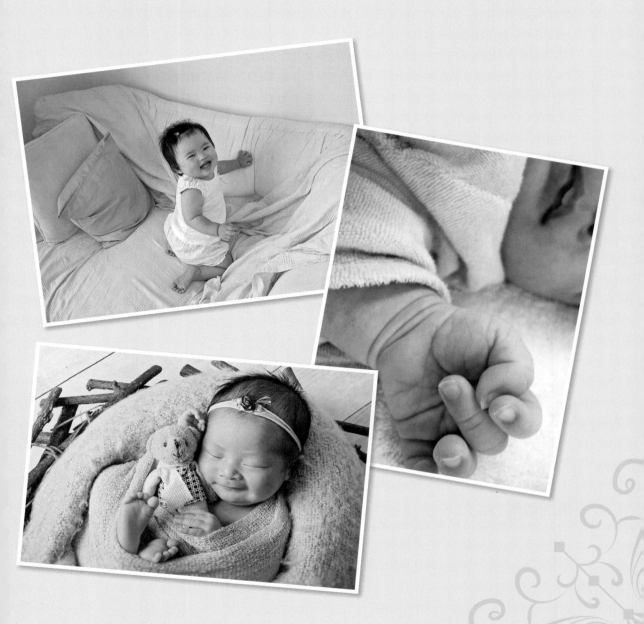

乳児期の発達危機

出産という試練 ∽

　乳児期を語るには，まず出産から始めねばなるまい。出産は生理的な現象であって病気ではないし，ことに医学の進歩が出産をより安全で確かなものにしてきたことは事実である。しかしそれでもなお，出産はさまざまな危険と背中合わせの体験である。母の胎内という平和で安全な小宇宙から，自然の摂理に導かれて狭い産道を通り抜けてこの世に送り出された新生児は，もし出生の瞬間に十分な意識があるなら，耐え難い恐怖と不安におそわれたことであろう。

　古典的な「出産外傷説」を唱えた心理学者のランク(Rank, O.)は，出産というものは子どもが経験する最初の危険であり，個人の生涯を通じての不安の根源を生み出すものと考えた。そして出生の際の不安により，生きている限り，人間は子宮内で保証されていた安全と保護のある状態に戻りたいという無意識的な願望を抱き続ける，と述べ，出産により人間は大きな心理的外傷を受けることを示唆した。

　もっともこれには反論も多い。その根拠は胎児や新生児の大脳や自律神経はまだ発達が不十分であるから，恐れや不安といった情緒的機能を発揮したり，経験を記憶したりするのは疑問であるというのである。いずれの考えが正しいのかを立証あるいは反証することは困難であるが，少なくとも出生が子どもの生命と健康を危険にさらす残酷な過程であることは間違いない事実といえよう。

　母と完全に切り離されて生き始める時，新生児は生存していくために間髪を入れず自力で呼吸し，体温を保ち，栄養分を摂取し，排泄せねばならない。これほど突然に起こり，完全に変化する状況の中での適応を強いられることは，生涯を通じて他にはない。

　さらに出産前後には，子どものまわりに幾多の罠が待ちかまえている。たとえば，早産，分娩異常，仮死，重症黄疸，出生後の脳炎，髄膜炎等々，これらの危険なできごとは，子どもの脳に何らかの器質的な障害を残し，脳性麻痺，知的障害，けいれん等を引き起こす原因になることがある。

　このように出生は1人の人間のこの世のスタートという祝福されるべき瞬間であるが，まことに厳しい試練の時ともいえる。

乳児の無力さ ∽

　母親からの分離と出産の試練を経てこの世に誕生した新生児は，自分の肉体的，生理的欲求を自分自身で充足させることができない。空腹だったり，寒かったり，どこ

かが痛かったりすると，その苦しみや不快感をとり除いて心地よくするためには，他者の助けが要る。声を限りに泣いて救いを求め，すべてを他者の手にゆだねる中で生きているのである。

　これに比べると，動物の新生児は優秀である。牛や馬は生まれてすぐに自分の足で立って歩き出し，自力で母親の乳房に歩み寄って乳を飲む。また母親によって砂浜に産みつけられた卵から出てきた海亀の子どもは，誰の助けも借りずに海に向かい，水に入って泳ぐ。この有能さは何か。

　それは動物の場合，出生後の生活状況や環境条件が前もって想定され，それにマッチした能力やメカニズムがすでに出生前にくみ込まれているからである。つまり生得的に能力が賦与されて生まれてくるわけである。そのかわり，出生後の経験や学習によって新しい能力を開発したり行動を修正する可能性は全くないか，きわめて乏しい。

　一方，人間の新生児は，先にも述べたように，生得的に備わっている能力は乏しく，無力である。その無力さは，出生後も胎内にいた時と同じような世話や援助が必要といえるほどである。動物学者のポルトマン（Portmann, A.）は，人間の新生児は子宮外にあって，子宮外の胎児期をなお1年間過ごすことを前提として生まれてくると述べ，「生理的早産説」を唱えた。その論の正否はともかく，人間の子どもが自分の力で自分の生存をはかれないほど無力な存在であることは確かであり，このことに含まれる意味は大きい。つまり，人間の無力さには，生得性から受ける制約が少なく，出生後の学習のもたらす可能性を豊かにもっているという特徴がある。これこそが人間の発達を他の動物から大きく引き離す要因である。

　人間の乳児の無力さは，生まれて後に伸びる果てしない可能性を秘めた無力さなのである。

人生早期の母子結合

　アメリカの新生児学者のクラウスとケネル（Klaus, M. H. & Kenell, J. H.）は，母親のそばに新生児を置き，はじめの3分間，次の3分間，その次の3分間と時間を計って母の子どもへの接触の仕方を観察した。その結果，母が子どもをさわる時間はだんだん長くなることや，まず指先で触れ，続いて手のひらで撫で，さらに進むと身体ごと抱き上げる，というふうに行動が移っていくことを観察している。これは「生まれたら赤ん坊にさわるのですよ」と教えられていなくても，母親はそういう環境に置かれれば，自分の子どもに触れようとするという，母から子どもへの自然で健康な働きかけの方向性が存在していることを意味する。この自然な働きかけは新生児をくつろがせ，おとなしくさせ，呼吸をゆっくりと規則的にさせる上での効果を上げる。

　一方新生児も，母からの働きかけと同時に自分から母への働きかけもする。たとえば，生まれて間もない新生児をそっと肩のところへ抱き上げると，子どもは頭をもたげ，部屋の中を見回すように頭を動かしてから，抱き手の首のところに柔らかいうぶ毛のはえた頭をこすりつける。さらにそのまま抱いていると，子どもは自分の手足を

抱き手の身体にまとわりつかせ，頭をさらに首のつけ根のところに強く押しつけてくるはずである。その時，抱いている母親の胸は，ぞくぞくするような刺激を感じる。実際に乳児が頭を首に押しつけてくると，母親の両の胸は張ってきて，母乳が出て，衣服をぬらすことさえ見られる。このように母親も子どもから，いきいきとした刺激を受けているのである。

　これは接触刺激のみではない。図2のように母子間の相互の働きかけはさまざまにある。「eye to eye contact(目と目の交わり)」といわれる視覚接触も，相互の愛着を深める刺激となる。母親はわが子を胸に抱き授乳するが，その際一心に子どもを見つめている。乳児はひとしきり飲むと，やがて「ぐいぐい飲みとひと休み」のパターンに移っていき，休んでいる間，母のほうを見上げる。その時ごく自然に目と目が合う。新生児の視覚はまだ未熟だが，明視の距離(20〜30 cm)で真正面にあるものには焦点を当てて見ることができるといわれる。母の腕の中にいる乳児は人生早期から，目と目を合わせるという母との相互の働きかけをすでに始めているのである。

　また，聴覚も視覚と同様に母子は相互に刺激を与え合い，反応し合っている。母親はわが子を胸に抱くと自然に語りかける。その時母の声は日常会話より高い調子になるが，乳児は母のその声に手や足を動かして反応する。一方，子どもは「泣く」という積極的なよび声でもって母親に働きかけ，母はそれに応えてわが子を抱き寄せ，あやしたり話しかけたりする。

　嗅覚も敏感で，乳児は母親の肌に顔をすり寄せ，母の匂いの中で安らぎを得る。生まれたばかりの新生児でもすでに母親の匂いのするブラジャーと他人のものの区別ができる。母親のほうもわが子の何ともいえぬ，ほんのりとした甘い匂いに胸をしめつけられ，抱きしめたいという思いを起こす。

　母親の温かさも子どもにとってはもっとも適切で心地よい保温になるし，母親もま

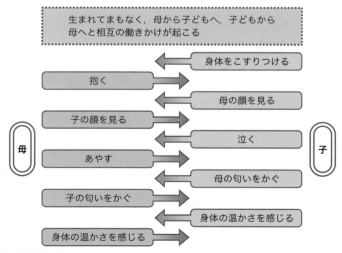

図2　母子間の相互作用

た子どもの身体のぬくもりに温められ，親愛の思いを深める。

　このように母と子はお互いの五感を通じて豊かなやりとりをしている。それは心理的な母子結合を強める作用となるのはもちろんだが，生化学的レベルにおいても同様の働きをもつ。皮膚接触をはじめとする刺激が母親のオキシトシン（子宮に収縮的に働き，子宮復古を促す）やプロラクチン（乳汁の分泌を促進する働きをもつ）の分泌を促進し，母子の心身の健康を実にうまく支えている。

　以上のような母子間の相互の働きかけは，エントレインメント（entrainment）と表現されるが，それは2人の人間間のリズムが同調するという意味から来ている。人生早期に母子が相互に刺激し合い，働きかけ合う中で接近し同調することは，その後の母子関係の基礎となると考えられる。

欲求充足と基本的信頼感

　乳児はお腹が空くと泣いて訴える。母親はその泣き声に応え乳を飲ませる。その時乳児は自分の空の胃が，温かで美味なる乳で満たされていくのを感じ，満腹という生理的充足感を覚えるに違いない。

　空腹時の欲求充足のみではない。寒い時に温めてもらう，眠い時に心地よい眠りに誘ってもらう，痛みや種々の身体的違和感がある時はそれを取り除いてもらう等，乳児の欲求が充足されるつど，生理的な満足感が得られ，身体は快感の中で安らぐと考えられる。

　この生理的な欲求充足は同時に精神的な安らぎにもつながる。エントレインメントといわれる母子間の結合や同調は乳児に，自分は守られている，愛されている，だから安心できる，という思いをもたらすであろう。誕生の瞬間，へその緒の切断によって母親との身体的なつながりを失った乳児が，新たに母親と心理的に再結合するわけである。その中で自分の置かれた世界や，母の与えてくれるものを信頼する気持ち，また与えられるものを不安なくとり入れている自己に対する信頼感が培われる。このような信頼の感覚をエリクソンは「基本的信頼感（basic trust）」とよんだ。これは無力で生まれ，他者にすべてをゆだねることから出発する人間の生涯の最初の発達段階である乳児期に，もっとも鮮明に経験される重要なものである。

3か月微笑と8か月不安

　生まれたばかりの乳児は，まだ対象物を自由自在にとらえることができない。ところが生後3か月頃になると，乳児は周囲の物を1つひとつ視覚的に把握することができ始め，動くものでも目で追いかけてしっかり見ることができるようになる。その頃，誰かがあやしたり，ほほえみかけるとそれに反応して自分もほほえむ。アメリカで活躍した精神科医スピッツ（Spitz, R.）はこれを「3か月微笑」と名づけた。

　その時乳児は何に一番注目しているか。それは相手の顔，ことに目であるといわれ

る。たとえばマスクをかけていても抱き上げて目いっぱいにほほえみかけると乳児は笑う。一方目を隠して笑いかけると，乳児はけげんな顔をして見つめ，笑おうとしない。つまり目と目の出会いが非常に意義深いのである。

　これは出生直後から母がわが子を胸に抱き，ちょうどよく見える距離で母と子が対面し，eye to eye contact の体験をくり返しくり返し積み重ねてきたことの成果ともいえる。快感の充足を母子の相互作用の中で体験し，基本的信頼感を培ってきた乳児が，人間の顔という対象に対してはっきりとした自発的反応を示すわけで，これは大事な発達の指標である。

　ただ「3か月微笑」は母に対してはもちろんのことだが，父にも見知らぬ人にも，あやされると笑うという，いわば無差別の反応である。これは乳児は生まれて3か月間，自分をとり巻く未知の世界の中で，まず母に代表される人間の存在を知り，親愛感を抱いてきたことからくると思われる。乳児は周囲の何者に対するよりもまず人間に，もっとも鮮やかに親愛のメッセージを送っているのである。

　ところが生後8か月頃になると，乳児の人間反応に変化が見られる。いわゆる人みしり現象である。これをスピッツは「8か月不安」と名づけているが，乳児が母親を愛情対象者と認識し始めたことを示す。すなわち，母親が自分にとってかけがえのない大切な存在であるという感覚をしっかり心の内にもったことのあらわれである。かつては無差別に人間に対する親愛感を示していた乳児が，母子の結びつきが強まる中で母と他者との違いを認知し，母以外の人を恐れや不安をもって忌避するほどに発達したわけである。「3か月微笑」から「8か月不安」への変化は，いわば「基本的信頼感」が培われていくプロセスを明らかに示す指標である。

「基本的信頼感対不信感」という乳児期の発達危機の解決

　生物体は自らの欲求と自分をとり巻く世界との対応の中で，調整して生きねばならない。動物は多くのものを本能的に(生得的に)装備して生まれてくるが，人間はそれを学習せねばならない。乳児は欲求の充足を他者(母親)の力で達成してもらい，その中で「基本的信頼感」を培うが，同時に自分の欲求が満たされない体験にも当然遭遇する。その時に乳児は自己についても外界についても不信の感覚(mistrust)を芽ばえさせる。したがって乳児期の危機は，「基本的信頼感」と「不信感」の両者の相克であり，両者のせめぎ合いといえる。

　ただしこの相克は，不信という否定的な事項を取り去ることによって解決するのではない。不信を感じることを学ぶのも重要なのである。エリクソンは信頼感と不信感とが一定の割合で基本的な社会的態度に含まれることこそが乳児期の発達に大切である，と述べている。たとえば，人はある状態に入り込む時，それがどれくらい信頼でき，どれくらい不信を抱かねばならないかを見分けられなければならない。危険に対する準備態勢や不安の予期という意味で不信感を体得することが重要なのである。

　このように乳児期には発達課題として「基本的信頼感」を培うことが大切なのは当

然だが，同時に「不信感」も葛藤と緊張の中で獲得している。この際重要なことは，「基本的信頼感」が「不信感」より勝っており，優位に立つ必要があるという点である。信頼感がより多くより力強く獲得される時，乳児期の発達危機は解決され，健康な人間性を形成する上の発達課題が達成されたといえるのである。

2　乳児期の人格的活力

とり入れること

　乳児期の子どもはその呼称の通り「おっぱい児」である。もっぱらの関心事はおっぱいを吸うことにある。たとえば生後間もない新生児は，対象を視覚的に確認しているわけではないのに口のそばに母親の乳房を近づけるとすばやく吸いついてくる。哺乳びんの乳首や人の指でも，口もとにそっと触れるだけで，さっとむしゃぶりついてくる。これは吸啜反射といわれるもので，実に確かな動きである。このことからも新生児の口のまわりは刺激にもっとも敏感なところで，吸うこと，しゃぶること，なめること，かむこと等々，もろもろの口唇の活動に力が集中されていることがわかる。

　これは口から栄養をとって生き延び，成長していくという成長のルールを考えると実に合目的的といえるが，乳児の口唇活動は単に栄養補給と身体発育のためだけではない。人生早期の乳児期は口唇を通じて生きており，口は乳児をとり巻く外界に触れる重要な部位といえる。

　口唇の基本様式は「とり入れ」である。新生児は与えられたものを全面的に受容し，「とり入れる」。さらに口のみならず感覚器官に与えられる刺激は何でも「とり入れる」。手のひらに触れるものはぎゅっと握りしめ，目に入るものをまじろぎもせずにじっと見つめ，音がすればすばやく聞きとり身体をビクッと震わす。つまり，乳児期は与えられるものを「とり入れる」という行動様式が基本にある。そのためエリクソンは乳児期を「口唇─感覚的段階」と名づけている。

　つまり，乳児は口唇，感覚器，筋肉を通じて「とり入れ」を行い，それによって母親に出会い，人間に出会い，自分の所属する社会や文化にも出会う。したがって与える側の大人は，子どもに何を与えるべきかを注意深く配慮せねばならない。さもなければ「とり入れる」ことを通して生きている乳児を混乱させることになる。

待つこと

　乳児は自己の欲求を自力では充足させられないので，ひたすら他者(母親)の救援を待つ。当初乳児は性急である。自己の内部から生ずる苦痛や不快を伴う緊張状態が起

こると，緊急の援助を求め，一刻も待つことができない。しかし多くの健康な乳児は少しずつ時間の経過とともに待つことができるようになる。これは大変意味深いが，一体どのような経過をたどって「待てない子ども」が「待つこと」ができるようになるのであろうか。

　乳児は何よりも快─不快に敏感である。欲求不満は不快であり，それが解決されれば快である。つまり欲求充足が最大の関心事であり，それを通じて母親や外界と接している。ここでもし，内的不快(飢え)→外から与えられるもののとり入れ(母親の授乳)→快……(しばしの時)……内的不快(飢え)→外から与えられるもののとり入れ(母親の授乳)→快……というふうに外側から一貫した，それゆえに予測できる快感と幸福とが与えられ続けるならば，その子にとって母親の存在は心理的に確実なものになる。これは「基本的信頼感」の体験の積み重ねをしているわけで，同様に次の欲求も満たされるであろうという再保証の源泉ともなる。その中から「待つ」という力が生まれてくる。

　これがもし母親が忙しすぎたり，気分にむらがあったり，情緒不安定で対応がばらばらになると，乳児は混乱させられ，自己の内界に起こることも外界への予測ももてなくなる。その結果「不信感」が増大し，不安がつきまとい，「待つこと」もできなくなる。待てば必ず得られるという体験の積み重ねが，「信頼しうる母親」「十分によい母親」としてのイメージを乳児が内界にもつ上で大きな力を発揮する。

希望という活力

　エリクソンは，人生最初の乳児期の人格的活力を「hope(希望)」と述べている。希望はまさに基本的な人間の強さである。希望がなければ人間は生き永らえることはできない。動物もまた希望に似たものを生まれつきもっているが，人間はさまざまな状況や条件が変化する中で生き延びるために，まず根底のところに「希望」を発達させねばならない。

　母親は乳や食べ物やほほえみや話しかけを与え，乳児はそれをひたすら待ち，とり入れる。もしそれが充足という快感につながるものであれば，乳児は与え手である母親と一体感をもち，母親を介して自分の置かれた世界に信頼を抱く。もっともどんな子どもも，欲求を適切に読みとってもらえず，不快な体験をし，不信の感覚を抱くことがある。しかし不信感もまた重要な人生の要素で抹消すべきではない。ただ，信頼感が不信感を凌駕して力強く培われることが大切という点を再度強調しておきたい。

　そして母親が乳児にとって安定した恒常性をもつ存在となればなるほど，「待つこと」ができるようになる。必ず戻ってきてくれるという安心感と信頼感が心を満たし，「求めるものは得られる」という確固たる信念が育っていく。いわば認知発達との関連でいえば，「待つこと」は対象の永続性と重なる概念である。そしてそこから得られる「希望」は，生涯にわたって苦境や困難の中から立ち上がる力，生を支える力となる。

　以上乳児期の発達危機と人格的活力の解説をしたが，文中乳児とのかかわりにおいて「母親」を独占的に設定している。それは妊娠・出産・母乳を与えることが母親固有の機能であるため，人生早期，とくに乳児期や幼児前期は母親が育児の中心になることが多いためである。しかし父親も育児にかかわり，抱く，あやす，相手になる等さまざまな役割を担うことができるし，実際に担っている場合が増えている。その時は父親も母親と同様の意義を子どもに与えている。なお父親と育児については III 章で考察している（p.61 参照）。

乳児期の発達に関する興味深い学説・知見

早期体験の重要性
動物学の知見から

　人間の乳児の発達を考える時に，動物における早期体験に関する知見はきわめて重要な示唆となる。人間と動物はさまざまな点で異なるが，それでも出生直後の早期の体験や学習やそれによる発達は，一生涯の最初のページという意味では同様のステージのできごとといえる。

　動物の早期体験に関しては多くの研究者の考えがあるが，中でもオーストリアの動物心理学者ローレンツ（Lorenz, K.）の学説は有名である。彼は動物，ことにトリの観察を通して，早期体験が個体の発達にいかに影響を及ぼすかを述べた。

　たとえばカモのひな鳥は卵から出た後，母鳥の後をひたすら追いかけて歩く。これは本能的な「後追い反応」としてよく知られているが，それが発達するためには，生後数十時間以内に母と子が一緒にいなければならないという。そして，母と子の結びつきのこのような特性が早期体験を通して芽ばえることを刻印づけ（imprinting，刷り込み現象ともいう）と名づけた。またこのように本能的行動をよびさますことを生得的解発機構（innate releasing mechanism）とよんだ。

　さらにもし子ガモが後追い反応の生じる時期までに母鳥との接触がなく，母親像が与えられない時，たとえしばらく後になって与えられても，子ガモは母の後を追わず，近づくと驚いて逃げるようになり，この回避反応はしばしば一生涯続く。このようにある体験が特定の時期に得られないために，生涯にわたり対応した特性を発達させられない場合が起こり，そのような時期を臨界期（critical period）とよんでいる。

　次いで動物心理学者のハーロー（Harlow, H.）の人間により近いアカゲザルにおける実験結果も，原理としては同様の現象が起こることを示している。ハーローは生まれたばかりのアカゲザルの赤ん坊を，すぐ母親から隔離して実験室で育てた。そこに母親の役割をする 2 つの人形——一方は顔と胴体だけだが胴体が柔らかい布で巻いてあるもの，他方は同じ顔と乳の出る人工乳房をもっているが胴体は針金の籠ででき

ているもの——を置いた。その上でアカゲザルの行動を観察すると、赤ん坊はお腹が空いた時だけ針金の人形にとりついて乳を飲み、ふだんは布人形にすがっていた。また見なれないものを近づけて脅かすと、赤ん坊は布人形にしがみついた。すなわちアカゲザルの赤ん坊にとって、母と子の結びつきに必要なものはまず第一に柔らかさの感触といえた。

　さらに興味深いのは、母人形も何もなしで育った赤ん坊の場合、生後8週間経ってしまうと、もはや先のような布人形を与えても効果がなく、脅えさせても布人形にしがみついて安心感を得ることもできなくなってしまっていた。

　もっと深刻なことは、親から完全に隔離されたメスザルや人形だけをあてがわれたメスザルは、成長しても正常な性行為の姿勢をするものがいないことがわかった。そして何とか妊娠・出産にこぎつけても、出産後わが子に見向きもせず、また大声を出して脅かしても赤ん坊に全く無関心で、赤ん坊が脅えてしがみついてくると母親のほうが勢いよくはねのけた。

　このように生後すぐに母親との出会いをもてなかったアカゲザルの赤ん坊は、正常な親子関係も、その後の社会化もきわめて発達が危うくなることが証明された。

　以上のような動物学の知見が、直ちに人間に当てはまるとは思わない。人間は心理的にも社会的にもきわめて複雑かつ高度な種属であるから、早期体験のみが生涯の行動様式や情緒性を決定するとはいえない。すでに述べているごとく、人間の新生児は、生まれてから後さまざまな時間に、さまざまに発達しうる可能性を秘めており、その発達エネルギーは大きくかつ柔軟で、弾力的である。

　ただ人間が、動物学の知見から全く無縁の生物とは考えられない。つまり人生早期の体験、ことに親と子の結びつきの体験は、他の動物と全く同じ結果をもたらすわけではないかもしれないが、原則としては同様の方向性をもつ重大さを包含していると考えられる。

母性的養育の剥奪とホスピタリズム

　では人間の新生児や乳児の早期体験はどのような意味をもっているのであろうか。

　実はハーローがアカゲザルで示した現象と本質的に同じような現象が、人間の乳幼児にも認められるという考えを提唱した人がいる。イギリスの小児科医ボウルビィ(Bowlby, J.)である。彼は1951年、WHOの要請により、母親から隔離された乳幼児の心身の反応とその影響に関する研究を集大成したモノグラフを刊行したが、その中でmaternal deprivation(母性的養育の剥奪)という概念を提出した。ボウルビィは、乳幼児の精神的健康の基本に、乳幼児と母親(またはそれにかわる母性的養育者)との関係が、密接かつ持続的で、しかも両者が満足と幸福感によって満たされるような状態が大切であると述べた。そしてもしこのような母子関係が欠如する場合、その状態をmaternal deprivationとよんだのである。そして、人生早期の乳幼児期にそのような状態に置かれると、子どもは発達遅延を起こしたり、衝動的かつ情緒不安定

になったり，成人後の人格にも大きな影響を及ぼすことを指摘した。ことに乳幼児が養護施設等の比較的閉ざされた施設に母親から引き離されて収容された結果，情緒的に重篤な障害を起こすことがあり，これをホスピタリズム（hospitalism，施設病）とよび，警告を発した。ボウルビィのこの指摘は，動物学の早期体験の知見に原則的には共通する。

　この考え方は大きな反響をよび，多くの研究者がその後 maternal deprivation に多面的にとりくみ検討を行った。その結果，現在はボウルビィが当初考えたような母親の在・不在そのものが決定要因ではなく，複数の心理的要因やメカニズムを加味したもの，すなわちより質的な母性的養育に重点を置いて，その欠如を maternal deprivation と考えるという趨勢が強くなってきている。これは近年の女性の社会進出という潮流から考えても望ましい方向性であるが，量より質とはいえ人生早期の母子関係の大切さという点においては，半世紀以上前に掲げたボウルビィのトーチ（たいまつ）は今もなお消えてはいない。

アタッチメント（愛着）

　ボウルビィは，乳児が母親に愛着を覚えるのは食欲等の生物学的な本能を満足させるためのみではなく，母への愛着行動自体が根源的な欲求であるとみなしている。そして乳児の愛着行動として，吸う（sucking），抱きつく（clinging），笑う（laughing），泣き叫ぶ（crying），後を追う（following）をあげている。したがってこれらに対応した母性的養育状況が喪失されると内的対象関係の障害が起こり，人格の構造的発達に重大な影響が及ぼされる危険性があるという。

　乳児のアタッチメント（attachment）形成に関しては，アメリカの小児科医エインズワース（Ainsworth, M.）も研究成果を提出している。彼女は，乳児の愛着形成にもっとも重要なものとして身体的接触があるが，これはいかに頻繁に母親が乳児と身体的接触をもつかではなく，どのように乳児と身体的接触をするか，また接触の際，子どもからのシグナルに母親がいかに敏感に反応するかということが問題であると強調している。また，maternal deprivation についても，母親からの分離が生じる状況，分離後の環境がどの程度満足できるものであるのか，子どもの発達段階や過去の経験，子どもが対象者とどのようなアタッチメントを形成しているのか等によって結果は違ってくると指摘している。このようにエインズワースは，アタッチメントという観点から乳幼児期の母子関係を論じているが，量的な要素より質的な要素に力点を置いているところが特徴的である。

乳児における対象関係論

　児童の精神分析の創始者の１人で，ロンドンにおける精神分析の主流を形成したのはクライン（Klein, M.）である。彼女は対象関係論を通して乳児の心の発達を論じ

た。彼女は臨床的観察を理論化し，妄想分裂ポジションと抑うつポジションという対象関係論的視点に基づく重要な概念を提唱した。すなわち，妄想分裂ポジションは生後3か月頃の乳児に見られ，愛の対象と憎しみの対象が分裂し，自己の破壊性を投影同一化して迫害的不安を抱く心性である。それが生後6か月頃になると，乳児は迫害的な悪い対象とよい対象が母親という同一人物であることに気づく。そしてそれに伴って強い葛藤を経験し，よい対象を失う不安や罪悪感が起こり，抑うつポジションに入るが，その後健康な乳児は全体としての対象をとり入れ，超自我を形成していくという。

　クラインの学説については受け入れる者ばかりではないが，出生直後からの早期母子関係の重要性に注目した対象関係論的視点は高く評価されている。

　イギリスの小児科医ウィニコット(Winnicott, D.)は前述のクラインから多くのことを学びながら，後に彼独自の理論を構築した。彼の理論の中核は早期の母子関係における発達理論，とくに自我と対象関係の発達理論にある。

　ウィニコットは母と子の一対こそが基本単位であると考え，独立した乳幼児というものは存在せず，つねに母との一対として存在すると述べている。そして普通の母親と乳幼児とが達成する健康で正常な発達成熟過程を示したが，その中でもっとも重要な概念をもつのが「ほどよい母親(good enough mother)」である。これは乳幼児に本来的に備わっている潜在能力の発達を促進できる程度によい，平均的で平凡な母親のことで，育児にごく自然に没頭でき，乳児の要求に適応し，「抱きかかえること(holding)」という言葉であらわされるような機能を十分に果たし，乳幼児の成長につれて徐々に適応の度合いを減じていけるような母親をさす。

　このようにウィニコットは「抱きかかえること(holding)」「あやすこと(handling)」「適切に対象を提示すること(object presenting)」等のユニークな概念を提出し，母子一対が安定した養育により発達を遂げることを可能にするような望ましい環境の設定がどんなに大切かを強調した。

気質論 ⌇

　個人の情動的反応の特徴を気質(temperament)というが，それには刺激に対する感受性や反応の強さ，速さ，またその人固有の気合やテンポ等が含まれる。乳児は誕生時にすでに生来的な個性としての気質をもっていると考え，独自の気質論を提出したのは精神科医のトーマスとチェス(Thomas, A. & Chess, S.)である。

　彼らは，乳児の主な気質的行動特徴を次の9つの次元でとらえることを提唱している。

　①活動水準(activity level)：身体運動の活発さ

　②接近 / 回避(approach/withdrawal)：新奇な刺激に対する積極性 / 消極性

　③周期性(rhythmicity)：睡眠・排泄等の身体機能の規則正しさ

　④順応性(adaptability)：環境変化に対する慣れやすさ

⑤反応閾値(threshold)：感覚刺激に対する敏感さ

⑥反応の強度(intensity)：泣く，笑う等の反応のあらわれ方の激しさ

⑦気分の質(mood)：親和的気分／非親和的気分の頻度

⑧転導性(distractability)：外的刺激に対する気の散りやすさ

⑨注意の範囲／持続性(attention span/persistence)：特定のことに携わる注意の長さ／集中性

さらに気質特性の組み合わせにより，乳児を3つのタイプに分けている。

①扱いにくい子どもたち(difficult children)：withdrawal＋low rhythmicity＋slow adaptability＋negative mood＋high intensity

②扱いやすい子どもたち(easy children)：approach＋high rhythmicity＋quick adaptability＋positive mood＋mild intensity

③エンジンがかかりにくい子どもたち(slow to warm-up children)：first withdrawal-later approach＋first low adaptability-later adaptable

　トーマスとチェスの考える人生早期の気質は，後の性格の原型になるとともに，乳児が環境からの影響を左右する上の媒介要因としても機能すると考えられ，注目している研究者も多い。

4　乳児期の発達的な問題とケア
[事例を通して]

　乳児期の問題は，母子間の相互性に起因するものが多い。乳児は「とり入れ」，母親は「与える」という基本的なパターンの相互的調整に失敗すると，子どもは外界や人間，とくに親しい人々を信頼感をもってとり入れることができず，これはその後の人間関係においても大きな障害になる危険性がある。

　母親に自分自身のもつ心理的葛藤，あるいは家庭内に起こったさまざまな葛藤がある場合，また子どもの側に生来的に何らかの障害があり，母親に対する反応が不十分，不鮮明である場合等に，母親と乳児のコミュニケーションは妨げられ，適切な応答がむずかしくなる。このような場合，乳児は情緒的に不安定となり，人間への不信感を強める。

　また，子どもは出生，哺乳，生歯そして離乳と乳児期の時間経過の中をたどっていくが，中でも離乳は多かれ少なかれ，乳児の心に分離とそれのもたらす心理的危機を経験させるように思われる。もし離乳がおだやかに，漸進的に行われない場合，自分は母親に見捨てられるという心理的衝撃が加わってくるかもしれない。

明子ちゃん，生後9か月，ボーッとしている

　明子ちゃんは生まれた時からずっと，子ども好きの母親に育てられた。3か月の頃からよく笑い，相手になってもらうと毛布を足で蹴飛ばして，キャッキャッと喜ぶほど元気のよい子であった。

　ところが人みしりが始まった8か月頃，母親が突然腎臓疾患にかかり，入院を余儀なくされた。困った父親は田舎の祖母や親戚の女性に応援を求めて急場をしのいだが，母親がいなくなってからの明子ちゃんはしきりに泣きわめき，むずかってミルクも十分飲まず，体重はどんどん減っていった。

　これが1か月ほど続いた後，今度はほとんど泣かなくなり，1日中ベッドにうつぶせに寝て，ぬいぐるみやガラガラであやしても興味を示さず，ボーッとして過ごすようになった。心配した祖母は保健所の保健師に相談をし，意見を求めた。

　これはスピッツが唱えた「アナクリティック・デプレッション」(anaclitic depression)といわれる乳児のうつ状態と思われる。この事例の場合，保健師は何度も家庭訪問をし，祖母や父とよく話し合い，また病院の主治医とも連絡をとった上で母親を自宅療養に切り換えた。その結果，明子ちゃんは半年後に元気を回復した。人みしりを始める頃に母親から突然引き離されると，このような感情障害に陥り，場合によってはその後の人格形成にもかかわることもある。

　乳児期は人生周期の第1段階である。人格形成の基礎を形づくるこの時期の発達が健やかにされることは，その人の生涯を支える大きな力となろう。

正君，生後7か月，夜泣き

　正君は生まれて5か月経った頃より，顔面に湿疹ができ始め，次第に胸，背中，手足へと拡大し，近医を訪れたところアトピー性皮膚炎と診断された。さらに正君はアレルギー性鼻炎にもよくかかり，呼吸が苦しく気分も優れない様子でよく泣く。ことに夜寝る時になるとむずがゆさが強まるせいか火のついたように泣き叫び，抱いてもあやしても泣きやまない状態が続いた。

　正君の母親は病院や保健所の指導のもとにアトピーを配慮した離乳食づくり等に励んでいたが，長時間かけてつくった食事も嫌がったり吐き出すことが多く，またしょっちゅう泣いてむずかる正君に向き合っていると，子育てのすべてが重荷と感じられるようになってきた。

　長距離トラックの運転手をしている夫はほとんどそばにいないし，実家の母は遠隔地のため助けてもらえず，慣れぬ都会の一室で正君の母親はいらいらしていつも疲れを感じ，泣きやまぬ正君を叩いたり，口を手でふさいだりするようになった。正君はますます体調を崩し，体重をはじめとする発達も思わしくなく，それがいっそう母親の気持ちを追いつめ，あたかもわが子が自分を苦しめている

> ようにさえ感じられ，怒りと憎しみで手をあげて叩き，そんな自分に母親自身も
> 絶望し，暗い気持ちになり落ち込んでいた。

　正君の事例は児童虐待の範疇に入るものと思われる。このケースは，6か月健診で
アトピー性皮膚炎について助言指導をした保健師が経過観察のために家庭訪問をして
事態の深刻さを知った。保健師はいろいろ母親の心情を聞いた上で，小児専門の精神
科の受診をすすめた。母子で通院し始めたが，そこではまず母親の精神療法と必要に
応じて薬物療法が行われ，同じように過敏な体質の子どもをもつ母親グループも紹介
された。またどんなに短い時間でも夫が家にいる時には育児に参加してもらい，心配
ごとも夫婦で相談するようにと，社会福祉士による助言指導もなされた。

　そうしたかかわりの中で，母親は次第にゆとりと笑顔をとり戻し，子どもが泣いて
も追いつめられて叩くことはなくなった。正君もアトピー性の体質は続いているが，
心身の発育はかなり順調に進んでいる。

　児童虐待は正君の母親のようにごく普通の人でも，孤立したり，育児不安が高じる
と陥りやすい。ことに正君のようなアトピー性体質や障害をもった子どもは，トーマ
スらのいう「扱いにくい子どもたち」の特性を示すことが多く，親は追いつめられ，
虐待への道をよりたどりやすい。そうした観点から，孤独や孤立の中の子育てから解
放し，また虐待を早期に発見し，支援のネットワークを組むことが大切である。

5　乳児期の発達における今日的課題
［母性的養育の危うさ］

　乳児期は母親の胎内で守られていた状態からの分離という，生物体としてはきわめ
て強烈な危険と不安の中にある時期で，乳児にとって自分を囲む外界の実在は，自分
の内的状態を満足させるか否かという一点にすべてがかかっている。もし満足と安全
の快い状態にあれば基本的信頼感を，欲求不満と不快の中に置かれれば不信感を，乳
児は自分の内界によびさまし，その経験は鮮やかに体得されていく。この基本的信頼
感と不信感は，いずれもすべての乳児が直面するものであるが，すでに述べたように
信頼感が不信感を上まわって力強く体得される時，発達危機は解決され，健康な人間
発達への道をたどると考えられる。

　人間は哺乳動物の一員であるので，乳児の求める温かさと食物は原則的に母親から
与えられる。しかし母親以外であっても乳児に満足と快感をもたらしうる。その意味
で基本的信頼感を培う根源となる乳児に外的にかかわることを総括して「母性的養
育」とよぶことは適切であろう。

　その母性的養育が危うい。このことが，今向き合わねばならない今日的課題といえる。

乳児虐待

　母性的養育がもっとも危うくなるものとして乳児虐待がある。児童虐待については第II章幼児前期(p.48)で解説するので，ここではとくにそのうちの乳児虐待についてとりあげる。

　児童虐待は年々増加しており，2017年の調査によれば，児童相談所における児童虐待の相談件数は過去最多の13万件余となった。その中には乳児期の虐待も含まれる。

　児童虐待のうち，とくに乳児期の虐待は，他のいかなる発達期よりも心身に重篤な影響を乳児に与える危険性がある。現代のように都市化，核家族化した社会にあっては，乳児の置かれる環境は通常きわめて限局された空間である。乳児を囲む人間は，両親とごく限られた近親者(養父，継父，祖父母，母のパートナー)やそれに準ずる者のみである。そこで虐待が起こり，しかも近隣との交流もない閉鎖された家庭内でのできごとであれば，乳児にとっての全世界が闇に閉ざされたことになる。乳児にできることは何もない。虐待によって乳児期の安全な発達過程である基本的信頼感の形成は壊滅状態に陥り，生涯にわたる人間発達は根底から揺るがされる。

　児童虐待の中でも虐待による死亡事例はきわめて深刻なものだが，乳児期にもっとも多い。厚生労働省の「児童虐待等要保護事例の検証に関する専門委員会」の第15次報告によれば，2017年4月1日から2018年3月31日の1年間の虐待死(心中を除く)は50件でそのうち0歳は28人(53.8%)でもっとも多かった。さらにそのうちの14人(50%)が月齢0か月であった。類型でいえば暴力等による身体的虐待が40%以上で，保護を怠るネグレクトは4割近く見られた。この世に生まれ1人の人間として人生を生きていこうとする最初の段階で，存在そのものが拒否・否定され，生命を失う乳児の悲惨さは言葉に言い尽くせない。

　しかしその背景には予期しない妊娠，計画していない妊娠，妊婦健診未受診等，実母の抱える問題が高い割合を占めることも報告書より浮かび上がってくる。妊娠・出産について誰とも相談できない，実父が不明であったり頼れる家族をもたない，若年(10代)で養育能力が不足している，等の事情から，母親の追いつめられていく姿が多くある。そうした現状に対応するためには，市町村(母子保健担当部署)や医療機関等が中心となって妊娠・出産について相談できる窓口をできる限り身近に設け，母親が孤立しないような体制づくりが必要である。

　また少し違う側面からだが，乳児虐待の事例の中には産後うつ病によるものも存在すると考えられる。これは分娩前後の急激な内分泌変化により，産後数週間から数か月以内に，悲しみやそれに伴う心理的障害が起こり，うつ状態に陥るものである。

　母親の産後うつ病による乳児虐待は，育児がうまく進まず，自分がすべきことができないということで母親の子どもに対する罪意識が高まり，孤立して追いつめられていき，育児負担から，「この子が私を苦しめている」「この子さえいなかったら」「この子とともに死のう」等の心情に陥り，首のすわっていない乳児を乱暴に揺すった

り，叩いたりする。

　産後のうつ状態がそれほど重くない場合は，カウンセリング的な接近で回復する場合も多い。一方，子どものケアが全くできないほどの抑うつでなくても，子どもに対する母親の情緒応答性が低くなり，子どもの精神発達に影響を及ぼすこともある。産後の母子精神保健のとりくみの中に，軽重にかかわらず産後うつのテーマをとり入れることは意義深い。乳幼児健診の場では，「エジンバラ産後うつ病質問票（EPDS）」を用いて母親の理解と援助を行うこともある。

　乳児虐待の予防と適切な支援・対応は，乳児の健やかな発達上きわめて重要なテーマである。

育児放棄

　ネグレクトは児童虐待の類型の1つで子どもの保護の怠慢・放任である。たとえば，子どもに十分な食事を与えず，入浴，衣服の洗濯，部屋の掃除等，身のまわりを清潔に保つことへの配慮がなく，長時間子どもたちだけで放置して屋外を浮浪徘徊するに任せたり，中には出生の届出もせず，学校にも通わせない等，子どもの心身の健康や成長・発達に全く無関心な場合もある。

　さらに重篤な場合は，子どもを部屋に残して外出したまま戻らず乳児を衰弱死させたり，長時間車に置き去りにしてパチンコに興じ熱中症で死亡させたり，と子どもの存在や生命そのものを無視・否定するという究極の育児放棄もある。

　ネグレクトや育児放棄は他の虐待と重複する場合も多いが，年々その割合が増加していることは由々しき問題である。とくに他の虐待，たとえば身体的虐待の場合は，不適切で異常ではあっても親子の密着した関係性の中で起こるケースが比較的多いのに対し，ネグレクトは親子の関係性の弱さ，希薄さが特徴的である。これは近年のICTのめざましい進化により親たちの人間関係のもち方の質的な変容，すなわち人間と人間の情緒的な触れ合い体験を通して獲得する自己と他者の共感性や親密性の発達がきわめて脆弱になっていることと無縁ではないのかもしれない。

　育児放棄に関しては，さまざまな事情で親が育てられない赤ちゃんを匿名で預かる「赤ちゃんポスト」が2007年5月にある病院で開設され，話題になった。これは親が赤ちゃんを育てられずに殺したり，遺棄したりする事件が絶えないことから，この方法を病院は決断したという。その是非論はさまざまにあろうが，どのような事情があったにせよ，正当な相談手続きがあるにもかかわらず，その方法をとらずに子どもを手放すことは，明らかに育児放棄である。

　今回，2019年5月時点で創設以来12年間に144人の乳幼児が「赤ちゃんポスト」に預けられたという報告が出された[1]。このうちには，母親が自宅や車中など医療的ケアを受けないまま出産した「孤立出産」も多く，2017年9月時点では130人中62人（約5割）[2]，2018年度は1年間の預り数7人中5人の母親がそれに該当した[3]。そして，預けた理由は，生活困窮，未婚，パートナーの問題などが多く，こ

のような実情は妊娠，出産，子育てに悩む母親の存在とそれに対する相談・支援の充実が喫緊の課題であることを示唆している。このように，育児放棄は現代社会のとりくむべき課題の 1 つといえよう。

●引用文献

1) 赤ちゃんポスト，18 年度は 7 人― 12 年間で計 144 人―熊本市，時事ドットコム，2019 年 5 月 27 日.
2) 赤ちゃんポスト，運用 10 年で 130 人,「孤立出産」5 割，毎日新聞，2017 年 9 月 24 日.
3) 赤ちゃんポストに昨年度は 7 人，5 人が「孤立出産」，朝日新聞，2018 年 5 月 28 日.

II
幼児前期
1~3歳

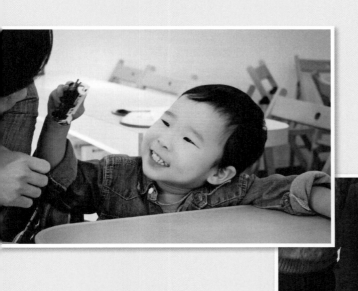

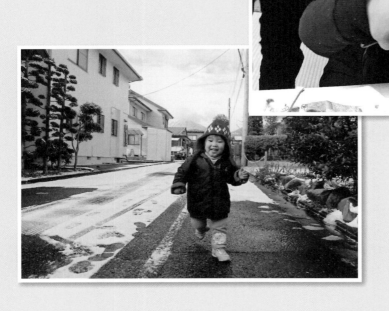

1　幼児前期の発達危機

自立の第一歩

　人間の乳児は，生後1年ないし1年半経つと見違えるほどしっかりしてくる。乳児期を卒業して幼児期へと入っていく時の到来である。その節目を印すものが「歩くこと」と「話すこと」。この2つは人間のみが有する高い能力である。これを獲得するまでに，それまでの乳児期の約1年が要されたわけだが，いよいよ自立(ひとり立ち)という形で乳児期から幼児期へと歩を進めていく。

　歩行は，自力で自分の望む目的物のところへ行くという行動の自由を保証する。また2本足で立ち上がることで，用いなくてすむことになった手は，物をつかんだり離したり，手から手へ移し替えたり等の活動を楽しむ自由を子どもに与える。

　言葉は自分自身の気持ちや意志を他者に伝え，他者の気持ちや考えを理解するという，独立した人間と人間の間のコミュニケーション手段の確保を意味する。

　人間の幼児は，この歩行と言葉という2つの人間固有の機能をもって，現実世界へと旅立つ。乳児期は他者(主として母親)に依存し，他者に生命も生活もゆだねる中で母子共生の世界を生きてきたわけであるが，離乳に始まる母からの離脱が生後1年頃より起こる。そして，母親と自分とは互いに異なる個体であるという認識が徐々に深まり，歩行や言葉という大きな機能のめざめとともに自立へと前進していく。これが幼児期の幕開けである。

　子どものこのような変化に対して，母親もまた変わらねばならない。今までは子どもを受容し，欲求を充足させ，快感をもたらすことが第一義であったが，幼児期に入ると，ひとり立ちを始めたわが子を1人の人間として認め，その自由意志を尊びつつ，同時に，しつけをはじめとする現実世界の要請を子どもに向けていかねばならない。その中で幼児は，自由やひとり立ちを楽しむとともに現実を豊かに体験し，自分で自分をコントロールする能力を少しずつ蓄えていくのである。

受動的愛から能動的愛へ

　筋肉はいったん動き出すとどんどん活動を進めていく。一度歩き始めた幼児は，誰に命ぜられなくても歩くことをやめず，歩行すること自体が喜びとなる。物をつかんだり離したりすることを知った幼児は，くり返しくり返し手を伸ばし，物に触れ，自分を囲む世界に触れることをひたすら楽しむ。

　このように幼児は乳児とは比べものにならないほど活発に外に向けて活動をするが，この頃になると母親ももはや乳児のように子どもの欲求のままには動かない。ど

れほど面倒でも，決められたルールに従って排泄や摂食，衣服の着脱や就寝の行動を
とるように子どもに要求し始める。これは子どもにとってはなんとも窮屈なことであ
る。

　その窮屈さを受け入れ，自らが自らを律していくことを学ぶには，乳児期に愛情対
象者としての母親との絆がしっかり結ばれていることが大切になってくる。母親に十
分愛された子どもは，今度は自分から母親を愛することができるようになるからであ
る。つまり他者は自分の欲求を充足させるために動くと考えていた乳児期の自己中心
性を克服し，母親の希望である身辺の細々としたルールを受け入れ，規律をもって自
分をコントロールしていくことは，大好きな母親を喜ばせたいという思いが原動力の
１つになるのである。

　たとえば排泄訓練がある。乳児期には生理的欲求に従って，尿も便も無意識的に排
泄していたが，１歳から１歳半を過ぎる頃から，筋肉や神経の発達が進み，膀胱や直
腸に尿や便が充満した感じや，括約筋を緩めて排泄するこつや，反対にがんばってた
めておくすべが少しずつわかってくる。その時子どもは，自分の身の内に湧いてきた
尿意や便意等の感覚に新鮮な興味を覚える。また排泄した尿や便をじっと眺めたり，
「シーシー」「ウンウン」等としつこく指さしたり，時には触ってみたりもする。これ
は時期的にみてきわめて順当な発達といえる。その際子どもの関心や発達の度合いに
合わせて，母親がタイミングをみはからって便器やトイレに座らせ，排泄を教えるこ
とは，子どもの興味をひき，面白がらせることになる。たまたまうまくできると，
もっと面白がる。うまくできた時，母親が心から喜び，ほめてやると，さらに面白が
り嬉しがる。そして，「お母さんがあんなに喜ぶんだから，もっとうまくやってもっ
ともっと喜ばせてあげよう」とがんばる。

　こうして子どもは面倒な排泄の手順を覚えていくが，同時に自分から母親を愛する
ことも体験する。受けるだけの愛より，与える愛のほうが，より楽しく，より満足な
ことであるという発見は，乳児期の自己中心的なナルシシズムを次第に脱却して，成
熟への階段を上らせることになる。

　排泄訓練はこのように，排泄を自分で統御することを学習させることが中心だが，
受動的な愛から能動的な愛へと，母子を中心とする人間関係をより高度な発達へと導
くものである。

自律性を培う時 〜

　幼児前期の最大の特徴は，筋肉組織の発達がめざましいことである。子どもは歩
く，走る，跳ぶ等の全身運動や，手を伸ばして外界の物に触れる，しっかり握る，専
有する，手離す，投げる等の活動を活発に行い始める。

　エリクソンは発達の第２段階であるこの時期を，「筋肉─肛門期」と名づけている
が，これはフロイトが同じ時期を「肛門期」とよんだことに深く関連している。フロ
イトは独自の精神性的発達理論の中で，この時期のリビドー（性のエネルギー）は肛門

に集中し排泄器官と結びついた特殊な快感が優勢であることや，もし肛門期に固着（肛門期にリビドーが満足されないために，この段階にとどまって次の段階に進まないこと）が起こると，節約(吝嗇，けち)，貯蓄(ため込み主義)等の性格特性が生まれるというモデルを提示した。

　それに対し，エリクソンは肛門括約筋は一般の筋肉の中の一部であって，この時期の子どもは括約筋ばかりでなく，その他の筋肉も使うことができねばならないと述べ，またフロイト理論に見られる肛門期性格といった狭い指摘もしていない。エリクソンの筋肉—肛門期というのは，肛門括約筋をはじめ全身の筋肉が発達して，自分で身体のコントロールが可能になる時期という考えである。またこの段階の精神社会的特性を「自律性対恥・疑惑」という危機的状況で説明した。

　自律性(autonomy)とは，自分で自分の行動を律すること，すなわち自分の頭で判断し，その判断に従って行動を選択し，決定することで，自己制御(self control)をするという意味である。ちなみに母親や他の大人によって行動が支配されることを他律性(heteronomy)という。

　この自律性を発達させるためには，まず前段階の基本的信頼感がしっかり発達していることが必要である。自分で立ち，自分で自分を律することは，自己への信頼(自信)と他者(母親)への信頼が大きな支えとなる。もしそれが欠けていると，未熟で愚かな自分という恥(shame)の感覚や，不信の二次的産物である疑惑(doubt)が大きくなり，自律しようとする心を押しつぶす危険性がある。この「自律性(肯定的な面)」と「恥・疑惑(否定的な面)」が，幼児前期に遭遇するもっとも鮮明な発達上の危機である。

しつけと自律性

　しつけは「躾」と書くが，その字の通り「身を美しく」の意である。乳児期に満喫した自由で快感のおもむくままの未統制な行動を少しずつ整えて，人間らしい美しい身ごなしになるよう自らを修練させることを意味する。

　幼児前期のしつけは，主として日常生活の基本的行動が目標となる。自分の力で摂食，排泄，衣服の着脱，睡眠等を適切に行えるようにとりくむ。そのとりくみがこの時期にもっとも適しているのは，筋肉系，神経系の発達がめざましく，子どもはさまざまな運動や動作をすることに興味を抱き，積極的に実行したいという欲求をもつという発達段階にあるからである。

　子どもは現実世界の要請もあり，行動をコントロールするよう励まされる中で，今までしたことのなかった行動に挑戦する。もちろん必ずしも順調に進まず，行き詰まりや後退もある。しかし今まで他人の手に頼っていたことを自分の意志や力で少しでもやれると，子どもは本質的な喜びを感じ，それを周囲の他人(とくに母親)に認められ賞賛されるならば，いっそうやってみたいという思いを抱く。これが「自律性」である。このように「身を美しく」することを習得していく道程で，子どもは内面に

「自律性」を培う。

「自律性対恥・疑惑」という幼児前期の発達危機の解決

　「自律性」と同じ頃にあらわれるのが，先にも述べた「恥・疑惑」の感情である。

　恥は見知られる不安である。人間は目に見える存在であるが，他者に見知られるということが最初から心に準備されているわけではない。そのため人から見知られること，とくに首尾よくやれなかったことを見知られる時に恥ずかしさを感じる。いわば恥は芽ばえ始めたばかりの自己意識の否定的なイメージである。

　また疑惑とは，自分のしたことは本当に自分が意図したことであろうかとか，自分の意図したことを自分は本当に行ったのであろうか，という自己に対する問いかけの中で，不安や恐怖を抱く感情をいう。

　恥や疑惑はいずれも否定的な要素であるが，自律して何かをなそうとする時には必ず出てくるものである。実際に，恥も疑惑も経験せずに成長する人間はいない。

　エリクソンは人生周期のいずれにおいても，肯定的な面と否定的な面の両極端の対で，その時期にもっとも顕著な精神社会的特性を危機として示しているが，その際，否定的なものを排除することなく，それを体験し，学ぶことが重要と考えた。幼児前期の否定的な感情である恥も同様で，文化によっては，子どもの意志が他人の意志と衝突する時に，この意志を錬磨したり，抑圧する力ともなりうると述べている。容認されぬことをしたり，恥ずかしい場面を人に見つけられ，きまり悪げに顔を伏せたり，赤らめたりすることは，幼児期の貴重な経験なのである。

　恥は，日本語の「面目を失う」という表現によくあらわれているといわれる。つまり，面（顔）や目は社会的な知覚にとって非常に重要なもので，これを失うというのは強烈な体験であるが，それを通して得ていくものも大きい。

　ただ，各段階に共通することだが，肯定的な要素が否定的なものを上まわることが大切で，幼児前期には，「自律性」が「恥・疑惑」より大きくて力強い割合をもって自我に統合されていくことが望まれる。それがこの時期の発達危機を解決し，健康な人格形成のための発達課題を達成することになるのである。

2　幼児前期の人格的活力

保持することと手放すこと

　発達の第2段階である1〜3歳頃の幼児の営みの中で，もっとも特徴的な行動様式は，「保持すること」と「手放すこと」である。

　この時期の子どもは自由に歩きまわり，世界に手を伸ばし，触れるものをつかみ，握りしめ，手の中でもてあそぶが，ぱっと手放したり投げ出したりもする。母親の腕やスカートの端をじっとつかみ，保持の姿勢をとるが，他のものに興味をひかれると急に手を離し，そちらに飛んでいくこともする。

　もっとも象徴的なのは排便である。先にも述べたようにフロイトはこの時期を「肛門期」，エリクソンは「筋肉-肛門期」とよんだが，肛門括約筋は，自分の意志のままに「保持すること」も「放り出すこと」も可能な身体部位である。この時期の子どもは，もれないように便を保持してじっと我慢することも，適当な時に排泄することもできるという能力を発達させる。保持と放出の相対する行為を子どもは日々の営みの中で行い，これを調節し，統合することが課題となってくる。

他者意識と自己意識

　へその緒の切断によってこの世への孤独な旅立ちをした乳児は，母親から「与えられるもの」を「とり入れる」ことを通じて，再び母親と心理的・社会的に再結合し，基本的信頼感という安らぎを獲得することはすでに述べた。それが生後半年から1年ほど経つと，強く抱かれると身をよじってぬけ出そうとする動きを見せ始め，やがてはいはい，つかまり立ち，つたい歩き，ひとり歩き，と母親に対する身体的依存度を減じて，母親から分化していく動きを示す。またこの頃歯も生えてきて，乳を吸う際に歯を使い，「痛い！」といわれて母の乳房から離されることも経験する。こうした中で，子どもはそれまでの母子一体感から，自分は母親とは別の独自の存在であることや，時に母親との間に対立さえ生ずることを知る。これが幼児前期の開始であり，自律への動きである。

　幼児が自分以外の存在として最初に意識する他者は母親と考えられる。最初に出てくる言葉の1つが，「マンマ」や「ママ」等の母親をよぶものであることが多い。そして次第に周囲の人々へと対象が広がっていく。

　また幼児は物の所有者に興味をもち，「ママの」「パパの」といった所有代名詞を用い始める。さらに自己の存在を意識し，自分のものをあらわすために「○○チャンの」という自己を示す表現力がやがて出てくる。

　このようにまず自分以外の存在に気づくこと(他者意識)から始まり，対象の分化が進み，それに伴って自分という存在を次第に明確にしていき，自己意識が成立するという経過をたどる。自己意識は，自分が自分として存在していることに気づくことであり，自律の根幹をなすものである。

意志という活力

　幼児前期の徳目(人格的活力)として，エリクソンは「意志」をとりあげている。前段階の乳児期に「自分は愛され，守られている」「この世界は信じるに値する」「自分

は生きるに値する」という基本的信頼感を十分に学習した時に，はじめて子どもは自分で意志を表現するようになる。筋肉系の発達は自分の身体を自分の意志のままに動かすことを可能にする。言葉の獲得は，自分自身の意志を相手に伝える力を与える。

　このように自分の意志を自由に発動できることは，子どもにとってはたまらなく楽しいことである。しかし，自分の意志と他人の意志が衝突する場合もしばしば出てくる。たとえば，排泄のしつけにおいて，親はある一定のマナーを身につけるよう子どもに要求する。子どもからするならば，自分のしたい時にしたいようにすることを望んでいるのに，それが親の意志によって否定されることになる。このような意志のぶつかり合いの中で，あくまでも自分の意志を通そうとする時，「反抗」が生まれる。反抗は自由意志を発動させ始める幼児期にはしばしば見られ，むしろ，成長になくてはならないものといわれる。

　子どもはどこまで自分の意志を貫き，どこから親の意志に従うかを決めねばならない。これは子どもにとっては大きな葛藤であるが，自己と他者がぶつかることによって，意志が訓練される。反抗のあった子どもとなかった子どもでは，大人になってから意志の強さや決断力に差が出てくるという研究もあるように，自己をより深く意識し，自分の意志をもつことは重要な体験である。もっとも幼児期の意志力は成熟した意志力というわけではない。しかし，人生の早い時期に，意志力の基礎が培われることが大切で，それがあってはじめて後の成熟した人間の能力としての意志力に発達しうるのである。

　このように人格的活力は漸成的に発達し，第1段階の「基本的信頼感」と「希望」の上に第2段階の「意志」が獲得され，自我をいきいきとさせる内的な力を強化していくのである。

𝒮3　幼児前期の発達に関する興味深い学説・知見

　幼児前期はほぼ1～3歳頃までであるが，3歳というのは古来より「三つ子の魂百まで」ということわざの示す通り，1つの大きな節目の時といえるのかもしれない。つまり，3歳になった子どもの魂（性格や個性等その人の人間性の核になるようなもの）は一生続く，という意で，先人たちは素朴な直感で，3歳児の中にその子ども独自の「魂」を感じとっていたのであろう。

　興味深いことに学問的にも3歳を母親からの分離と心理的な個体化の始まりと考える研究者が多い。その代表的なものが精神科医マーラー（Mahler, M.）の分離・個体化（separation individuation）の学説である。

　また近年マーラーの理論に批判的な修正を加えたのが精神科医スターン（Stern, D.）で，彼の「自己感（sense of self）」の学説は，乳幼児の発達と早期の母子関係を

独自の見解でとらえている。

分離・個体化理論

　マーラーは0〜3歳までの人生早期の3年間(本書では乳児期と幼児前期を合わせた時期)，子どもは母に出会い，母とともに生きる時間をもち，その後少しずつ離れていき，ついに個としての自分にめざめると考えた。幼児の精神病の研究を出発点として，乳幼児の発達を詳細に観察したマーラーは，人生早期の自己と対象者(母親)との関係を，正常な自閉期を経て母親と一体の共生状態をもち，その後それを終結し，次第に分離し個体化していくプロセスとしてとらえたのである。以下にそれを解説する(各々の段階に相応する月齢はおおよその時期で個人差もある。ただしこの順序は変わらない)。

①正常な自閉期(normal autistic phase，0〜1か月)：この時期の乳児は自己と外界現実を区別できず，主に生理的な存在と考えられる。

②正常な共生期(normal symbiotic phase，1〜5か月)：空腹を満たすものやその他乳児が必要とするものは外界から与えられ，自己に苦痛を与える緊張状態は自己内部から生じるというかすかな認識が芽ばえる時期。乳児においては緊張状態の時にのみ自己と母親の境界があらわれるが，ひとたびこの緊張が母親によって解放されれば，自己と母親の境界は消失する。

③分離・個体化期(separation individuation phase，5〜36か月)

　ⅰ）分化期(differentiation phase，5〜9か月)：はいはい，つかまり立ち，つたい歩きが可能になり，乳児の親に対する身体的依存が低下する。また立位が可能になることで視野の広がりが増し，手と口と目の協調運動も発達する。さらに乳児は現実の世界により多くの興味を示すが，自己の能力を母親のそばでしか十分に発揮できない段階。

　ⅱ）練習期(practicing phase，9〜14か月)：よちよち歩きが可能になり，周囲の世界に多大な興味を示す。母親から一時的に離れて遊びに興ずることができるようになる時期。この時期の乳幼児は母親代理を比較的簡単に受け入れるし，苦痛や欲求不満に対する耐性も高まる(例：転んでもあまり気にしないで遊び続けたり，遊んでいるおもちゃを他の子どもにとられても別のおもちゃで遊び続けられる)。

　ⅲ）再接近期(rapprochement phase，14〜24か月)：自由なひとり歩きが可能になる時期。一時母親を離れて遊べた幼児が，再び欲求不満に対する耐性を低下させ，母親代理を受け入れなくなる時期。この時期の幼児はつねに母親の存在に気を配り，母親のもとに飛び込んできたり，あたかも母親が自分を追いかけてくれることを期待するかのように急に母親のもとから走り出したりする。また幼児は新たな能力を身につけていくが，その時母親が進歩する自分に協力してくれることを渇望している。

　このようにこの時期，幼児は再び母親に接近し，自分が母親に愛され受け入れられているかどうかにきわめて敏感になりそれを確かめようとする。そして愛情対象者としての母親表象（イメージ）を心の内面に蓄えようとしている。また幼児は母親から独立して自由に動く力を獲得した喜びをもつが，同時に自分と母親が別々の存在であることも認識し，それまで依存していた母親を失う可能性，つまり母親喪失の危機感も抱く。そのため幼児はそれ以前よりはるかに複雑な心境の中で，母親の愛情と承認を強く求める。そしてもしそれが満たされない時には，見捨てられる不安に陥り，深く傷つく危険性をもつ。

iv）個の確立と情緒的な対象恒常性の萌芽期（consolidation of individuality and the beginning of emotional object constancy, 24～36 か月）：幼児は個を形成し，対象恒常性を獲得する時期。対象恒常性は前述のようにたえず陽性に補給される母親表象が内在化されてはじめて達成される。つまり幼児の精神内界には自己表象と対象表象が分化・確立され，愛情対象としての母親のイメージが永続性をもち，母親が不在であったり，欲求不満が与えられてもそのイメージが失われたり，破壊されることはない。これが情緒的対象恒常性の達成であり，それに対応し幼児自身も一貫性のある自己像を確立させる。その結果幼児は母親と離れていても，心の内に自分を支えてくれる母親像をもっているため，安定して母親離れをすることができる。

　以上のマーラーの分離・個体化理論は，人生早期の 3 年間の母子関係を中核に置く発達論として，多くの研究者に多大な影響を与えた。たとえば，ブロス（Bloss, P.）の思春期の発達論はこの分離・個体化のくり返しを学説の基礎に置いているし，カーンバーグ（Kernberg, O.）は境界パーソナリティの構造論においてマーラーのいう再接近期の固着ととらえている。またマスターソン（Masterson, J. F.）は，再接近期に深刻な葛藤を経験することによる見捨てられ抑うつを，境界パーソナリティの病理と考えた。

自己感の発達論

　マーラーの理論によれば，生まれたての乳児は自己—他者が未分化な自閉状態にある。つまりこの段階では，たとえ自分の快・不快が他の人の働きによって解決されているとしても，他の人の行為が影響しているとはみることができず，子ども自身がすべてを支配しているという意味で「自閉的」であるとしたのである。

　ところが，スターンは，乳児は生まれた直後から外界の刺激を活発にとり入れており，従来想像していた以上にしっかりと自と他の区分を，現実を検討しながら経験しているととらえている。つまり乳児は決して自閉的ではなく，もっと活発な母親との交流があるというのである。そしてスターンは乳幼児の発達論の基本に「自己感」を

置き，乳幼児の成長につれて順次出現してくる４つの異なった自己感の概念を提唱した。しかもその４つはそれぞれが乳幼児の発達を構造化するように働き，ひとたび形成されると，一生涯活発に作用し続け，共存し合う，という。

以下に４つの自己感を概説しよう（図３）。

①新生自己感（the sense of an emergent self，出生からの２か月間）：この時期の乳児はまだ一貫性をもった自己感はできあがっていないが，活発に続けられているオーガニゼーション（体制化）が生まれ出ずる過程にある。これを新生自己感とスターンはよんでいる。乳児は視覚や聴覚等の感覚を通じ，ありとあらゆることを体験し，外界のできごとをとり入れつつある。ただし１つひとつの体験がどのように関連し合うのかはまだわかっていない。

②中核自己感（the sense of a core self，生後２〜６か月）：乳児は自己が単一で一貫しており，境界線のはっきりした身体単位であるという感覚をもつ。これを中核自己感とよぶ。つまり乳児は，自分と母親は身体的に全く別個の存在であり，別々の意図の発動者であり，異なった情動体験と別の歴史をもつことを知る。さらに乳児は，この時期すでに他者とともにある自己についても知る。これはマーラーが自己−他者の未分化状態（共生）から徐々に自己−他者の分離・個体化へとたどっていくとした発達図式と大きく異なる点である。スターンの理論では，この時期すでに乳児は他者（母親）と自分は別個の存在であること（分離・個体化）を学ぶと同時に，自分が他者とともにあることも学ぶととらえている。

③主観的自己感（the sense of a subjective self，生後７〜９か月頃）：それまでは行動としてあらわれる部分だけが注目されていたが，この時期になると，行動の背景にあって行動を起こす精神状態（感情，動機，意図等）というものがわかるようになる。これが主観的自己感である。つまり乳児は自分自身の心だけでなく，自分とは別の他者も自分と似たような精神状態をもつという感覚がもてるように

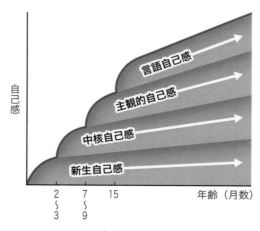

図３　４つの自己感
[Stern, D.N., (小此木啓吾・丸田俊彦監訳)：乳児の対人世界　理論編，p.39, 岩崎学術出版社，1989 より]

なり，心の「主観」が自分以外の他者と共有可能であると知る。そして2人の心を読んだり読まれたり，調和し合ったりはずれたり，波長が合ったりずれたりすることも経験する。

④言語自己感(the sense of a verbal self，生後15〜18か月)：言葉が話せるようになって達成される自己体験の統合を言語自己感とよぶ。この自己感が発達してくると，自己の体験を客観化・言語化できるため，他者との間で体験が伝達・共有・貯蔵できるようになる。つまり他の3つの自己感の領域での体験を言葉として要約できる。この領域での対人関係上の可能性は言葉の存在によって限りないものになる。

　以上，生後2年間の自己感の発達について述べたが，新生自己感に始まり言語自己感にいたる経過は，それぞれの自己感がその機能を交代するものではない。それぞれの自己感はそれが形成される時期においては，そこでとくに敏感となる対人的なかかわり合いがなされはするが，その様式はその後に引き継がれるものと考えられる。つまり子どもは成長するにつれて，そのときどきの対人世界において，「新生かかわり合いの領域」「中核かかわり合いの領域」「主観的かかわり合いの領域」「言語的かかわり合いの領域」各々を通して主観的生活体験を得ているという考えである。

4　幼児前期の発達的な問題とケア
［事例を通して］

　幼児前期の問題は，自律性の獲得をめぐって，大人(ことに母親)と子どもの間の相互調整がうまくいかない時に起こりやすい。たとえばあまりに自分の意志を主張しすぎると，頑固でわがままな子どもになる。反対に親の言いなりになるとロボットのようで自律性の乏しい人間になる危険性がある。

　自己意識が芽ばえる幼児前期の自律性を発達させるためには，親側が寛大で，忍耐強く見守ると同時に，時には断固とした態度で制限したり，教えたりしていかねばならない。自由意志によって行動ができ，それを親をはじめとする周囲の大人から認められ，賞賛される時，「自分にもできる」という喜びと自信が生まれ，自律性はますます育っていく。一方，恥や疑惑がそれよりもはるかに多いと，敗北感をもち，自分自身の身体についての無力感や，外界に対する無力さのために退行(指しゃぶりやいつまでも依存的)や極端なわがままになったり，攻撃の手段として自分の排泄物(後には汚い言葉)を使ったり，誰にも頼らないかのごとく振る舞ったりする。恥をかかせられることが多すぎると，激しい反抗や反社会性を芽ばえさせるかもしれない。

　また自律性の経験が乏しいと，自分自身を過度に調整しようとしすぎて強迫的に

なったり，いつも恥じ入り，弁解し，見られるのを恐れたり，その過剰補償として反抗的な形をとることもある。

賢二君，6歳，遺尿

　　看護師をしていた母親によると，兄は生後7，8か月から排尿訓練を始め，それが成功したので，賢二君もその頃から便器に座らせたという。兄の出産以後仕事をやめていた母の再就職を機に，賢二君は2歳で保育所に入所。知恵づきがよく，すぐにいろいろなことを覚えたが，排泄だけはうまくいかなかった。保育士は母親と相談の上，パンツがぬれる前にトイレに行かせるようにしたが，どうかすると1時間に2，3回便器に座っても失敗することが多かった。泌尿器科を受診しても，身体的には異常なしといわれ，母親はいったいどうすればよいかと悩み，頭はいつもそのことでいっぱいだった。

　　5歳頃から幾分よくなったが，デパートやよその家に行くと賢二君は決まってトイレの位置を確かめ，落ち着かず，不安げだった。

　　小学校入学後は休憩時間ごとに自発的にトイレに行くが，それでもしばしばパンツをぬらす。夜尿も多い。母親はきれい好きなだけに，最初は厳しく叱ったが，最近はなるべく叱らず，なだめたり，励ましたりしているという。

　　この事例では，まず母親にゆっくりと幼児期の子どもの心身の発達を説明し，賢二君を理解してもらうことから始めた。たとえば，生後7，8か月は排泄訓練の開始には早すぎること。というのは，その月齢では，しっかり便器に自分で座るほど骨や筋肉は発達しておらず，排泄を意識的に調節できるほど神経系統も成熟していないからである。それに頻繁に排尿する習慣を身につけたことが不適切だったという点。これでは尿が膀胱にしっかりたまる暇がなく，そのため排泄を統御する感覚を学びそこねた。また不安げにトイレを確かめる賢二君の心の内側には，自己の力に対する恥や疑惑が影を落としているように思われること等。

　　こうした説明を母親にした後，賢二君にあわてないでもう一度，尿意や出る時の感じをゆっくりと自分で感じとり，自分の意志でやってみるよう話した。また失敗を恐れることなく，自分の身体的コントロールの力がつく日が来ることを信じることも。そして母親には，排泄のことばかりにこだわらないで大らかな気持ちで子どもを見守ることが大切と助言し，1年後に症状は軽快した。

恵美ちゃん，3歳，便秘

　　恵美ちゃんは母乳をよく飲み，よく眠るいわゆる育てやすい赤ちゃんだった。発育も順調で，1歳半頃にはしっかり歩き，マンマ，ワンワン等の単語もどんどん出始めた。おむつはまだとれなかったが，コップで水を飲んだり，スプーンを

使ってごはんを食べることは失敗も多いがどんどんやるようになった。むしろ母親の助けをふりきって「ひとりでする！」ということも多かった。

　2歳目前で弟の誕生。その数か月前より母親から生まれてくる赤ん坊のことを聞かされ、「お姉ちゃん」になることを楽しみにして母方の祖父母宅で待っていた。母の退院後恵美ちゃんは自宅に戻ったが、母親に再会して駆け寄った時、母の膝には赤ちゃんが抱かれていた。

　その後2歳を迎えた恵美ちゃんは知恵づきもよく、身のまわりのこともどんどんでき、母親にほめられることが多いが、排泄だけはうまくコントロールができず失敗が多い。ことに大便は長時間便座に座っていても出ず、便秘が亢じ、2，3日に1回、長い時には1週間も便通がない。そして出る時は決まってパンツの中なので、3歳になった後も弟と同様に紙おむつにしている。

　この事例はマーラーの分離・個体化理論における再接近期の問題といえよう。つまり、ひとり歩きや言葉の開始とともに世界に向けて冒険を試みる1歳過ぎは、母親を離れて遊んだり、欲求不満耐性も比較的高いが、2歳頃には再び母親に接近をする。これは乳児期の母親への依存よりももう一段高度な心理的な結びつきを求めてのことであり、母親の愛情と承認を強く願うためである。恵美ちゃんの場合、ちょうどその時期に弟が登場し、母親の膝にもはや自分の居場所を見つけられなかったできごとが象徴するように、母親に見捨てられるという不安を抱いたのではないかと考えられる。便秘はフロイトの学説によれば肛門期の固着といえるし、また防衛機制としての退行（赤ちゃんがえり）とも解釈できる。

　弟の乳児健診に訪れた際、恵美ちゃんの便秘を小児科医に話したところ、この時期の精神発達について詳しく説明してもらった。そして排便を強制したり、失敗を叱責したりすることはしないように、また不自然に甘やかしたり、しつけをやめたりしないようにとも指導された。何よりも大切なことは、たとえ弟の世話で大変であっても、母親が恵美ちゃんの相手をする時間を設け、どんな小さな進歩でも見出し、喜びほめてあげること。そのことを念頭に置いて、あせらずにゆっくりと排泄のコントロールを獲得するように助言され、母親も納得をしてその方向に進んでいる。

5　幼児前期の発達における今日的課題
［家庭での養育の危うさ］

　人生周期第2段階の幼児前期は、その前の乳児期に母性的な養育のもとで基本的信頼感を培い、それを内面にしっかりもってひとり立ちをする時である。この時期子どもは生涯にわたって自分の生活を支える摂食，排泄，衣服の着脱，就寝等の基本的

な生活習慣づくりが求められ，いわゆる「しつけ」が開始される。その中で子どもは一歩一歩自分の意志と力でそれを体得し，大きな喜びと自信を得る。これが自律性だが，それを獲得するには健やかで愛情に満ちた家庭的な養育環境が望ましい。ところが今それが危うくなっている場合が増えている。児童虐待がそれである。そのための対応策の１つである里親制度とともに考えてみたい。

児童虐待

　虐待は乳児の項目でもとりあげたが，虐待総数の年次増加とともに，幼児前期のケースも増えている。この時期の虐待は誤ったしつけと連動するものが多い特徴がある。

　幼児は誰も最初から巧みに身辺の自立ができるわけではなく，親が子どもの歩みに合わせて一歩一歩習得させるべきものであり，親としての寛容さと根気強さが求められる。ところが身勝手で性急な親は，子どもは親の命ずるままに，また期待通りに，すぐできるはずと思ったり，失敗による後片づけ，掃除，洗濯等の労働を負担と感じて腹立たしさを募らせる。ごはんをこぼしたから，おしっこを何度もしくじったから，夜泣きをするから，親の物を勝手に触って汚したり壊したりしたから等の理由で子どもを叩いたり，縛ったり，ののしったりする。そしてほとんどすべての虐待者は「しつけのため」と，自分の行動を正当化する。このように子どもの本質を知らず，また知ろうともしない未熟な親の誤ったしつけは，今日の大きな課題の１つとなっている。

　児童虐待を学問的に明確にとりあげたのは，アメリカの小児科医ケンプ(Kempe, C.)で，彼は1962年に「被虐待児症候群(battered child syndrome)」として報告した。それ以来欧米を中心にして，児童虐待は社会的に大きな注目を集めてきた。

　日本でも1990年代前半から社会的に脚光を浴びるようになり，児童相談所および民間の虐待防止センターや一部の医療機関において活動が活発になった。とくに2000年11月に児童虐待防止法が施行され，医療・保健・教育分野での虐待を発見しやすい立場の人々の通告が義務づけられたこともあり，児童相談所で扱った乳児を含む児童虐待相談の総件数は近年，増加の一途をたどり，2018年(平成30)には実に約16万件に上った。これは20年前の4,000件余の40倍近く，10年前の4万件余の3.7倍という急激な増加といえる(図4)。

　児童虐待防止法では，児童虐待は「親または親に代わる保護者等による子どもの心身を傷つけ，子どもの健全な成長・発達を妨げる行為」と定義され，「身体的虐待」「性的虐待」「心理的虐待」「ネグレクト」の4つのタイプに分けられている。

　児童虐待はなぜ起こるのだろうか。現在までの研究から，虐待の起こりやすいハイリスク要因として，

　　①子ども側の要因：障害，発達の遅れ，多胎児，育てにくい子ども，気の合わない
　　　子ども，等

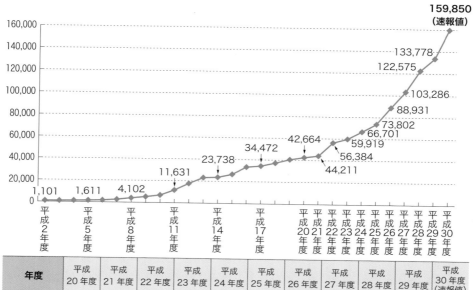

159,850
（速報値）

図4　児童虐待相談対応件数の推移

年度	平成20年度	平成21年度	平成22年度	平成23年度	平成24年度	平成25年度	平成26年度	平成27年度	平成28年度	平成29年度	平成30年度（速報値）
件数	42,664	44,211	注56,384	59,919	66,701	73,802	88,931	103,286	122,575	133,778	159,850
対前年度比	105.0%	103.6%	―	111.3%	110.6%	120.5%	116.1%	118.7%	109.1%	119.5%	

注）平成22年度の件数は，東日本大震災の影響により，福島県を除いて集計した数値。
［厚生労働省，平成30年度　児童相談所での児童虐待相談対応件数（速報値）より］

　　②保護者側の要因：心身の病気，アルコールや薬物への依存傾向，親自身の被虐待
　　　歴，若年妊娠などで親になる準備ができていない，等
　　③家庭状況や社会的要因：家族関係のストレス，経済的な不安定さ，仕事上のスト
　　　レス，望まない妊娠，孤立した育児環境，等
が指摘されている。

　児童虐待はその数の増加とともに質においても深刻化している。虐待を受けた疑い
があるとして全国の警察が児童相談所に通告した18歳未満の子どもは，2018年度
1年間で約8万人であった。そのうちもっとも多かったのが「心理的虐待」で全体の
約71％を占め，身体的虐待（約19％），ネグレクト（約10％），性的虐待（約0.3％）
に比べ比率が高かった。心理的虐待は大声を出して子どもを恐怖に陥れる，「お前な
んか生まれてこなければよかった」「死んでしまえ」といった言葉の暴力をくり返す
行為等があげられている。また子どもの前で配偶者らを殴ったり怒鳴りつけたりする
「面前DV」も心理的虐待と考えられる。身体的虐待は身体の痛み，苦しみ，死の恐
怖等を子どもに与え深刻だが，心理的虐待は心に深い傷を負わせる危険性が高くいっ
そう重篤ともいえる。しかも心理的虐待はたとえ当人が訴えても，身体的虐待に比べ
て立証がむずかしく，被虐待児は絶望的な孤独と苦悩に追い込まれることも多い。

　また児童虐待の年次増加は，被虐待歴をもつ親の増加でもある。子ども時代に虐待
を受けた者は，健康な人間発達の過程を歩むことが危うくなる場合が多く，人格形成

上の問題や種々の精神的・身体的病状に苦しみがちである。そのような人が親になった場合，わが子を乱暴に扱ったり，わが子の要求にたちまち強いフラストレーションを起こして暴力的に振る舞うケースが増えている。

　虐待の悲しい世代間連鎖は今後も増強すると思われる。ゆえに，被虐待児の救援や保護は，次世代への欠かすことのできない配慮でもある。

里親制度

　児童虐待の増加は安心して家庭で暮らせない子どもたちが多くなることを意味する。また種々の事情で保護者のない児童もいる。こうした子どもたちを公的な責任として社会的に養育し保護することを社会的養護という。その役割を担うのは，児童養護施設や乳児院等の施設，そして家庭と同様の養育環境で子どもを育てる里親である。

　児童福祉法で定められている里親は4種類ある。①養育里親：保護者が育てられるようになるまでの一定期間，または子どもが18歳（場合によっては20歳）になるまで養育する里親，②専門里親：養育里親のうち虐待を受けた経験や非行の傾向，障害がある等，とくに支援が必要な子どもを経験や専門知識を活かして養育する里親，③養子縁組里親：将来的に保護者が育てることがむずかしい子どもと養子縁組をし養親となることを希望して養育する里親，④親族里親：保護者が死亡，行方不明，入院等の理由により，子どもを養育できなくなった場合，祖父母等の親族が養育する里親である。

　その他ボランティア里親として季節里親（夏休みや冬休みに数日〜1週間前後，子どもを家庭に迎える里親）や週末里親（月に1，2回の週末に子どもを家庭に迎えて継続的に交流する里親）がある。

　里親制度は児童相談所が要保護児童（保護者のない児童または保護者に監護させることが不適当であると認められる児童）の養育を委託するという制度である。現在，要保護児童の里親委託率は19.7％で，残りの8割以上が施設入所である(2017)。これを先進主要国と比較すると，オーストラリア94％，アメリカ77％，イギリス72％，ドイツ，フランス，イタリア50％前後(2010年前後の状況)が里親委託となっており，施設での養育は少ない。これに比するといかに日本では施設養育への依存が高く，里親による養育が低いかがわかる。もっとも諸外国は里親の比率は高いが，里親家庭での虐待等種々の問題があり，必ずしも子どもにとってよい環境とはいえないことも指摘されており，数のみならず質の向上にとりくんでいるという報告もある。

　こうした中，日本でも子どもの権利条約に基づいて児童福祉法の改正(2016)を行い，家庭養育優先を「新しい社会的養育ビジョン」として打ち出した(2017)。それによると国や地方公共団体は，①児童が家庭で心身ともに健やかに養育されるようにまず保護者を支援する→②子どもが家庭で養育されることが困難または適当でない場合は家庭と同様の養育環境（養子縁組や里親・ファミリーホーム）で継続的に養育する

→③それが適当でない場合はできる限り良好な家庭的環境(グループホームや小規模グループケア)で養育する，という①②③の優先順位を定め，さらにそれが困難な場合には施設養育を考える，というものである。

　この方向性は正しい。施設が劣悪だというのではない。子どもは，とくに幼い子どもは，実の保護者から離れて暮らすとなった際には，大きな集団ではなく家庭と同様，もしくはそれに近い養育環境の中で育つことが望ましいからである。すなわち子どもが健やかに発達していく上で家庭養育は次のような大きな意味をもつ。①持続的で密接な特定の大人との愛着関係のもとで養育されることは，生きる力を根底で支える基本的信頼感を培う，②適切な家庭生活を体験する中で，家族のありようを学び，将来家庭生活を築く上でのモデルにできる，③家庭生活の中で人との関係のとり方を学習し，日々の生活経験を通して生活していく上の技術を身につける，④委託解除後も関係をもち，いわば実家的な役割をもつことができる。

　このような意義をもつ里親委託による家庭養育をより推進させるため，現在厚生労働省は里親についての広報・啓発活動や里親の研修および体制の充実等に向けて，積極的にとりくもうとしている。

III

幼児後期

3~6歳

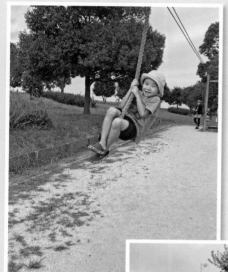

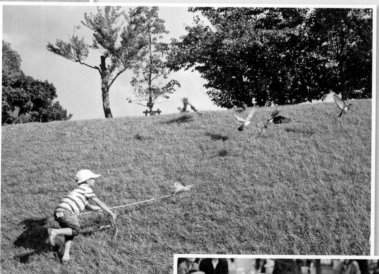

1 幼児後期の発達危機

個の芽ばえと反抗

　古来より「三つ子の魂百まで」といわれ，3歳になった子どもの顔や性格は一生続くものと考えられてきたが，これは個の基礎ができたことを昔の人は素朴な直感で3歳児の中に見出したのであろう。

　このように幼児後期は，「僕は僕」「私は私」という自己意識宣言と，母親の意志や命令に抗して自分の意志や考えを主張する反抗によって幕を開ける。自己意識や反抗はすでに前段階の幼児前期に，しつけを通して芽ばえてきているが，それがいよいよめざましいものとなるのが，幼児後期である。

　思春期・青年期になって家庭内暴力を示す若者の中には，幼児期の反抗がなかった者が多いと指摘されることがある。親に言われるままに従う子どもを「おとなしくてよい子」と認め，親に反抗し扱いにくい子どもを親が否定的にとらえると，子どもは親に受容され愛されることを願って自分の意志や感情を親にぶつけることを恐れ，抑え込むようになる。それはその時には平穏無事でよいが，子どもの自己意識や自立心を希薄にし，思春期・青年期になって自分に向き合うべき時に自我の発達の脆弱さを発見し，がく然として絶望的となり，「よい子」の反逆が家庭内暴力となって吹き出ると考えられる。

　また人生早期に母子関係が悪く，よい母親のイメージが内在化されていない子どもは，分離不安が強くて母親から離れられず，個の芽ばえは不鮮明で反抗も示さない。

　一方，反抗があまりに激烈な場合も問題が潜んでいることがある。母親との関係がゆがんでいたりいびつになっているために，子どもは激しい攻撃心や敵がい心を抱いて反抗を示すことで心理的な痛みを母親に訴えている場合が多いからである。ちなみに母子関係のみを重視しているようだが，これは生物体の宿命で胎生期から幼児期までは，ほとんど母親が養育の中心的役割を担い，対象者であることが多いために，母子関係をモデルに置いている。仮に父親が主たる養育者である場合は，文中の母子関係を父子関係に置きかえて理解してもよい。

　このように反抗現象は幼児後期の大きな特徴であるから，親はそのことをよく認識し，適正な扱いをする必要がある。

独立心と依存心の葛藤

　反抗は独立心のあらわれの1つの指標であるが，扱いが厄介なのは，この時期の子どもは心の中には独立したいという思いと，まだ甘え，依存していたいという思い

が同居しているからである。相反する2つの思いを同時に強くもつため，親の対応も複雑でむずかしくなりやすい。

たとえば，3，4歳の子どもは高いところに登りたがる。母親は「まだ小さいから危ない」と制止する。すると子どもはいっそう登りたくなり，「登りたい」と主張し，母親は「ダメ」と言い続ける。長い間言い争いが続き，子どものしつこい欲求についに親が屈し，「では勝手にしなさい。そのかわり足を折ったり，けがをしても知りませんよ」と言って立ち去る。その時子どもはどうするか。母に抗して自分の意志を貫き，独立を勝ちとった喜びはあるが，たちまち不安になり，見捨てられたような思いにとらわれるだろう。子どもの心の中には，「母がそばにいて，守っていてほしい」という依存欲求が十分にあるからである。

独立心の旺盛な反抗期には，独立と依存の葛藤が強くあることを銘記し，子どもが自己意識と自尊の感情を力強く伸ばすことを大切にしつつ，見捨てずに大らかな気持ちで見守り，依存の気持ちも受け入れる姿勢が，親を中心とする周囲の大人に望まれる。

遊びと発達

遊びは子どもの最大の関心事であり，喜びである。生活そのものとさえいえる。つまり遊びは小さい子どもにとっては主食のようなもので，これを毎日摂っているうちに，子どもの心身は自ずから成長・発達する。

まず乳児期。生まれて数か月の乳児でも，自分の手足を動かしたり，物にさわって遊ぶ。また周囲の者が，乳児の感官を刺激してやると，喜んで応じる。たとえば，「いないいないバァー」を楽しんだり(視覚刺激)，歌や音楽を聞いて喜んだり(聴覚刺激)，くすぐりやもみあいで笑いころげたりする(触覚刺激)。これは乳児の心身発達に大いに役立つ。

次いで幼児前期。子どもは，はいはいからつかまり立ち，ひとり歩きと，文字通り歩を進めていくが，それにつれて動きは大きく活発になる。物に触れたり，動かしたり，壊したりするし，物を集めたり，組み合わせたりもして，感覚や運動をさまざまに試す遊びをしきりにやりたがる。また空のコップから飲む格好をしたり，車に見たて箱を動かして乗った気分になったりするなどの虚構遊び(make-believe-play)も始まる。これらは子どもの運動能力を伸ばし，想像や記憶や思考といった精神機能を豊かに発達させる。

さらに幼児後期になると，いわゆる"ごっこ遊び"が登場する。おままごと，お店屋さんごっこ，乗り物ごっこ，ヒーローごっこ，物語の中の役を演じる劇遊び等である。これらの遊びは，ひとり遊びから，友達との共同遊びへとスケールを広げたもので，楽しみはいっそう大きく豊かになる。またこうした遊びをしているうちに，子どもはごく自然に，父親や母親のしぐさや言葉遣いや振る舞い，また種々の職業人の特徴などを模倣する。

　学童期以後の遊びも重要で，後で改めてとりあげるが，まず乳幼児期の遊びがいかに子どもを楽しませ，それが自ずから子どもの心身を発達させるかを十分に理解することが大切である。

幼児後期の遊びの効用

　幼児後期の遊びは，「自発性」を育てる上でもっとも適切な土壌である。3〜6歳頃の子どもは，手足がリズミカルに気持ちよく動き，仔犬が走りまわり，小鳥が飛びまわるように，無邪気で単純に自分のほうからこの世に飛び出していく。そして，自分の目で，耳で，全身で「現実」に触れ，いちいち確かめながら冒険をくり広げる。これがこの時期の遊びであり，ひたすら子どもに喜びを与える。それ故子どもは，「もっともっと」と心はずませ，遊びに邁進し，熱中する。熱中することで，子どもは自分の内面で伸び上がってくる力(自発性)を強く感じる。誰でも大人になって自分の子ども時代をふり返り，楽しかった遊びがどんなに活力を心にみなぎらせ，自発性や積極性を育ててくれたか思い当たるに違いない。一方嫌なこと，しぶしぶやらされることは，どんなに結果が立派で大人の賞賛を浴びても，遊びとは別物で，内側からの自発性によるものではない。

　遊びには，想像力や内的空間の豊かさをもたらす効用もある。遊びながら頭の中でいろいろ思い浮かべて想像したり，考えたりする。たとえば，自分が見たり聞いたりしたことや，絵本の中のストーリーを，遊びの中で再現したりして心の中に豊かな表現やイメージを育て，それを言葉という記号(象徴)を用いて表現しようともする。こうした内的な豊かさは，遊びを通して培われるのである。

　遊びはまた，自己訓練の機会をごく自然に子どもに与える。この時期の子どもは自分の思い通りにすることに貪欲で，好奇心と探求心に満ち満ちている。そのため遊んでいる子どもはしばしば，入ってはならない領域にまで足を踏み入れる。するとそこで罰せられたり，禁止されたりする経験を積み，それによって子どもは鍛えられる。つまり遊びは，子どもにとってもっともふさわしい「修業」でもある。そこから子どもは世の規範を学ぶ心や道徳心を育てていくのである。

　遊びのもう1つの効用は，五感をふるわすような直接体験を通して，豊かな感性を培うことである。それは大人になった後にも，心のどこかで息づいている。たとえば，幼い日に遊んだわらべ歌の『かごめかごめ』。夕暮れ時，皆で手をつないで輪をつくる。鬼になって真ん中に目隠しをしてしゃがんでいると，「かーごめ，かーごめ，かごの中の鳥は……」と独特の節まわしで歌う皆の声と，輪になって歩くひたひたという足音が聞こえる。無性に悲しい，それでいて何かを愛おしむ不思議な気持ちでそれに聞き入る……。あのメロディーを聞くと，胸がしめつけられるような思いで目頭が熱くなると語る大人も多い。

　このように，遊びは理屈ではなく，体験を通して真に素朴な感性を揺さぶりつつ，人間の心の内面にさまざまな思いを蓄積し，長い人生にわたって自分の感性を力強く

支えるのである。

両親との関係とその葛藤

　幼児後期の重要な特徴の1つは，父親が登場してくることである。父親は子どもにとってその生命の生みの親として母親と等価の重みをもつ。しかし胎児期はもとより，乳児期の授乳をはじめとする育児は，生物学的に母親の機能にゆだねられており，幼児前期の身のまわりのしつけも総じて母親が行う。この間父親は母子のつながりを広やかな温かい心で見守り，支援するのが役割の中心で，父と子の直接的つながりはまだそれほど強くない。

　ところが幼児後期になると，子どもは母から離れてひとり立ちを始め，さらに自分自身が「男である」「女である」という性別に気づき，親にも男と女の親がいることがわかり，父の存在がより近いものになってくる。解剖学的な性の違いに子どもが気づくことは，子どもの心理を今までとは違うものに導いていく。

　たとえば，男児は母親に対し，生まれてはじめての異性愛を抱くことが多い。もちろん思春期・青年期や大人期の異性愛とは違うものだが，男児は母に強い親愛感をもち，母の愛情を自分が独占しようとする。そのため父親の存在が重く，わずらわしいものとなり，父を嫌ったり憎んだり，また怖がったりする心理が強くなる。これを精神分析学の祖であるフロイトは，「エディプス・コンプレックス」と名づけた。これは古代ギリシャの悲劇「オイディプス王」の物語に由来し，知らぬままに実の父親を殺し，実の母親と結婚し，子どもまでもうけた英雄オイディプスの悲劇を，父親，母親そして息子の三角関係を象徴するものとしてとりあげたのである。

　エディプス・コンプレックスに直面することは異常ではなく，その中で男児は，父親から罰せられることを怖れるが故に父の規範を受け入れ，父と同一化してこの葛藤を鎮めようとする。それがこの世の規範やモラルを受け入れ，自らの欲動や衝動との間の調節力を身につけ伸ばすという発達の原動力ともなる。

　一方女児にあっても，異性の親である父親への親愛感の高まりと，同性の親である母親への反発心や競争心，嫉妬心等を示すことがある。これを「エレクトラ・コンプレックス」という。この場合も，規範を受け入れ，母親との同一化をはかることで問題を解決していこうとする（ただし男児では出生時からの依存対象であった母親にそのまま欲望を感じるが，女児は最初の依存対象としての母親から愛情を父親に移行することが必要である）。

　このように幼児後期は，両親との関係に複雑な葛藤が加わることで，より深く人間性を発達させ，善悪や正邪の判断，克己心や勇気，秩序や規則等を内在化させていく。

「自発性対罪悪感」という幼児後期の発達危機の解決

　「罪悪感」とは，幼児後期の精神社会的危機の否定的側面であるが，これも他の時

期同様，全く排除されるべきではないし，またするわけにもいかない。

　すでに遊びの効用のところでも述べたが，子どもは自発性を発揮する際，それを周囲の大人に肯定されるばかりではない。この時期の子どもは好奇心に満ちていて何に対しても積極的に探索し，興味や関心をもったものはすぐに試み，模倣し，あれこれと想像をめぐらせる。つまり幼児後期の特性は自分の思い通りにすることに貪欲なのである。

　しかし，それぞれの文化や社会は子どもが触れてはいけない領域をもっており，そこに触れると，禁止されたり罰せられたりする。その経験は子どもに，大人，とくに両親が何を期待し何を禁止するのか，自分がどうすれば喜びどうすれば怒るのかを敏感に感じとらせる。その結果，それに自分を合わせていこうとする。それは次第に子どもの心に内在化されて，両親がそばにいなくとも自分の行動を統制する内的基準として仰ぐようになり，これが道徳的基準(モラル)や良心として子どもの自我にくみ込まれていく。そうすると子どもはその内的基準に合わぬ欲求や行動が表出されそうになる時，罪悪感を抱き，逸脱しそうになる自分自身を統制しようとする。また内在化されている基準に合致する行動をとることができれば，自分に対して自信を抱き，「もっともっと」とより積極的に自発的に，遊びや探索欲求を追求することができる。

　両親は幼い子どもにとって，もっとも重要な倫理的モデルである。エディプス期的もしくはエレクトラ期的状況が強まる幼児後期は，前述のように同性の親が同一視の対象となる。子どもがこの「自発性対罪悪感」という危機をどのように解決するのかは，両親の子どもの行動に与える評価や制限と深く結びついている。子どもは罪悪感を抱くことで内的基準を獲得することができるが，自発性を発揮できなくするほど圧倒的な罪悪感を抱くような禁止や制限を与えてはならない。自発性をいきいきと作動させ，好奇心をもって遊びや探索をくり広げることができるような親子関係をもつことが大切である。

2　幼児後期の人格的活力

思い通りにすることとまねをすること

　幼児後期の精神社会的行動様式としてもっとも重要なものは，思い通りにする(追いかける)ことと，まねをする(遊ぶ)ことである。

　移動能力と認知能力の増大と発達は，幼児後期の子どもに何かを追いかけ，思い通りにしようとする力を発揮させる。その際，子どもは自分がしようとしていることや，それを自分の力でどの程度やりとげられるかということを予測できるようになる。このように自分の行動について予測性をもち，それに向かって自己の活動を方向

づけ，集中化させていく力が「目的」である。

　空箱にもぐりこんだ子どもはやがてその箱を自動車にみたてて遊び始める。象徴遊びとか，ごっこ遊びの開始である。箱を揺すって自動車が動くさまをつくり，運転手やお客の役をさまざまに演じる。これはまねすること，遊ぶことの実践だが，この際子どもは気まぐれに動いているのではない。自動車や人々の行動を上手にまねつつ，順序よく行動が展開していくように青写真を頭の中に描き，それにそって自分の身体の動きや行動を体現化させている。

　つまり幼児後期には，遊びの中にもめざす方向性をもち，これを追求しているわけで，これが「目的」である。子どもはこうした遊びを通して，やがてやらねばならない実際の役割や行動，道具や機械の用い方，いつの日か習得するであろうさまざまな技能等の中に内包されている「目的」を学びとっているのである。

希望と意志と目的 ꙮ

　エリクソンは人間の人生周期を通じて，人格を組織づけるための中核的役割を果たすものを徳目（人格的活力）と名づけ，それが漸成的に発達すると考えた。たとえば，第1段階（乳児期）の人格的活力は「希望」であり，第2段階（幼児前期）のそれは「意志」であり，第3段階（幼児後期）では「目的」となる。これらは各々が別個に形成されるのではなく，互いに関連をもち，順序だてて獲得されていく。

　すなわち「意志」は「希望」が保証されないと培われないし，「意志」があってはじめて「目的」が組織づけられる。もっと解説するなら，「希望」は求めるものが得られるという確固たる信念であり，それが土台にある時，恥や疑惑の体験をもちつつも，自己の自由な選択を尊ぶ「意志」が生まれる。また「目的」とはめざす方向性をもち，それを追求する勇気と力をいうが，これは前段階の「意志」が形成された上に培われる。

　これはさらに次の学童期の内的活力である「有能感」の獲得の底力となるので，幼児後期においてしっかり形成されねばならない。つまり「罪悪感」を芽ばえさせつつも，内在化された道徳的規制によって自分自身を上手に統制し，自分の知的好奇心や想像力，感受性を適正に肯定して自発性を発揮し，意志を鍛え，操作能力を育てるのみならず自分の計画をもち，それに向かって進んでいく目的性をしっかり獲得すること。これが幼児後期の課題であり，それを達成することが，次の階層の発達をよりスムーズにすることになる。

3　幼児後期の発達に関する興味深い学説・知見

　3歳から6歳までの子どもは，前の二段階(乳児期と幼児前期)に比べてみると，一段と力強くたくましくなる。この時期の子どもは，移動能力も言語能力もめざましく発達し，遊びに熱中し，五感に触れる世界に強い興味と好奇心を抱き，多くのことを理解し，さまざまに想像する。主としてこの時期にかかわる学説や知見のいくつかを紹介しよう。

センス・オブ・ワンダー

　アメリカの生物学者で発生遺伝学者でもあるカーソン(Carson, R.)は，センス・オブ・ワンダー(the sense of wonder)が人間の幼児期にもっとも強く発達すると考えた。世界に触れ，その不思議に深い驚きや畏怖の念，喜びや感動を覚えるという感覚で，これは世界を知識や理論的枠組みで眺める前の幼児期にもっとも鋭いという。カーソンは1962年に『Silent Spring(沈黙の春)』を著し，人間が農薬や放射能で地球を荒らしまわっているうちに，春になっても草や葉が茂らず，花も咲かず，鳥も鳴かず，川にも海にも魚が住まぬ「沈黙の春」になるかもしれない，と警告を発した学者である。その言葉が現実のものとなりつつある現代，カーソンが残した言葉は，幼児の人間性の発達に大きな示唆を与えていると思う。

　——私は子どもにとっても，どのようにして子どもを教育すべきか頭をなやませている親にとっても，「知る」ことは「感じる」ことの半分も重要ではないと固く信じています。
　子どもたちがであう事実のひとつひとつが，やがて知識や知恵を生みだす種子だとしたら，さまざまな情緒やゆたかな感受性は，この種子をはぐくむ肥沃な土壌です。幼い子どもの時代は，この土壌を耕すときです。
　美しいものを美しいと感じる感覚，新しいものや未知のものにふれたときの感激，思いやり，憐れみ，賛嘆や愛情などのさまざまな形の感情がひとたびよびさまされると，次はその対象となるものについてもっとよく知りたいと思うようになります。そのようにして見つけだした知識は，しっかりと身につきます。
　消化する能力がまだそなわっていない子どもに，事実をうのみにさせるよりも，むしろ子どもが知りたがるような道を切りひらいてやることのほうがどんなにたいせつであるかわかりません。
(カーソン著，上遠恵子訳，『センス・オブ・ワンダー』，p.24-26，1996より)

大変詩的な表現であるが，学問的真理がそこなわれているわけではない。カーソン
は，世界を感ずる感受性(センス・オブ・ワンダー)が幼児後期にもっとも強い「知り
たい心」(興味・好奇心)や自発性を生み出す土壌になると主張しているのである。人
間発達論に欠かせぬ考えである。

子育てと父親

「産む性」と「産まぬ性」という男女の生物学的非対称が，「子育て＝母親の役割」
という考えをごく自然に抱かせる基盤となっているのは事実であろう。また子どもの
発達に関する研究も圧倒的に母親に関するものが多い。『父親の発達心理学』(1993)
を編集・著作した柏木惠子によれば，1970年代以前の発達心理学のもっとも代表的
なハンドブックといわれる，1,140ページにも及ぶ大著『Handbook of Socializa-
tion Theory and Research』(1969)の中で，ゴスリン(Goslin, D. A.)が父親に関す
る研究としてとり上げているのは，わずか5点にすぎない，と述べている。それほ
ど父親は子どもの発達の中で忘れられた存在だったのである。

しかし近年，父親についての心理学的研究が次第に量的にも質的にも高まってきて
いる。子どもの発達に及ぼす父親の影響はどの年齢においても意味があるが，本書で
は一応幼児後期の段階でとり上げ，概観しておこうと思う。

●「子育て＝母親」論を推し進めたもの

すでに述べたように，過去多くの研究者は，子どもの発達に影響を及ぼすのは母親
で，父親はそれほど重要ではないと考える傾向が強かった。また，女性は本能的に子
どもを養育する能力をもつという母性本能を前提にした発達論を展開するものが多
かった。

現に動物学者によれば，「サル社会に父親は存在しない」「父親は人類の発明品」と
いうことになる。また文化人類学者のミード(Mead, M.)も，父親は生物学的には必
要な存在だが，社会的にはaccident(偶然の産物)である，と述べたといわれてい
る。このような視点からみると，哺乳動物の場合，オスは妊娠・授乳ができないた
め，子育ての主役はほとんどメスの役割ということになる。

また乳児期の章で述べたが，ローレンツらの刻印づけの理論も，ハーローのアカゲ
ザルの観察からの知見も，動物における早期体験，ことに母子関係がその動物の一生
涯にわたる方向性を決定すると強調している。

こうした動物学的視点のみならず，心理学的にも，「子育て＝母親」論を打ち出し
ている研究者は多く，まずその筆頭にフロイトがあげられよう。精神分析学の祖であ
るフロイトは独特の精神性的発達論を提唱し，リビドーがさまざまな身体部位によっ
て充足されてゆくプロセスを通して人格が発達していくと考えた。それによると，哺
乳・離乳や排泄訓練のあり方は，口唇期，肛門期に当たる乳幼児期のリビドーの充足
を決定するものとして重要で，これはその役割を担う母親(少なくともフロイトの時

代には)が子どもの人格形成にもっとも強い影響力をもつということを意味していた。

　したがって父親は乳幼児期にはほとんど登場せず、エディプス・コンプレックスがテーマとなる幼児後期になり、はじめて父―子関係が注目される。このようにフロイト理論は、当時の時代的文化的背景もあり、父親は外で働き母親が子育てを担うという家族形態の中での伝統的な母親像、父親像を基盤にして成立したものである。

　結局フロイトの理論は、1つはリビドー充足の決め手となる母親の養育と子どもの人格発達を関連づける方向性を、他方ではエディプス期に父・母・子の緊張関係からくる葛藤の解決策としての同性の親への同一化という文脈からくる性役割学習の方向性を打ち出しており、それぞれがその後の発達心理学における親研究に多大な影響を与えた。

　たとえば前者の母親の養育が幼少期の発達にとってきわめて重要という見解は、すでに述べたボウルビィのホスピタリズムや maternal deprivation(母性的養育の剥奪)やアタッチメントの理論にも脈々と流れている。また本書が色濃く影響を受けているエリクソンも、生後1年間に基本的信頼感が不信感を凌駕して獲得されることが、その人の生涯にわたる人格の基礎になると考えており、ここでも主として母子関係のあり方が前提として論じられている。

　一方後者の流れとしては、社会学者のパーソンズ(Parsons, T.)らが1950〜60年代にかけてフロイトの理論、ことに同一視説をさらに性役割の獲得にまで展開させた。彼らは、母親の役割は子どもを慈しみつつ養育し、温かさや安らぎを与える愛情やいたわりの面と共感的な面をもつ表出的役割とし、危険や緊張の多い外の世界で家族のために働き、社会的経済的な達成を遂げる父親の役割を道具的(手段的)役割とした。そして子どもは父親と母親がこうして異なった機能をもつことを知り、さらに自分が父(または母)と同類(同性)であることを知るにいたって、同性の親からもつべき機能と特徴を学ぶというのである。

　パーソンズ理論は、当時のアメリカ中流家庭における父と母、夫と妻、社会における男性と女性のありようによく適応していたので、父親(男性)は外で仕事、母親(女性)は家庭で家事・育児、という性別分業は受け入れられやすかったようである。

● 子育てにおける父親研究

　では子育ては本当に母親のみが担うものであろうか。文化人類学者の原ひろ子は、北極圏に住むヘア・インディアンの社会を紹介しているが、彼らの社会の子どもの養育は、その子を生んだ母親が育てなくてはならないという規範は存在せず、育てられる者が育てればよいと考えられているという。赤ん坊の時は父方の祖母に育てられ、隣のテントの小母さんから乳をもらい、2, 3歳の頃は母の妹のところへ行き、その後一時母と暮らしたが、やがて母の兄の家族と暮らして、今の夫と結婚したというような生い立ちの例をあげ、それでも彼らはごく普通に育つと述べている。

　またイスラエルの農業集団であるキブツでは、成員の共同生活、財産の共同所有、子どもの共同保育を特徴としており、伝統的な家族生活を営まない。子どもたちは年

齢に応じて「乳児の家」「幼児の家」「子どもの家」で親と離れて共同生活をし，子どもの養育にはメタペレットとよばれる専門家があたる。そして子どもが親と接するのは乳児期と病気の時のみで，それ以外は親の仕事が終わった後の1〜2時間に限られる。このような環境の中で育った子どもの人格形成に関してはいくつかの研究論文が出されているが，とくに不健康な育ちになるという証拠は提出されていない。

　このように，子どもの養育が母親の責任とされない文化が存在するという事実は，「子育て＝母親」論が必ずしも唯一無二の基盤に立つとはいえないことを示唆している。

　さて「子育て＝母親」論に対して，学問的に子育ての中の父親にスポットを当てる心理学的研究が，1970年代の半ば頃より，アメリカを中心にして活発に行われるようになった。その背景には，近年の人口動態的状況と産業構造の変化がもたらした家庭・家族に関する社会的文化的現状がある。ことに核家族化，少子化，都市化，女性労働の増加等は，これまでの性別による役割分化ではもちこたえられず，男女（夫婦）協働型社会への移行を多かれ少なかれ推し進めることになった。こうした中で，父親の役割が次第に考察されるようになった。

　まず父親研究の中心的役割を担ったのはラム（Lamb, M.）である。彼は1975年に『The role of the father in child development（子どもの発達における父親の役割）』という著書の中で，父親を"子どもの発達に対する忘れられていたもう1人の貢献者"とみなし，父親が親であることの再発見を促した。またほぼ同時期（1974）にリン（Lynn, D. B.）も『The father: His Role in child development（父親—その役割と子どもの発達）』という著作を世に送り，子どもにとって父親とは何かという命題にかかわる膨大な量の研究論文を紹介し，父親論を展開している。

　彼らの父子関係の特徴に関する指摘は数多くあるが，たとえばラムは生後7，8か月の乳幼児と両親の交流の観察から，子どもは母親にも父親にも愛着をもっていると結論づけている。また父親は母親より身体を使った遊びや変わった遊びを多くすることや，母親が子どもを抱くのは世話やしつけのためで，父親の場合は遊びのためであること等を観察して述べている。

　またボウルビィの提出したマターナル・デプリヴェイションやホスピタリズムの理論に対する批判的検討が，ヤーロー（Yarrow, L.）を筆頭に続々あらわれた。そして多くの研究者の成果は，養育者が母親であるか否かということより，養育者がどのように子どもと接触するか，また接触の際に子どもからのシグナルにいかに敏感に反応するかといった，養育者の質を重要視する結論を導き出している。

　さらに子どもは，母親だけでなく父親も，また兄弟姉妹，祖父母等のさまざまな周囲の人々との社会的ネットワークの中で，それぞれの対象ごとに愛着関係を結ぶことが発達を促すという複数養育に目を向ける研究者も増えている。

　以上，子どもは実の母親に育てられるのが当然であり，それが最善という考えに偏ることなく，父親の存在の意義や役割もまた重要であることを認識するために，今までの父親研究の流れや成果を概観した。

4 幼児後期の発達的な問題とケア

［事例を通して］

　幼児後期における発達的な危険の最大のものは，子どもがもつあふれるばかりの好奇心や遊びや冒険心を奪ったり，妨げたりすることである。自発性，積極性がもっともめざましく育つのはこの時期だが，道徳的規範，良心，そしてその破綻である罪悪感もまた培われる。したがってこの2つの間のバランスが悪く，禁止や罰の多すぎる大人の態度は，融通の利かない従順さのみならず，いつまでも続く恨みを抱かせ，大人になっても自発性が抑えられ，子どものような空想やヒステリー的な行動を示すこともある。

> ### 剛君，6歳，暴力が多い
>
> 　家族は両親と2歳年上の兄の4人。両親は高校時代の同級生で，卒業前に母親が妊娠し，親の反対を押しきって結婚し，四国より上阪。父親はいくつかの職を転々とし，現在は倉庫会社に勤めて夜勤が多く家にはあまりいない。母親は2人の子どもを抱えて，友達も相談相手もなく，疲労感と孤独感が強い。
>
> 　長男はおとなしく母に従順だったので可愛く思ったが，次男の剛君は幼い頃より身体が大きく，力もあり，よく動いて物に触れて壊すことが多く，母親はしょっちゅう叱ったり，体罰を加えたりした。
>
> 　5歳で幼稚園に入園。園では気に入らないことがあると大声でわめき，他の子にかみつく。学校から連絡があり先生に注意されるたび母は怒って剛君を叱り，たまに帰宅する父親も母親からの報告を聞き怒って殴ることが多い。最近になって剛君は母親にかみついたり，物を投げたり，暴言を吐くなど攻撃的になった。父親は怖いらしく，父の前では神妙にしている。母に乱暴をした後，母親が泣いていると，そばに行き，時に一緒に泣くが，またしても暴力的になる。

　剛君の場合は，乳幼児期から過酷な状況にあったと思われる。両親はいずれも10代の時に妊娠・結婚をしており，両親自身が自らのアイデンティティをもって人生設計をするというゆとりも心の準備もなかった。その上なじみの薄い土地での生活で，友もなく，夫の支援も乏しく，育児に疲れと不安をもつ若い母親が，活発な次男を受け入れかねていった経緯は想像に難くない。母親を責めるだけで物事は解決できないが，剛君自身の立場に立てば，健全な自律性や自発性が育つ環境に置いてもらっていない不幸は大きい。

　人間はよい者として生まれてくるのに，社会が人間を堕落させると，ルソーは『エ

ミール』の中で指摘しているが，剛君の暴力は彼の本来的な悪ではなく，不適切な環境の中での発達上の問題である。まだ幼い剛君は，自分の心の不穏で，不快で，満たされぬ不充足感を攻撃で訴えるしかないのである。母親が好きで，母親に愛され，受け入れてもらいたい思いも強く，母親が泣くたびに罪の意識を感じているが，またしても欲求不満と不幸感がつき上げ，暴力を振るってしまう。父親への恐怖と敵がい心もエディプス期的状況だが，父の暴力は父に同一化してゆくメカニズムからいえば，これから先いっそう，剛君を暴力に駆りたてよう。

　この事例は毎週1回，母子で医療機関に通い，剛君は臨床心理士のプレイセラピー，母親は精神科医のカウンセリングを受けてもらった。急がず，あせらず，地道に何年もかけて親子関係の修復をはかることの意義を少しずつわかってもらうことにまず力を注いだ。母と2人っきりで通ってくるという時間的空間的な濃密な親子体験が剛君の心を少しずつなごませ，母親もほんの少し柔らかくなった剛君に自然な愛おしさを感じ始めている。最近自転車に乗っている時，剛君が後ろから母に抱きつき，頭を背中に押しつけてきたことを嬉しそうに語る母親を見ながら，母も子も発達の階段を上っていることを感じた。

美紀ちゃん，5歳，どもる

　美紀ちゃんは長女。3歳の妹と1歳の弟，それに両親の5人家族。3歳より幼稚園に通園しているが，集団の中でもしっかり行動ができ，先生にほめられることが多い。

　初語は10か月で，以後順調に語彙が増え，3歳過ぎからかなり高度な文章体の表現もできるようになった。ところが4歳過ぎに最初の音の反復や引き伸ばしがあることに母親が気づき，「話す前に大きく息を吸って」とか「急がないでゆっくり話しなさい」等の注意をするようになった。

　美紀ちゃんはそのつど素直に母親の言葉に従うが，次第にどもることが増え，本人も注意されるのを嫌がるようになった。幼稚園でもどもるが，先生はこの年齢にはよくあることと，とくに気にしていないという。

　母親は明朗活発でよくしゃべる。また掃除や洗濯をてきぱきとこなし，主婦の鑑という評判を知人から得ている。育児書を読み，むやみに心配したり，注意をしないほうがよいと知りつつも気になり，小児精神科医の助言を求めてきた。

　吃音は言葉のリズムの障害であり，どこの国にも存在する。吃音については多くの研究があり，その背景には中枢神経系，情緒性，習慣性，遺伝等の諸要因があるといわれる。美紀ちゃんの場合も1つの要因で説明できるとは思わないが，少なくとも発達論的見地から，いくつかのケアの方向性が示される。

　まずはじまりは，正常な言語発達の経過にもあらわれる多少の音のくり返しやためらい等の乱れではなかったかと思われる。当初は本人も自らのどもりを意識しておら

ず，緊張や不安が結びついていないが，それを母親に注目され，たとえ厳しい叱責でなくても注意や修正をされることにより，情緒的に惑乱し始める。そして話し方を調整したり隠したりもする。

　さらに幼児後期という発達段階は両親との関係がより葛藤的になる時期で，美紀ちゃんは同性である母親への愛と敵対心，依存欲求と独立欲求の相克する感情を心の内で経験していると思われる。つまり母親への反抗や対抗気分があるにもかかわらず，見捨てられるかもしれないという不安をもち，またパワフルな完全欲求の強い母親への同一化の努力をするとともに，母親の期待にそえぬ自分に対する落胆や罪責感を抱くといった心的状況にあると考えられる。

　学童期以降の吃音の治療は専門的な計画が必要となる場合が多いが，美紀ちゃんのような幼児後期では，親の子どもとの接し方に関する助言以外には特別な治療を必要としない。吃音にのみテーマを集中せず，幼児後期という発達段階での人格形成全般についての理解を母親だけではなく父親にも深めてもらい，親子間によりよい親密な関係をもつよう助言が行われた。

5　幼児後期の発達における今日的課題
［発達上の気がかり］

　幼児後期になるとほとんどすべての子どもが日中は家庭を離れ，幼稚園か保育所で過ごす。人間関係と生活空間の広がりの中で，子どもの言葉や身体運動はめざましい発達をするとともに社会性をも培う。この時期になると子どもはもっている気質や体質により，また置かれている環境により多様な発達の姿を見せる。その中で発達上の気がかりとして「子どもの暴力」と「発達障害」について考えてみよう。

子どもの暴力

　近年幼児教育・保育の現場で以前よりも子どもの暴力に遭遇することが多いと指摘する人がいる。もちろん幼児は集団生活が始まって間がなく，自と他の関係性の調節を成功や失敗をしつつ体験しているところで，幼児らしいけんかや争いは日常茶飯事である。しかし通常とは少し質の違う暴力，たとえば，言葉も何もなくいきなり「キレる」子ども，どんなに仲介しても執拗に攻撃の手を止めない子ども，相手を傷つける言葉の暴力の激しい子ども，等の存在にとまどうことが増えたというのである。

　その背景にはさまざまな要因があると思うが，①子どもの自発性を抑え込む環境，②叱られる経験の欠如，③大人社会の暴力の模倣や学習，の3点をとりあげて考えたい。

●子どもの自発性を抑え込む環境

　幼児後期は，発達上，遊びがもっとも大切なものである。遊びはそれを「成したい」という純粋な欲望からの発動であり，自発性そのものといってもよい。ところがテレビやゲーム等の室内遊びの浸透や地域での遊び集団の消失等から，今，戸外で同年齢や異年齢の子どもが入り乱れて遊ぶという，かつてはもっとも普遍的だった光景は著しく衰退した。古今東西もっとも幼児にふさわしい生活風景であった遊びが失われていくことは，幼児後期の発達課題である自発性の伸びを悪くすることにつながる。

　また子どもを愛すること，子どもの相手になること，子どもを1人の人として認めることを知らない未熟な親は，親にとって都合のいいような形で子どもを支配し，子どもの自発性の発達を抑え込んでしまう。こうした中に置かれた子どもは，何かをきっかけにして，自分でもわけがわからぬままに悲しみや怒りや敵意を暴力として内側から放出して，周囲の人間にそれをぶつける。幼児らしい生活を十分に満喫させる環境に子どもを置くことの重要性に留意すべきであろう。

●叱られる経験の欠如

　現在，「子どもを叱らない親が増えている」といわれる。実際，公共の場で子どもが傍若無人にしたい放題するのを一切叱らない親を目にすることがある。中には「子どもの意志を尊重する」という育児論をはき違えている場合がある。またネグレクトやその傾向をもつ親による子どもへの無関心や怠慢が，子どもを的確に叱らないことにもつながる。

　いずれにせよ，叱られない子どもは発達が危うくなる。もちろん叱る際は子どもの人格をおとしめてはならないことが絶対的前提である。子どもは自分の欲望と，その欲望を抑制することを体得していくことを学ばねば，人間世界を生きていかれない。幼児後期の「自発性対罪悪感」という発達危機は，その課題を提起しているのである。

　つまり欲望をいきいきと作動させる自発性と，多くの人がともに生きるために定められた約束やルール（大人になった時の社会規範，法律，道徳につながる）を守ることを学習し，それを犯す時に感じる罪悪感は，いずれも重要な情緒性なのである。幼児後期の子どもは思い通りにしたい気持ちと，してはならないことを知って自らを律するという2つの相反するものの間の葛藤という危機に遭遇する。そしていずれをも体験しつつ，なお自発性が罪悪感を凌駕する時，健康な人間発達の道程を歩んでいるとみなすのである。

　叱られる経験が欠如している子どもは野放図にやりたい放題をして，一見自由で楽しそうに見えるかもしれないが，決してそうではない。身勝手な欲望は際限なくふくらみ，それが充足されない時の不満は怒りとなり，暴力となって放出される。また増長した欲望を示されると周囲はそれを受け入れず，その子どもを否定的にとらえる。そのことが当人にも伝わり，それも悲しみと憤りを膨張させ，さらなる攻撃や暴力へと子どもを駆りたてるという悪循環に入る。必要な時には適正に叱られる経験が子どもを育てることを忘れてはならない。

● 大人社会の暴力の模倣や学習

　大人社会の暴力の模倣や学習も子どもの暴力を引き起こす要因になる。現代はテロの汎国際化の時代である。おびただしい国内外のテロや犯罪の映像が，柔らかい幼児の視聴覚に飛び込んでくる。また虐待やDVの増加は家庭内での恐るべき暴力を子どもが直接的間接的に目のあたりにして，心身に刻み込む体験を増やすことになる。その結果，そうした大人の暴力を子どもは意識的，無意識的に模倣し，自分の望みや満足を充たす方法として暴力を用いることを学習する。

　このようにさまざまな要因があるが，子どもの暴力はこの時期の今日的課題として留意すべきであろう。

発達障害

　他人の表情が読みとれない，集団での遊びの意味が理解できない，幼稚園や学校で席に着くべき時にじっとしておれず走りまわる等，幼少期より気になる子どもが存在していることにしばしば気づく。それを「個性」ととらえたり，親のしつけが悪いからと非難する場合も多い。しかしこの中には発達障害と考えられる子どもがいる。

　発達障害に関しては2005年に「発達障害者支援法（以下，支援法）」が施行され，発達障害の早期発見や支援がよびかけられ，医療，福祉，教育の領域では大きな課題として注目されるようになった。支援法では発達障害を広汎性発達障害（現在は自閉症スペクトラム障害），注意欠陥多動性障害，学習障害の3つおよびその周辺群，と定めている。

　このように発達障害は1つの疾患ではない。またその概念も，病因も，診断も必ずしも確固たるコンセンサスが得られているものではなく，多くの学術的論議が続いている。そのためここでは，「子どもの発達途上において，特定領域で発達の乱れがみられ，社会的な適応上の問題を引き起こす可能性があり，脳を基盤とした精神神経疾患と考えられるもの」と大きく把握しておく。

　支援法でとりあげられている発達障害の3つのタイプについて概略を述べる。

● 1．自閉症スペクトラム障害（Autism Spectrum Disorder，ASD）

　ドイツ系アメリカ人で児童精神科医のカナー（Kanner, L.）が1943年に「早期幼児自閉症（Early Infantile Autism）」を報告したことが，今日に至る自閉症研究の出発点である。カナーは自閉症の症状として，①他人との感情的な接触の欠如，自閉性，②言語獲得の遅れやコミュニケーションできる言葉を使わない等の言語の障害，③常同的，持続的な遊びや行為，強迫的な同一性保持の傾向，④特定のもの（たとえば回転するもの，水等）への異常な興味，⑤高いレベルの機械的記憶，⑥知的な風貌等をあげており，これらは今日の診断基準に共通するものが多い。

　一方，カナーが自閉症について発表した翌年の1944年に，ウィーンの小児科アスペルガー（Asperger, H.）が独自に「自閉的精神病質（Autistischen Psychopathen）」

と名付けた一群の症例を報告した。その特徴はカナーの定義による自閉症とは異なり，知的な遅れはないが，社会性の障害，奇異な行動様式，不器用さ，優れた記憶力をもつこと等があげられている。

このアスペルガーの概念は長く忘れられたままに過ぎたが，1970〜80年代にかけてイギリスの精神科医ウィング(Wing, R.)が「自閉症スペクトラム障害(ASD)」という概念を提唱するとともに，アスペルガーの研究を再評価して，アスペルガー症候群を自閉症の軽症型とみなし，ASDに含まれるもの，と主張した。ちなみにウィングはASDについては，①社会的相互交渉の障害(他者との対人関係がうまくもてない)，②コミュニケーションの障害(言語的，非言語的手段で意思が伝えられない)，③想像力の障害(想像的遊びができず，行動や興味が限定的で反復的，常同的)の3つを基本的障害であると論じている。

なおASDで用いられる「スペクトラム」という表現は，障害を「連続体」としてとらえるという意味である。ASDは同じ診断名であっても症状は多彩で幅広く，一般人との間の線引きもない。たとえばASDでは知的障害を伴うこともあるが伴わない人も多い。また中核症状(上記の3つの基本的障害が中心)の重い人も軽い人もある。発達年代別にも具体的に見られる様子が変わってくることもある。そこで研究者や臨床医によっては，X軸(知的障害の程度)，Y軸(中核症状の重さ・軽さ)，Z軸(時間の変化)，といった3軸の立体図を用いて，1人ひとりの現状がどこに位置するかを見定めることもある。

また，「アスペルガー症候群」という用語は近年少年犯罪(たとえば2000年の愛知県豊川市の主婦殺人事件や，2004年の長崎県佐世保市の小学6年の女子児童による同級生の殺人事件等)と結びつけられ，マスコミでも頻繁に取り上げられて一般の人にも広まったが，専門家の間ではさまざまな意見があり，偏見が助長されるとして問題視する声も多い。実際アスペルガー症候群という名称は最新版の診断基準であるDSM-5においては，使用されなくなりASDに統一された。

2. 注意欠陥多動性障害(Attention Deficit/Hyperactivity Disorder, ADHD)

これはその診断名のとおり，「注意力散漫(不注意)」「多動性」「衝動性」を中核症状とする発達障害の1つのタイプである。

不注意症状や衝動行為を示す症例は古くから報告されており，20世紀初頭のロンドン・キングスカレッジ病院のスティル医師の症例報告に始まる「スティル病」や，20世紀前半の脳炎流行後，多動性・衝動性を示す症例の報告による「脳炎後行動障害」という病名が用いられた時もあった。20世紀中葉から日本では「微細脳機能障害(Minimal Brain Dysfunction, MBD)」という病名がさかんに使用されるようになった。MBDは周産期等の軽度の脳障害等によって微細な神経学的な異常が見られ，行動異常や知覚，認知，言語等に軽度の障害を示す疾患で，不器用で運動機能が劣り，落ち着きがなく，不注意，衝動性を示すもの，と定義された。しかし近年の医療技術の進歩により，CTやMRIの検査で，MBDのほとんどは脳の器質的異常を

示さないという報告が多く出され，脳障害説は否定され，MBDという診断名も1980年代ごろ精神医学の教科書から姿を消した。その後ADHDという診断名が登場し，現在脳内の神経伝達物質の機能障害がその原因という仮説が立てられている。

　ADHDは小児期に多動によって気づかれることが多い。学童期においては感情的に不安定になりやすく，怒りの爆発等の衝動性や，大切なものを落としたり忘れ物をすることも頻繁に見られたりする。かつては大部分のADHDの経過は良好で，症状は成人になるまでに自然に改善していくものと考えられていたが，最近の報告では成人後においても症状が持続したり，うつ病等の精神疾患を合併するケースも多いという。家庭，学校，地域で，ADHDを正しく理解し，幼少期より適切な対応，支援をしていくことが望まれる。

● 3．学習障害（Learning Disabilities，LD）

　学習障害は妥当性のある検査で知能に遅れがないのに，読む，書く，計算することのいずれかの領域に，あるいは混合して，その習得と使用に著しい困難を示すものである。日本ではこれに，聞く，話す，類推する能力も基準として加えている（これは国際的な診断基準にはない）。

　学習障害という用語は比較的最近になって用いられるようになったが，かつては前述のMBDに含められたり，ADHDと同一視されたりした。またLDに関しては一般用語としての学習障害と区別するため，医学的診断名としては「読字障害」「書字表出障害」「算数障害」「特定不能の学習障害」に分類されている。

　LDにおいては反復学習を強要しても効果が得られないばかりか，本人も自信をなくし疲弊してしまう。1人ひとりに即した学習支援法を講ずることが望ましい。

　以上，発達障害の3タイプの概説をした。発達障害に関しては就学前に診断されたり，その可能性は考えられても診断基準に満たず，「グレーゾーン」に入れられる子どもも存在する。いずれにせよ，発達が気になる子どもをもち，親がとまどいや不安を感じる時には，なるべく早期から保健師，保育士，幼稚園教諭等身近にいる人が親の気持ちにより添い，助言をしたり，必要な時には専門機関につなぐことが大切である。また学校における特別支援教育の充実も重要である。発達障害の議論は今後も深まると思われる。

IV

学童期

6〜12歳

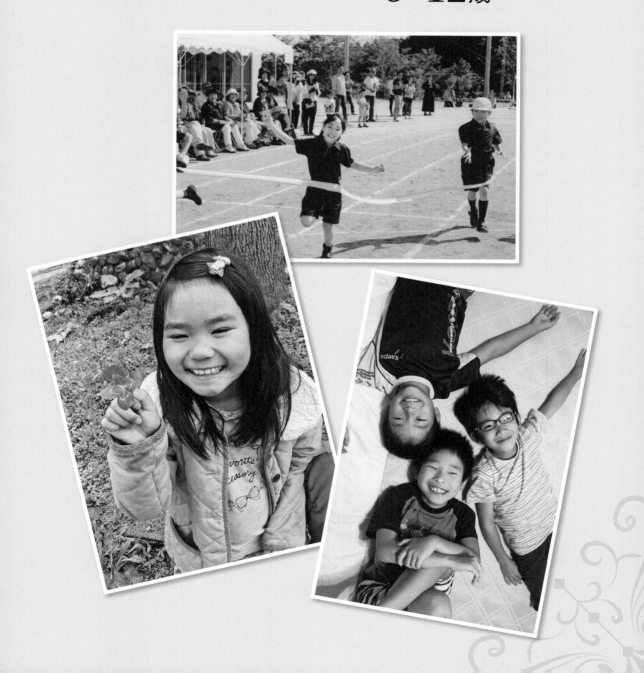

1 　学童期の発達危機

学校生活開始と自己への気づき

　学童期の最大の特徴は「家庭から学校へ」と生きる世界の重心が変化することである。すでに幼稚園や保育所で過ごした経験をほとんどの子どもがもっているので，小学校入学はそれに続くものという印象で，それほど劇的な変化とは思われないかもしれない。しかし，入学後の学校教育は，就学前の「保育」とは基本的に異なる。

　幼稚園や保育所も他人との集団生活だが，1人ひとりの子どもが自分のやりたいことをやりたいようにすることが許される，いわば家庭生活の延長のような居心地のよい生活の場であり，またそうでなければならない。ところが学校は時間割の定めに従って「読み，書き，計算」等を教師の教示のもとで，やりたいこともやりたくないこともやらねばならないというルールが存在する世界である。「保育」とは異なる「教育」が小学校入学とともに子どもに迫ってくるわけで，「学校へ行く」ことは人生におけるきわめて重大なエポックメイキングとなるできごとである。

　さらに小学校入学とともに始まる学童期には，今までよりはるかに大きな勇気をもって家族から離れねばならない。親のいない学校で独力で教師や学友とともに学び活動するという試練に直面する。しかし学習することは，さまざまな知識や技能を身につけ，能力を伸ばし，大きく成長する機会を子どもに与える。それを子どもは喜び，自分の力に対する信頼感を育てる。また同時に自分の能力の限界にも無意識のうちに気づく。

　対人関係も小学校入学とともにスケールの大きい体験となる。他者と触れ合う機会の多い中で，子どもは自分独自の行動パターンを身につけていく。また自分は積極的か消極的か，外向的か内向的か，といった自分自身の個性やもち味について，無意識のうちに気づき始める。

　このように家庭から学校(社会)へと開かれていく生活の中で，子どもは1人の生きる存在として少しずつ自己にめざめていく。もちろん，それを子どもは明確に意識しているわけではない。真に自己に向き合い，自己発見と自己確立のテーマに正面からぶつかっていくのは次の思春期や青年期なので，学童期の自己のめざめは，いわば地下のうごめきのようなものである。春の草花が芽ぶく前，表面からは見えなくても土中では生命のエネルギーが躍動しているように，学童期の子どもは思春期の前段階ですでに本人がしかと意識せぬうちに，自己がその光と翳りをもってめざめ始めているのである。

遊びと対人感情

　家庭から学校へと身を乗り出していく学童期は，家族以外の人間，ことに友達や仲間との出会いや彼らとの遊びが，量的にも質的にも豊かにあることが，今までよりはるかに重要度を増す。この時期の遊びは，乳児期の感覚運動を中心とするひとり遊びや，幼児期の虚構遊び，想像遊び，役割遊び等よりも一段とスケールの大きい活動や技能を駆使するものが増える。ことにゲームやスポーツのような共同で楽しんだり，勝負を競うもの等が遊びの中心になる。もっとも昨今の日本では，こうした遊びが急激かつ極端に減じている現実があるが。

　遊びのもっとも大きな効用は，遊びを通して自己と他者が密接に触れ合う体験が増し，それが社会性を高めるという点にある。学童期はフロイトの精神性的発達論からいえば，エディプス期の終わりから潜伏期までに相当する。子どもは性的な色彩をもつ親子の愛情関係を克服し，リビドー（性のエネルギー）を潜伏させて一時的に外にあらわさなくなり，異性を求めるよりむしろ避け，主として同性の仲間と群がり，遊びに没頭する。そして遊びを通して子どもはさまざまな対人関係を経験し，他者への興味関心を高める。また自分と他者との間の距離のとり方や言葉遣い等の対人態度や対人行動のスキルを獲得し，対人感情を発達させる。

　このように学童期の遊びは，非常に意義深いものである。この時期の遊びは，身体的な性の成熟の開始とともに，異性に対する強い関心や欲望が突出し始める次の思春期にいたるまでに体験すべきもっとも重要な活動といえる。遊びを通して豊かな対人感情を発達させ，社会化を推し進めておくことが，次のステップの準備になると考えられるからである。

学びと勤勉性

　エリクソンは，学童期の特徴を「私は学ぶ存在である」という言葉であらわしている。またこの時期の子どものもっとも重要な発達課題は industry（勤勉性）であると考えた。本来 industry は「産業」や「工業」と訳されるが，エリクソンは「あることに勤しむ」「精いっぱい学ぶ」「力いっぱい仕事をする」という文脈で用いており，「勤勉性」または「生産性」という日本語がこれに当てはめられている。

　では勤勉性はどうして学童期の発達に大きなかかわりがあるのだろうか。それはまず学童期が学校生活の開始時であり，生まれてはじめて「私は学ぶ存在である」という命題にしっかり向き合わされることから起こってくる。

　もちろんそれまでの幼児期でも，お絵描きやお遊戯を通して，いろいろな知識や技能を身につけている。しかし，就学前の保育や教育は子どものニーズ（欲求）が優先される世界での学習で，組織的教育としての学校教育とは基本的に異なる。また幼児はおもちゃやまわりの物品を用いて，大人の仕事を実験的にやってみたり，おままごとや「ごっこ遊び」を通して，大人のまねやふりをして，自分のなりたい人物の役割や

やってみたい仕事に熱心にとりくむが，それはまだ想像世界での活動である。ところが学童期になると，幼児期にもった夢や理想の中での営みを，今度は現実のものとして学習や仕事に勤しみ励む生活の中で具体化することを開始する。その意味から，「学ぶ存在」という命題に直面し勤勉性を身につけることは，学童期の課題にもっともふさわしいと考えられる。

　さらに重要なことは，外からの課題として「学ぶこと」が押しつけられなくても，この時期の子どもは健康な発達をしていれば，本来大きな好奇心をもっているものである。知りたい，学びたい，やってみたいという思いがいきいきと湧き起こるものである。したがって，そこに上手に知識や技能という種子を播くと，おのずからそれを伸ばそうという気持ちが芽ばえてくる。

　そして自分が勤しめば成果が上がることを実感すると大きな喜びを感じる。やればできるではないか，という自信も出てくる。また勤勉であれば親や先生等周囲の人の称賛も得られることを知る。するとますます自分のもっている能力やエネルギーを学習や仕事に結集し，がんばろうとする。その成果は喜びや自信となり，もっとやろうという気持ちがかきたてられ，もっと勤勉になる……。

　このくり返しの中で，子どもは自分の能力を少しずつ実感し，それを伸ばし，意味ある仕事や学習を遂行しようという熱意を抱く。これが勤勉性を培うプロセスである。

自己意識と劣等感

　エリクソンは学童期の発達危機を「勤勉性対劣等感」という対極でとらえた。他の人生周期と同様に，肯定的な勤勉性と否定的な劣等感のいずれもが，この時期にはもっとも鮮明に体験されると指摘したわけである。勤勉性は前項で述べたので，劣等感について考えてみよう。

　劣等感はすでに幼児期にその萌芽がある。歩き始めた幼児は，それまでの乳児期の無力さを卒業し，世界を自分の手でつかもうとし始める。その頃から基本的生活習慣づくりが親によるしつけとして開始され，子どもは排泄や摂食や衣服の着脱等を自分でするという体験の積み重ねの中で自律性を培う。しかしその際，もし上手にやれなかったら恥ずかしいと感じたり，自分は本当にきちんとやれるだろうかと疑ったりする。そうした恥や疑惑の中で，「劣っている自分」という劣等感を体験し始める。

　もっとも，この時期の劣等感は他者との比較による明確なものではない。自己意識が芽ばえ，他者(とくに母親)に見知られる自分に気づいた2，3歳の幼児の微妙な心の揺らめきとでもいうべきものである。

　さらに4，5歳頃の幼児後期になると，もはや人に頼らなくても身のまわりのことは自分1人でできるという段階まできて，跳んだりはねたり，言葉を話したりとめざましい成長を遂げる。しかしできると思っていても，お父さんのような大人を見ると自分は劣っているとか，お兄ちゃんのような年上の人にはとうていかなわない等と感じたりもする。つまり自分に対する劣等感を抱くわけである。このように幼児前期

も幼児後期も，ともに子どもは自己意識の発達に即して，それ相応の劣等感を抱く。就学前の子どもの劣等感は，他者（とくに母親）に見知られて感じる恥や疑惑，また大人や年上の人のようにできない自分への気づきが中心であり，まだ仲間集団の中で自分が優れているか劣っているかの判断に基づくものではない。本来 6 歳頃までの子どもは心理学者のロウ（Lowe, G. R.）のいうごとく，自分と同じ年齢の者は誰でも皆自分と似た能力や適性をもっているものと考えており，皆が同じではないことを知るのは学校に入学してからである。

　さていよいよ学童期だが，この時期は前述の通り，家庭から学校へという世界の広がりの中で，子どもは今までに比べるとはるかに明確な自己意識と対人感情を発達させる。その時劣等感は非常に強く子どもの心に迫る。つまり学校という知識や技能を集団で一斉に獲得していく場に身を置くことから，自然に自分の能力の高低とか仲間間での地位や評価を鮮明に意識するようになる。そして同時に劣等感を否応なく体験する。

　このように学童期の劣等感は，自己意識と対人感情という人間発達の重要なステップの中で，勤勉性とともに顕著に直面させられる重要なテーマなのである。

「勤勉性対劣等感」という学童期の発達危機の解決

　学童期の発達危機は勤勉性と劣等感の相克にあることはすでに述べたが，これはいずれもが人格形成上重要な役割を演じる。他の階層と同様に否定的な要素である劣等感を排除してはならない。ただここでも，肯定面である勤勉性が劣等感よりもより強く，優位に培われることが大切である。

　本来「学ぶ」ということは喜びを生み出す。たとえば，全く文字を書けなかった者が一字書けるようになることは大きな進歩である。数を知らなかった者が数の概念を学び，2＋2＝4 というたし算ができるようになることは，画期的な前進である。このような進歩や前進はどんなに小さなものであっても，すべて自分自身の力で自分の能力を高めたわけで，その自己意識がいきいきともたれる時，喜びと自信が生まれる。

　このように自分が努力した結果，成果が上がったという成就感や，自分には自分なりの力があるという自己への信頼は，もっとやってみようという意欲，すなわち勤勉性を育む原動力となる。そしてもし勤勉性がしっかり育っているならば，たとえ同一の年齢集団間の競争で，○○さんより自分は劣っているという劣等感をもっても，自分には自分なりの力があるから○○さんのようにがんばってみようと思い，伸び上がろうとする力が湧いてくる。つまり，「勤勉性対劣等感」の対立を，自己の内面で統合し，解決することができるわけで，これにより学童期の危機が乗り越えられたと考えられる。

　一方，就学前の幼い時期に学童期の劣等感を先取りして味わわされていたり，学童期になって親の過干渉や過度の期待で自分の能力を劣弱と思ったり，学校での学習場面で自分は皆より劣っていると確信し，これから先期待される役割を十分に果たせぬ

不適合な人間と思ったりすることで，否定的な複合感情が，勤勉性や自信を上まわって大きく育ってしまうことがある。これがいわゆるインフェリオリティ・コンプレックス(inferiority complex)といわれるもので，この割合が大き過ぎると，健康で成熟した人格へと発達していく上で危険性が出てくる。

　学童期の子どもが劣等感をほどよい割合で体験しながら，勤勉性を着実に培っていく時，人間性の発達は進展していく。

2　学童期の人格的活力

ものをつくることと完成すること

　学童期の子どもは，ものをつくることや完成させることに自然に湧き起こる情熱を抱く。学校生活の始まりにより，広範な知識や技能を学習する機会に遭遇するが，その中で物事がどのようにして行われるのかを知りたがり，それを自分もやってみようと思う。また身体の運動機能も粗大なものから微細なものまで発達し，手足を動かすことによって，何かをつくり完成させたいという生産意欲が高まる。そして自分の努力とその成果が非常に重要な意味をもち，自分は今こんなことをしているとか，これは私がつくったものだといった発言をして，他者(親や教師)にも認めてもらいたいと願う。

　このように，一定の目的や課題の遂行にあたって，道具や機能を自由に駆使する力を発揮する時，子どもは「自分には自分なりの力がある」という自己評価を抱くことができる。これが有能感(competence)といわれるもので，学童期において人格の中核に培われる活力である。

　competence という用語はもともと心理学者のホワイト(White, R. W.)が用いたもので，適格性，社会的能力，競争力といった意味がある。エリクソンは，劣等感によって損なわれることなく技能(スキル)を懸命に学びとろうとする内発的動機づけに裏打ちされた能力を学童期の人格的活力とみなし，ホワイトのいう competence をこれに当てはめた。なお，他者に比べて優越する能力ではなく，自分で自分を評価し，自分の力への信念を抱くことであるから，「有能感」という日本語が competence には一番ふさわしいと考えられる。

目的意識と有能感

　人格的活力も漸成的に発達していくと考えるなら，学童期の有能感はその前の幼児後期の人格的活力である「目的」を土台として成立することになる。

　幼児は遊びに熱中し，遊びの中で目的意識や構成能力を発達させる。しかし，3〜6歳頃の幼児後期は想像の時代であり，「ごっこ」遊びや「ふり」をする中で，さまざまな主題に応じて自分の過去や予想される未来を演じる。そして心に描く空想や遊びの中に設定した目的や目標をめざし，追求していく。

　学童期になると，それまでの空想の世界での「ごっこ」や「ふり」では，もはや満足できない。家庭から学校へと身を乗り出すことで，現実の社会・文化に参加し，知識や技術や技能を習得するよう求められる中で，成功や失敗を味わいながらも，幼児期に培った目的意識に導かれて目的行動が可能になってくる。その時子どもは，このくらいの点をとりたい，このくらいの成果を収めたいと目標水準を設定する。そしてそれに到達すれば達成感を味わい，できなければさらなる努力をする。もちろん自分の能力がどの程度であるかは否応なく知らされ，自己信頼と自己疑惑の中で自己評価をせねばならないが，「やればできる」という自信が大きい時，有能感は育てられる。

　また親や教師や年上の人から励ましや承認を受けることにより，子どもは自分のしたことを価値ある業績と思い，自尊心も獲得する。自尊心は，エリクソンによれば自分が確実な未来に向かって，有効な手段を学びつつあり，社会的現実の中で明確に定義された自己実現を発達させつつあるという1つの確信のようなものである。これは次の思春期や青年期の課題である自我同一性の獲得への大きな足がかりとなる。

　希望(乳児期)→意志(幼児前期)→目的(幼児後期)→有能感(学童期)と人格的活力は各階層を関連づけつつ，人格を組織づけるための中核的役割を果たす力として形成されていくのである。

3　学童期の発達に関する興味深い学説・知見

前思春期論

　アメリカの精神科医サリヴァン(Sullivan, H. S.)は，学童期と思春期の間に pre-adolescence(前思春期)という人格発達上の一時期を挿入した。これは学童期の後期に当たり，身体的な性の成熟が始まり，生殖器にまつわる性的感情が高まり始める時期(すなわち思春期)の到来とともに終焉するという時間である。人により個人差があるが，早ければ8歳半，遅くとも11，12歳に始まり，その持続期間は数か月から2，3年にわたる幅を想定している。精神医学者の笠原嘉もサリヴァンの見解をとり入れ，「プレ青年期」として，10歳前後から14歳前後をその時期としている。

　サリヴァンは前思春期の主たる特徴として，家族外の同性の人物との親密な人間関係をもつことに対する強い欲求をあげている。それは，それまでの遊び仲間(playmates)とは違う，同性同年輩の友人を求める心理である。サリヴァンは今ではあま

り使われなくなったchum(親友)という言葉を用い，その関係を示すのにchum-ship(親友関係)という表現を当てている。そして前思春期のこの親友関係においては，intimacy(親密性)とよぶ特有の感情が体験されると述べている。

　この親密性は，相手の幸福が自分にとっても自らの幸福と同じくらい大切なものであると個人が感じる状態，と定義されている。そして互いにかかわり合う二者，すなわち前思春期の親友同士は，多くの時間をともに過ごし，過去のいかなる関係におけるよりもはるかに完全に互いの感情や考えを包み隠さず示し合い，分かち合い，相手の幸福に対しても，過去にかかわったどんな人物のそれよりも強い関心を抱くという。そして健全な親友関係は非性的なもので，この時期に同性との親友関係を確立した上で思春期へと移行することが発達上望ましいと考えた。なぜなら思春期に入り，身体的な性の成熟が開始すると，情緒的な強い関心の多くは異性に向けられ，親密さのみならず性的快楽への欲求も高まり，同性の親友同士は自然に疎遠になるからである。それだからこそ，同性で年齢も近い家族外の人間との濃密な関係を一度でも前思春期において経験しておくことは，後の思春期・青年期・成人期において両性双方との親密な関係をもつ上に役立つと考えたのである。

　このような前思春期というサリヴァンの概念に対しては，種々の異論がある。サリヴァンのよき理解者で学説の紹介者チャップマン夫妻(Chapman, A. H. & M. C.)も異論の根拠として，まず多数の子どもたちの発達を調査してもサリヴァンの概念を支持するような証拠はほとんど見出せないという研究者が多いこと，第2にこれはサリヴァン自身の個人的体験(サリヴァンはひとりっ子として田舎の農村で寂しく孤独な小児期および学童前期を過ごしたが，前思春期に人里離れた農村育ちで後年サリヴァン同様精神科医になった人物と親友関係にあったという)に基づくもので，個人の生活史の影響を理論にどの程度許容してよいのかという論点があること，第3にサリヴァンは晩年には前思春期をそれほど強調していないこと，をあげている。

　しかし著者は，前思春期を思春期直前の学童期の終わりに設け，意味のある1つの時間と設定したサリヴァンの考えに賛同する。これは多くの人々に読まれる小説にもしばしば登場するテーマである。たとえば，マーク・トウェインの『トム・ソーヤーの冒険』のトムとハックルベリー・フィンや，エリザベス・モンゴメリーの『赤毛のアン』のアンとダイアナのように，同性の2人が神聖な誓いをたてて親友になり，共通の喜びや悲しみを分かち合う姿は，まさにサリヴァンのいう前思春期の親友関係で，多くの読者に自分自身の経験を重ね合わせて共感させるものがあるからこそ愛読されているのだと考えられる。

　またフロム(Fromm, E.)の「2人1組のエゴイズム」もほぼこの年代の子どもの対人感情に当てはまる。これは同性の2人が喜びと悲しみを共有し合い，共通の敵に共同で対抗する心理状態をいう。未熟な自己中心性と排他性をはらんでいるが，家族から離れて次第に自己にめざめていくこの時期に，家族以外の未知の人間である友に強い統合感を抱くことは，非常に貴重な経験といえる。

　さらにこれは必ずしも2人1組とは限らないかもしれない。スティーヴン・キン

グ原作の映画『スタンド・バイ・ミー』はちょうどこの年齢の少年4人の心の触れ合いを描いている。人数は変われども，深い共感と親密性をもつ関係は基盤を同じくするものと考えられる。

　サリヴァンの親友関係にせよ，フロムの「2人1組のエゴイズム」にせよ，そこで見出した友愛が学童期の終わり（前思春期）に起こるという理論は，次の思春期・青年期でめぐり合う異性との愛情をより成熟したものにする準備として，対人関係の発達上重要な意義をもつということも含めて，注目に値する指摘である。

発達課題論

　アメリカの心理学者ハヴィガースト（Havighurst, R. J.）は，発達課題（developmental task）という概念を提出した。発達課題とは，それぞれの発達段階において個人が学習することにより，よりよい発達がなされると考えられるものである。彼は個々人の生涯の一定の時期にその時期の発達課題を達成すれば幸福をもたらし，後の課題も正しく果たせるが，もしこの課題を遂行することに失敗すると不幸をもたらし，社会から承認されず，さらに後の課題を果たすことも困難になると考えた。

　ハヴィガーストの発達課題は，乳幼児期から老年期まで6段階に分けて設定されており，学童期のみのテーマではないが，小・中学校等の学習指標の参考としてしばしば活用されるので，ことに前半の3期の課題を示しておく。

● **乳幼児期（infancy and early childhood，0〜6歳）の発達課題**

　①歩行の学習，②固形食物を食べる学習，③話すことの学習，④排泄を調節する学習，⑤心的安定性の学習，⑥社会的・身体的実在の単純な概念形成の学習，⑦両親，兄弟姉妹等々との情緒的結びつきの学習，⑧善悪の区別の学習と良心の発達

● **学童期（middle childhood，6〜12歳）の発達課題**

　①一般的な遊びに必要な身体的技術の学習，②身体に対する健全な態度（心構え）の養成，③仲間とうまくやっていくことの学習，④適切な性的役割の学習，⑤読み・書き・計算の基本的技術の習得，⑥日常生活に必要な概念の発達，⑦良心・道徳性・価値観の確立，⑧社会集団や諸制度に対する民主的な態度の発達

● **青年期（adolescence，12〜18歳）の発達課題**

　①同性・異性とのより成熟した新たな関係の達成，②性差と性役割の正しい理解，③自己の身体についての理解と有効な活用，④両親や他の大人からの情緒的独立の達成，⑤結婚と家庭生活への準備，⑥経済的経歴・経験のための準備，⑦自己の行動を導く一連の価値観・世界観・良心の確立，⑧市民としての必要な知識と態度の養成

4　学童期の発達的な問題とケア

［事例を通して］

　学童期の発達的な問題は，劣等感や無能感を強くもちすぎることがもっとも大きい。現実社会に参加し，自己意識が強まるとともに，対人感情も芽ばえる。学童期は学びが重要な意味をもち，勤勉性を培う時だが，これは他の人々(教師や級友等)のかたわらで，他の人々と一緒に物事を営むということを含んでいる。

　したがって，この時期に自分に適した課題を与えられず失敗ばかりしている子どもや，能力以上の期待を寄せられ低い評価しかもらえない子どもは，劣等感をもったり，「自分には能力がない」という無能感を強く抱いて，努力することを放棄してしまうことが多い。

良一君，9歳，不登校

　家族は両親と兄の4人。小さい頃から鳥や虫や草花に強い興味を抱き，図鑑で調べたり，自分でノートにスケッチをしたりすることが大好き。言葉はあまり多くはないが，本を読むことが好きで，文章は独自の表現を用いて書く。2歳年上の兄は友達が多く，また勉強が全科目平均してよくできるが，良一君は科目によってばらつきがあり，成績評価の波も大きい。

　入学後の2年間は担任が若い女性教師で，明るく活発に子どもたちに接し，良一君特有の知識や才能に対して心から感心し，「先生にも教えて」と花の名前を良一君に尋ねたりした。良一君はそれをとても喜び，楽しそうに通学した。ところが3年生になって，長年教職にあり，ベテランといわれる女性教師が受け持ちになってから，良一君の様子が変わってきた。なんとなく暗く浮かぬ顔をし，朝になると腹痛や頭痛を訴え，やがて学校に行けなくなった。

　担任教師の話では，良一君は体育や音楽の時間にボーッとしていることが多く，給食を食べるのも遅いし忘れ物も多く，それを注意すると反抗的になるという。

　母親が心配して尋ねると，本人は，一所懸命しているのに先生から早くしなさい，きちんとしなさい，と言われて困ってしまうことや，自分の描いた絵や作文を直され，どうしても変えたくない，と言ったら叱られた等と悲しそうに訴えた。

　良一君は個性的な子どもである。幼い頃より両親に連れられて山歩きをしているうちに自然の生物に興味をもち，母に買ってもらった図鑑を毎日眺めては楽しんできた。知的にも身体的にも発達は健常だが，身体を動かすことよりも本を読んだり，絵

を描いているほうがずっと好きなため，スポーツ等には身が入らない。感性が鋭く，自分の内なる感覚により重きを置く内向性が高いため，自分の絵や文章に手を加えられ，直されると違和感をもってしまい，どうしても受け入れられない一徹さがある。

　こうした良一君の個性を現在の担任教師は理解し容認することができず，教師のもつ範疇と水準から，良一君のある種の偏りやばらつきを否定的にとらえ，教師の意見や考えを受け入れぬことを反抗とみなし叱責している。良一君が1，2年時と比べて大きく変化し，学ぶ喜びを失い，自信を喪失し，家にひきこもって学校に行かれないことは，悪意はなくむしろ教育熱心であることが認められるとしても，担任教師の影響大である。

　ベテランといわれる教師に見られることが多いのは皮肉だが，教師自身に強く同一化させようとしたり，子どもが学ぶ喜びから得られる自信と誇りを培いそこねる教育をほどこすことは，この時期の子どもの発達を危うくする。子どもはまだ自己評価が十分できないので，教師の反応で，勤勉性や有能感を培うことに失敗したり，劣等感をより多く刻み込んでしまう。

　良一君の場合，その後4年生になって担任が替わり，彼の個性や長所を素直に高く評価してもらえるようになったこと，親が動揺することなく良一君の力を評価したこと，また町主催のバードウォッチング・クラブに入り仲間ができたこと等がプラスに働き，元気に登校できるようになった。

太郎君，10歳，チック

　太郎君は真冬なのに短い半ズボン，素足にソックス，薄手のセーターで胸を張っている。質問には緊張しながらもよく答える。かたわらの母親の話では「成績はクラスのトップに近い。勉強は自分から進んでするし，友達もたくさんいて学級委員もしている。負けず嫌いで，毎朝ジョギングを欠かさず，薄着も励行し，先生にはよくほめられる。申し分のないよい子だけれど，ただ1つ困ったことがある」という。

　それは奇妙なくせ。半年程前，突然目をぱちぱちさせたり，口を曲げたりすることが頻回に起こり，やがて首を振ったり，肩を上下させる等も加わってきた。まわりの人に注意され，本人も止めようと努めたが意志の力ではどうしようもなく，かえってひどくなった。本人は相当気にしており，最寄りの医師のすすめで小児精神科の受診となった。

　この事例の診断はチック。チックとは自分がそうしようとは思っていないのに勝手に筋肉が動いて目的のない運動をくり返し起こすもので，ある意味での「発作」である。太郎君のように顔面や首，肩等に起こることが多いが，体幹や手足にも見られるし，急にのけぞったり，跳び上がったり，大声で「アッ！」と叫んだりすることもある。学童期にもっとも多い。

チックの原因はまだ十分には解明されていないが，緊張するとチックがよけいひどくなることから，子どもが心理的な緊張感をもつ時にそのエネルギーをこのような形で放出しているのではないかと考えられている。つまりチックの背後には，何らかの情緒的なストレスや圧迫感が潜んでいるといってもよい。

さて太郎君の場合，もともと過敏で真面目，それに野心的で負けず嫌い。勉強，スポーツ，交友関係すべてによく気を配りがんばってきた。さらに4年生になってスパルタ式教育で名高い進学塾に通いたいと親に強く願い出た。学年が上がるにつれ試験点数が多少落ちていくのが気になったらしい。難関の入塾テストも合格し有頂天になったが，入塾後は宿題とテストが実に大変で，真夜中まで机に向かう日が続き，寝不足と疲れで顔色も悪くなった。その頃よりチックが激しくなったという。

現在太郎君のような小学生は決して少なくない。とくに親も不自然な圧力をかけているわけではないが，成績のよいわが子への無意識の期待があり，それに本人の上位志向型の気持ちが重なり，学童期にもっとも大切な遊びや睡眠の時間を削り心身を酷使してまで勉強をすることは不自然で有害である。学童期という発達段階での人格形成の意義をよく説明し，塾をやめてこの時期にふさわしい健康な日常生活の営みを再開することで，太郎君のチックは軽快した。結局チックは1つのストレス警告症状なのである。

5　学童期の発達における今日的課題
[子どもの日常性の変化]

子どもは6歳を迎える春，小学校に入学する。そして学びにより知識や技術を一から習得し始め，遊びを通して他者とのかかわりの基本を身につけ，情動経験を重ねることで自分の情緒性を深める。人間は他の動物に比してはるかに高度で複雑な社会生活を営むものである。学童期の6年間はその準備として，自己の知性・社会性・情緒性の諸側面を，自由にのびのびと伸ばす上で最適な時間である。

ところが現在，子どもの日常性が変化し，発達が危うくなる兆しが見られる。そこで学童期の今日的課題として，経験欠乏と子どもの貧困をとりあげたい。

経験欠乏

経験とは人間が何事かに直接ぶつかり，そこから何かを得ることをいう。現代の学童期の経験欠乏を，「学び」「遊び」「情動経験」の3つの側面から眺めてみよう。

1. 「学び」の経験欠乏—知的発達の危うさ

　今，学童期の子どもの学び経験が欠乏しているというと驚く人がいるかもしれない。学校で多くの知識や技能の学習が課せられ，放課後は塾にまで通って勉強している子どもが少なくないからである。しかし，そうした学びがどれほど日常生活の中で子どもたちのいきいきとした経験になっているかは疑問である。エリクソンが学童期の発達でもっとも重視した「勤勉性」は，非常に奥行きの深い意味をもつ。

　真の学びは単なる知識の集積ではない。何かのきっかけで好奇心が芽ばえ，動物・植物・自然現象・文学・芸術等何でもよい，自分が心ひかれる対象に直接触れ，知りたい・学びたいという願望から熱中して時間とエネルギーをそれに注ぐ，という経験のことをいう。大げさではなく，小さなことでもよい。自分が興味や関心を向けたことや物について率先して考え，調べ，試し，実行する等，種々勤しみ学ぼうとすること，これが真の学びによる「勤勉性」である。ともすれば好成績を得ることや他児との競争に勝利することのみを学びの目標にしがちだが，少しでもいきいきとした真の学びの経験を日常的にもつことが大切である。その結果，学童期に経験した学ぶ喜びや成就感が心の内面に刻み込まれ，将来自分の人格の中の知性を豊かに発達させる上で役立つ。学童期に真の学びの経験が欠乏することによる知的な発達が危うくならぬよう留意することが求められる。

2. 「遊び」の経験欠乏—社会的発達の危うさ

　「子どもたちが遊ばなくなった」という指摘は相当以前からある。もっとも遊びといっても，インターネットやゲーム等の室内でのひとり遊びは減じていない。それどころか，夢中で長時間興ずることが依存症として問題になることもある。

　ここで欠乏している遊びとは，戸外で他児と触れ合う経験のことである。以前は農村でも都会でも，寺や神社，路地や空き地に子どもたちは群がり，いろいろ遊びをくり広げた。いわゆる「ギャング・エイジ」といわれる小学校中高学年が中心になり，大ボス，小ボスから遊びのこつや知恵を伝授される。それがどれほど大人になってから役立ったか，仲間と組んずほぐれつして遊んだ楽しさは一生忘れない，等と語る人がかつては多かった。ところが現在，幼きギャングたちの姿はほとんど街角から消えた。それには外で遊ぶ危険性が大きい，塾や稽古事が忙しく遊ぶ時間がない，室内遊びの魅力が大きい等が理由としてあげられる。

　確かに時代は変わり，学童期の日常性はすっかり様変わりした。しかし長い人生を生きる上で，人間関係は誰にとっても身につけるべき最重要課題であることに変わりはない。それを身体で覚えるのが遊びである。自分と他者が直接触れ合い，強い弱いの力関係の実感，協調の楽しさや喜び，不和や争いのつらさ，仲直りや訣別の選択等，性の成熟以前の学童期だからこそ屈託なく経験できる。

　遊びの経験欠乏は人格の社会的側面の発達不全となり，複雑で困難な人間社会を生き抜く力を脆弱なままにとどめる危険性がある。

3. 情動経験の欠乏─情緒的発達の危うさ

　情動に関する学説は種々あるが，アメリカの心理学者ジェームズ(James, W)らの末梢説は面白い。彼らは「情動の中枢(間脳)が身体的・生理的変化を引き起こす」と考えたアメリカの生理学者キャノン(Cannon W. B.)らの中枢説に対し，全く反対の「身体的・生理的変化が意識的な情動を触発する」という説を唱えた。わかりやすい例をあげると，「悲しいが故に泣くのではなく，泣くが故に悲しい」というのである。わぁーわぁー泣くから悲しみが鮮やかになる，大声で笑うから楽しくなる，咄嗟の危険で身をこわばらせるから恐怖が湧く，というふうに。つまり，まず刺激が感覚を開発し，それが筋肉や内分泌や内臓等の身体的変化を生起する。そしてその変化をまざまざと意識することで，喜び，怒り，悲しみ，恐れ等の情動を深く実感するというのである。こうしてみると豊かな情動の発現には身体ごと外界の刺激を受ける体験が必要ということになる。

　中枢説・末梢説のどちらが正しいか十分な決着はないが，中枢・末梢いずれが先であろうとも，身体的・生理的変化の経験と情動の実感は表裏一体であることに変わりはない。つまり人間はさまざまな情動を頭で考えたり，観念として知るのではなく，実際に何度も何度も身体ごと経験することにより，精神内界の情緒性が豊かになると考えられる。

　友情もけんかも，善行も悪行も，満足も不満足も，自由も不自由もすべてが貴重な経験である。心身両面に起こってくる反応や活動を幅広く回数多く経験することにより，人間は人間らしい情操を深めていくことができるのである。現代日本の学童期の子どもは，この情動経験が遊びの欠乏とも連動してより少なくなっているように思われる。その結果，情緒的側面の発達が危うくなる。

　以上，学び，遊び，情動の経験欠乏を述べた。学童期の知的・社会的・情緒的諸側面の発達を豊かにする経験は重要である。

子どもの貧困(学童期)

　厚生労働省の「国民生活基礎調査」(2016)によると，日本の子ども(0〜17歳)の貧困率は13.9%で，7人に1人が貧困である。これは先進7か国(G7)中アメリカに次いで2番目に高い(OECDのデータによる)。ただ貧困といっても衣食住に困る「絶対的貧困」ではない。社会全体の中で相対的に貧困層に属するという「相対的貧困」の率が高いのである。相対的貧困率とは，収入等から税金や社会保障費等を引いた等価可処分所得(以下，可処分所得)の中央値の半分未満しか所得のない人の割合をいう。具体的には，世帯1人当たりの可処分所得を低い順から高い順に並べた真中にあたる数値(中央値)の50%を貧困ラインというが，それに満たない人々が全体を占める割合のことである。具体的な数値を示すと，2015年の可処分所得の中央値は年間245万円であった。したがってその半分の年間122万円未満の可処分所得しかない世帯が相対的貧困層にあたる。

　実際にはものに溢れている日本に子どもの貧困があることはなかなか見えにくい。それは上述のように貧困が相対的概念で定義されていることや，子どもの持ち物に大きな差がないこと等が理由としてあげられる。しかし見た目にはわかりにくい子どもの貧困には，深刻な問題が潜んでいる。

　日本の子どもの貧困の大きな特徴の1つは，構成員に大人が1人しかいない世帯での貧困率がきわめて高いことである。世帯類型別の子どものいる現役世帯（世帯主が18歳以上65歳未満の世帯）の貧困率をみると，大人が1人の世帯の場合は50.8%で，大人が2人以上の10.7%に比すると格段に多い。その典型が母子世帯である。日本の母子世帯の場合，母親（シングルマザー）の就労率は高く，81.8%である（厚生労働省「全国ひとり親世帯等調査」2016）。しかし日本の勤労女性には（シングルマザーに限らず）非正規雇用が多く，低賃金になりやすい。したがって就労してもなお貧困というケースが多い。

　このような実情の中にある子どもの貧困は子どもの発達にどのような影響を及ぼすのであろうか。子どもの持ち物，たとえばゲーム機や自転車，携帯電話やスマートフォン等については一般世帯と貧困世帯の差はほとんどない。現在は全体的にものの値段が下がっていることや，ものを買うだけの最低限の所得は得られているからであろうし，低所得層では親の労働時間が長くなりがちで，それを不憫に思う親がせめて持ち物だけでもと，もので埋め合わせをしている側面もあるかもしれない。

　そうしたものの不足・欠乏ではなく，貧困により子どもの発達が大きく損なわれる危険性が高いのは，経験，健康，教育等の各側面においてである。貧困世帯の子どもは希望しても塾や稽古事に通えなかったり，家族でスポーツや旅行に出かけることができない等，経験面で一般世帯より不利になることが多い。また食事や運動のバランスが悪く肥満や健康面のリスクを抱えたり，病気にかかっても適切な医療が受けられない等，健康上の配慮が親の長時間労働などで欠けることもある。さらに教育面の影響は深刻である。親の経済的困窮が子どもの教育環境や進学状況に大きくかかわり，高等教育の機会を失する確率は高い。それのみならず義務教育においてさえ，親の年収が上がれば子どもの学力が上昇するという調査結果が出ているほど，教育支出額の少なさによる学力（認知能力）の伸びの不利をも貧困世帯の子どもは背負いやすい。大学既卒者の割合が高くなっている現代社会において，高等教育を受けられないために就職や生涯賃金等で大きな後れを取り，親に続いて子世代も将来貧困に陥るという世代間連鎖となる危険性が高い。

　このように子どもの貧困は現在大きな社会問題になっており，2013年に「子どもの貧困対策の推進に関する法律」が制定され，政府・自治体が対策に着手した。当面の重点施策としては，①教育の支援，②生活の支援，③保護者に対する就労の支援，④経済的な支援等，親子に対する多面的な支援を掲げている。表面から見えにくい子どもの貧困問題は，子どもの健やかな発達を考える上で大きな意味をもつ今日的課題であり，真剣に向き合って対応していく必要がある。

V
思春期
12〜18歳

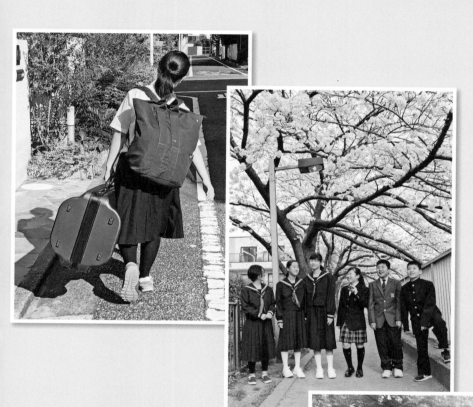

1　思春期の発達危機

puberty と adolescence の分離

　子ども期と大人期のはざまの時間をあらわす用語として，puberty と adolescence がある。通常 puberty は「思春期」と訳されるが，これは二次性徴の発現とともに始まり長骨骨端線の閉鎖で終結する時期と定義され，主として身体的成長ならびに性的成長の過程を意味する。それに対して adolescence は「青年期」という日本語を当てる学者が多く，これも puberty 同様，児童期と成人期の中間の時間をさすが，主として精神発達を中心に置いた心理・社会的適応過程を意味する概念として用いられる。

　もちろん身体と精神の発達は連動するものであるから，両者を区別せずほぼ同義的に用いたり，並列に連結させる 1 つの概念としてとらえる学者も多い。現にエリクソンはその発達論の中で，V階層を puberty and adolescence と 1 つのまとまった人生周期と位置づけ，論じている。

　たしかに人類の長い歴史を展望すると，ごく最近まで，12，13 歳の性の成熟という身体的変化の到来とほぼ同時進行形に，大人世界に入る心理・社会的準備過程も進んでいき，10 代の後半で，あるいは遅くとも 20 代前半で仕事についたり，結婚をして親になる者が大勢を占めていた。したがってほぼ 10 代を，思春期もしくは青年期として 1 つのまとまった独自の時間と考えることにさほどの異論はなく，エリクソンが発達論を提示した 20 世紀中葉もそうした状況の中にあった。

　ところが近年，驚くほど急速に様相は変化している。つまり身体的な性のめざめや成熟は，かつてと同様もしくは早期化しているにもかかわらず，精神的な発達，ことに自立への過程は遅く，また長びき，両者を 1 つのまとまった時間ととらえることがむずかしくなってきた。

　そこで本書では，puberty と adolescence を 2 つの別々の発達段階と位置づけ，論ずることにした。

二次性徴の発現と身体像の動揺

　さて思春期はその定義とも関係するが，二次性徴という身体的な大変化をもって幕を開ける。

　二次性徴とは，性ホルモンの増加とともに，性および生殖機能に関する臓器が著しい発達を見せる現象のことをいう（ちなみに一次性徴とは，出産時すでに明らかになっている内外性器の形態諸特徴のことで，男女の性別はこれにより決定される）。

　　二次性徴では普通8〜9歳頃から内分泌的な変動が始まり，10歳前後から男女別々にさまざまな身体変化が発現してくる。つまり男子では，①性器(睾丸と陰茎)が発育する，②声変わり，③射精(精通現象)，④陰毛，腋毛が発生する，⑤ひげ，胸毛等が濃くなる，⑥筋肉が発達し男性的体格になる等。一方女子では，①性器(卵巣，子宮)が発育する，②乳房が大きくなる，③初潮とそれに続く月経，④陰毛，腋毛が発生する，⑤皮下脂肪が蓄積し，女性的な体格になる等。

　　二次性徴という身体面の大きな変化は，若者たちに大いなる動揺と不安をもたらす。つまり本人の意志とは無関係に性的に成熟していき，今までとは明らかに異なるものとなった新しい身体を，喜びと自信に満ちた確信をもって自己のものとして受け入れることには大きなとまどいがある。これは身体像(body image)を大いに揺さぶるもので，若者を自己不全感に陥れることもある。思春期に心身症や心気症的訴えが多い理由の1つはここにあると考えられる。

めざめ感と自己中心性

　　思春期を特徴づけるものとして，一般的にも「性のめざめ」とか「自我のめざめ」という表現が用いられる。このめざめ感は何か。

　　めざめ感は，今まで通りの自分でありながら，あたかも自分が新しい存在であるかのごとき新鮮な驚きをもつ感覚である。

　　身体的には「性のめざめ」が鮮明である。男子の精通，女子の初潮は，性の知識や情報がどんなに蔓延しても，今までに決して経験したことのない現象がまぎれもなく自分の内側から起こってくるのである。これは平静を装っても，強烈な覚醒感をもって思春期の若者を震撼させるに違いない。

　　また精神的な「自我のめざめ」は乳児期から営々として培ってきた自我の発達の基礎の上に，新たに自分が自分自身であるという内なる自己との出会いと発見がなされる時の感覚である。

　　『「甘え」の構造』の著者で精神分析学の泰斗である土居健郎は，少年の日，学校からの帰り道で突如，自分というものは他の誰とも異なる存在であると感じた。自分がどんなに努力したところで，自分とは別の存在になることはできず，自分であることをやめるわけにもいかないという痛切な自覚が，その瞬間，彼の心に誕生したと述べている。

　　版画家の棟方志功は，飛来した飛行機を見るため先生や友達と一緒に走っていて田んぼの用水路に落ちた。その時，眼前の花があまりに美しいので飛行機のことはすっかり忘れ，美しい花を見続けていた。志功はこの時，自分はあの花のような美を絵にしたいと思い，画家志望の意志が決定された，と語っている。

　　これらは実に明確な自我体験だが，「自我のめざめ」は必ずしも明瞭な形をとるとは限らない。

　　「不来方の　お城の草に寝ころびて　空に吸はれし　十五の心」と石川啄木は詠ん

でいる。これは寝ころんで空を見ていると，そこに吸われてしまいそうな不安とおぼつかなさを感じるという 15 歳の少年の想いを表現したものである。おそらく子ども時代なら空を見ていても決してそんな感覚は湧いてこなかったであろう。ところが，15 歳の今，いったい自分は誰なのか，これから先どうなっていくのか等を考えても，あまりに漠然としていてわけもわからない……実はそんな形で無意識のうちに自己にめざめているのであろう。

谷川俊太郎にも「かなしみ」という詩がある。

「あの青い空の波の音が聞えるあたりに／何かとんでもないおとし物を／僕はしてきてしまったらしい／透明な過去の駅で／遺失物係の前に立ったら／僕は余計に悲しくなってしまった」(谷川俊太郎，『二十億光年の孤独』，1952 より)

これも過去の自分にはもはや戻れず，新しい自分にたった 1 人でめざめていく少年の心を伝えてくれる。

このように思春期の若者は，性のめざめに直接的間接的に背を押され，それまでの自分を見つめ直し，とらえ直し，新しい自分にめざめていくのである。そしてめざめの中で，彼らはひたすら自己に目を向けていく。この自己中心性は，時に周囲の他者をかえりみるゆとりを失わせたり，世界の中心に己れただ 1 人を置くという排他性をも示すが，ひたむきな自己中心性が思春期の若者の自我意識を育て，自我の確立へとエネルギーを結集していく上で役立つのである。

心理的な親子分離と孤独 ✑

二次性徴の発現とそれに続く性の成熟過程は，動物界では発情期と親離れ・子離れという現象を起こす。これは「種の保存」という生物体に賦与されている再生産へ向かおうとする本能的衝動が，性的に成熟した動物をして親から離れさせ，親をして子どもから離れさせるからである。その結果，親元を離れた若いオスとメスは伴侶を探し求め，子どもをつくり，親になっていく。このように動物たちは子どもから大人へという単純で明快な図式を，誰に教えられなくても歩み，世代から世代へと続く生と性の営みをひたむきに進めていくのである。

ところが人間のみが動物仲間とは運命を異にする。身体的な性の成熟と心理・社会的自立との間には時差があり，一足飛びに子どもから大人へと存在様式を変えることができない。つまり身体は大人になりながら，現実的には大人と認められず，「若造」で「ひよこ」で「半人前」の彼らは，親からの完全な独立をまだ達成していない。これが思春期である。

しかし思春期の到来は人間にとっても，少なくとも心理的な親子分離の第一歩である。子どもは性のめざめの中で，親に見せないプライバシーをもとうとし始める。「困ったことは何でも相談しなさい」と親に言われても，もはや親の助けは助けにならぬことを知る。たとえば異性の親に性的な心配を相談することはまずないし，性衝動の処理の仕方をオープンに話題にすることもできない。こうして生まれてはじめ

て，自分の人生は他人に任せるわけにはいかぬ，究極は自分1人で背負わねばならぬということに気づき，孤独感を味わう。そして若者は今まで従属してきた大人(ことに親)から心理的に離れ，孤独な中で独立主体としての道を歩もうとし始めるのである。

思春期の心理的特徴

では思春期の若者の心理はどのような特徴をもつのであろうか。

● 1. 不安

思春期心性の第一の特徴は不安である。不安とは，対象が不明瞭な恐怖である。「今この瞬間に確かなものは何もない」という不安の思いを訴える若者が，思春期に多く見られる。その基盤には刻々と心身が変化していくことがある。変化というとらえ難いものからくる不安を，「男にしては筋肉が柔らかすぎる」「女なのに胸が小さい」等の身体的訴えで表現する場合がある。また新しい身体が自我にとって異質で侵害的と思われる時もいい知れぬ不安におそわれ，その不安がさらに増幅して，身体内部に不快な異常感・奇異感を体験するセネストパチー(cenesthopathy，体感障害症)や，受け入れられぬ身体的変化を自分の身体が臭うという形で受けとめる自己妄臭等が見られることもある。

また思春期の若者は自己にめざめ，はじめて未来展望をもって自己を見つめるが，時間の流れの中で自己を確かなものとはまだとうてい思えず，不安に陥りやすい。「自分を赤ん坊のように感じる」「もはや若返れぬ年寄りになったように思う」等と訴え，安定した自己の存在基盤を見出すにいたっていない不安を示すことが多い。

● 2. 刺激に対する過敏性

若者は，外界からの刺激に対してきわめて過敏に反応する。ささいなことで笑ったり，泣いたり，喜んだり，怒ったりする。これは思春期が成長スパートの時期にあり，量的には身長を1年間に10センチも伸ばす成長ぶりを示したり，質的には生殖器の成熟という大変化を成しとげたりする。そこには底知れぬ身体的エネルギーが内に充満しているはずである。しかも自己にめざめたばかりで，その膨大なエネルギーを加減したり統御する力をまだ獲得していない。そのため外界からの刺激に対してエネルギッシュに，過敏に反応してしまうのである。

過敏な反応はしばしば心的緊張を増大させる。そしてコントロールのきかぬ中で若者は，よくわからぬうちにさまざまな危機的状況に陥ることがある。

反対に過敏で激しい反応を示すことにより，自己の存在を認識しようとするメカニズムも働く。親や教師への激しい反抗も，過敏性が起爆剤になっていることが多い。

●3.　自意識過剰

　思春期の若者はきわめて主観的かつ自己中心的なものの考え方をしがちである。これは生まれてはじめて，孤独の中で真剣に自分自身に深く関心を寄せることからくる。自意識が過剰なまでに強く，唯我独尊的な態度をとると周囲からみなされることも多い。他者を冷静に眺める落ち着きがなく，過剰な自意識にこれ自身も翻弄され，途方に暮れたりもする。しかしこれは成熟した形の自己中心性を獲得するまでの健康な途中経過ともいえる。

●4.　いらいら感ともやもや感

　学童期までの健康な子どもの1日は単純で明快である。朝起きてから寝るまで，食べたり，遊んだり，勉強したり等のさまざまな活動にエネルギーを用い，夜はエネルギーを使い果たして眠る。毎日毎日。喜びも悩みもけっこうあり，泣いたり笑ったりといろいろ情動も作動するが，原則として1日のことは1日で十分消化しきって終わる。

　ところが思春期を迎えるとそうはいかない。1日の終わりがきても，何か自分でも得体の知れない思いが心に残る。喜びや希望等の明るい思いもあるが，不安，不満，怒り，絶望，焦り等が多かれ少なかれあり，それが融けぬまま心に沈殿する。

　思春期の若者のもつ，いらいら感やもやもや感がそれである。これは未来という何の確かさもない時間を前方に眺め，他者や他者の住む世界と自己との関係性の中で，とうていすぐには解決がつかぬ問題，その糸口さえつかめぬ問題に直面し，なすすべのない状態にある。親や教師はかつて慣れ親しんだ子どもとは違う，いらいらともやもやで一触即発のような若者を前にとまどうが，これは思春期という時期の特性であることを知るべきであろう。

　以上述べた思春期の心理的特徴は，いずれも危機的様相をはらんでいる。しかしそれをもちつつこの時期を生きることが，健康な人間発達の道筋なのである。

「自己中心性対孤独感」という思春期の発達危機の解決

　エリクソンの発達論は，V階層 puberty and adolescence がことのほか光っている。なぜなら彼によって打ちたてられた identity(同一性)概念は，まさにこの階層の中心テーマだからである。

　しかしすでに何度も述べているように，本書では puberty と adolescence を分離して別々の階層にすることを提言している。そしてエリクソンが各階層に設定している発達危機に関していうと，V階層の identity vs role confusion は，本書のVI階層(青年期)により適切に対応するのでそれを該当させ，本書のV階層(思春期)は自己中心性(self-centeredness)対孤独感(solitude)という発達危機を新たに設けた。それはエリクソンが身体面はもとより心理・社会的な側面も踏まえて，その時期固有の発達危機を提示したのと同じ姿勢で行ったものである。

　また学童期の勤勉性対劣等感の危機の解決の後，思春期の「自己中心性対孤独感」の課題が登場する。そしてそれを乗り越えた上で青年期の「同一性対役割の混乱」という危機に立ち向かうという本書の順序性は，エリクソンの漸成の観点からみても妥当と思われる。

　ことに現代の身体的な性の成熟の加速に対し，心理・社会的自立の遅延は，従来のエリクソン論のような学童期の危機のすぐ後に同一性の獲得という，より成熟度の高いテーマにとりかかることを多少困難にしている。むしろ本書のように，学童期の後の10代前期から中期（思春期）にかけては，自己にめざめ，自己に意識の中心点を置き始めつつ，一方では孤独感に陥るという危機的段階をしっかりたどることで，次の同一性のテーマへの準備が深められていくと考えられる。

　「自分は何ものか」という問いかけに答える同一性獲得にはいまだ機が熟していないが，ひたすら自己に目を向ける自己中心性は，自我が統合され成長していく次の青年期の発達を促すポジティブな力となる。

　一方，思春期の発達過程であらわれるマイナスの側面である孤独感は，自己に深く目を向けるあまり，自己の内界が相対的にふくれあがり，世界から絶縁していく感覚として経験される危険性がある。あるいは親しい人々（親や教師）からの別離の中で，激しい孤独感と寂寥感におそわれることもある。しかし他の各階層と同様にエリクソン的発想からいえば，このマイナスの要因である孤独感は排除されるべきではなく，重要な体験である。孤独は人生につきもので，人は孤独感に耐える力をもつことが大切である。ただあまりに激しい孤独感は，離人体験や自殺等の危機的状況をよぶ。他の階層と同様，孤独感を凌駕するだけのいきいきとした自己中心性が培われる時，思春期の危機は解決されたとみなされるのである。

2　思春期の人格的活力

自分のことを第一に思うこと

　思春期の若者の精神社会的行動様式としては，まず何よりも自分のことを第一に思うということであろう。まわりの事物や人間との比重でいうと，自己の意識や自己の感覚はきわめて重く，つねに自己が念頭にある。これは思春期の健康な自己中心性といえる。この態度があってこそ，子どもの時の自分の殻を脱ぎ捨てて，内側に育ててきた自分を日の目を見させつつ確かなものにしていく道をたどる力が湧いてくるのである。

　このように思春期の若者は一心に自己に目を向けるが，その自己はまだ自分でもつかみきれぬ自己であり，自分でも十分に統御できぬ自己である。そのため自己を中心

に置きながらたえず不安を感じている。そして不安を感じながらも自己から目が離せない。

　こうした状況にある思春期の若者の自己中心性は，たとえ健康な発達過程であっても，未熟，自分勝手，わがまま，ひとりよがり，といった否定的な姿としてとらえられやすい。そして叱責されたり，罰せられたりする。その時若者は奇妙な悲しみをもって傷つく。思春期の発達危機としてとりあげた孤独感は，自己中心性に必然的に付随する翳りの部分の情緒性だが，周囲の親しい大人たち（親や教師）から己れの自己中心性を強く非難された若者は，この孤独感が膨張し，危機的になる。

　思春期という時期は，自分のことを第一に思うという自己中心的な営みに没頭し，孤独とのせめぎ合いの危機に遭遇しつつ，なお自己を支えて生きるのが健康な姿といえるのではなかろうか。

夢という活力 ◞

　自己中心性対孤独感の葛藤を生きる中で，思春期の若者は未来を夢みることが多い。それは現実に即した人生の目標とか，めざすべき理想というより，もっと茫漠とした，もっと根拠のない未来像である。

　思春期のある若者は，ピアノのレッスンで上手に弾けたため先生にほめられた。その瞬間にピアニストになる夢をもった。重篤な病気で苦しむ子どもを見て，医師になろうとひらめくように決めた若者もいる。宇宙飛行士，科学者，芸術家，政治家等々が若者の心の夢を彩る。棟方志功のように夢が現実になる人も中にはいるが，多くは夢の領域のままで終わる。

　このように，思春期の夢ははかない。しかし夢みることで自我のめざめという思春期への扉を開けることもできるし，自己中心的に生きる中でふと手にした夢という果実に自己をより収斂させることもできる。夢は思春期という階層を生きる若者の人格を組織づけ，活性化する力となると思われる。

　思春期の精神科外来で夢を語る若者がいる。そして何年も経った後，なんと現実離れのした途方もない夢を抱いていたことか，と苦笑とともに思い返す人も多い。では夢は無益だったのかというと，決してそうではない。思春期という自我にめざめ，自己中心性と孤独感のはざまで不確実であいまいな状態を生き抜く時に，夢みることは人格を陶冶する。夢をもつ若者のほうが，もたぬ若者よりはるかに健康な発達過程をたどっているのである。

　エリクソンの人格的活力に関する漸成の概念を援用して考えても，これは意義深い。つまり学童期の人格的活力は有能感であり，「私には私なりの力がある」という喜びと自信が培われるが，その上で，次の発達段階である思春期において夢という活力が獲得される。もし有能感が欠如していれば，夢は培われにくい。さらに夢は次に訪れる青年期の発達課題である自我同一性の構築に息吹を与えるものであり，またある特定の人間や思想や価値観に深い信頼を置く忠誠心という青年期の人格的活力を培

う準備ともなる。有能感→夢→忠誠心という流れは，人格を豊かに組織づける道筋といえる。

3　思春期の発達に関する興味深い学説・知見

思春期モーニング

　思春期は性の成熟という自然の摂理とともに幕をあけるが，それは親との心理的な別離をもたらす。動物のように性的成熟＝発情期＝親離れ，という内的な性衝動と外的な親子分離や独立が同時進行形で進むのとは異なり，人間の思春期は矛盾をはらんでいる。見かけ上は父母と同じ家の中で一緒に暮らしながら，心の中ではそれまで抱いていた父母像を失っていくのである。つまり，乳幼児期に形成された愛着・依存の対象としての父母の表象（イメージ）に関する内的な対象喪失であり，それにより思春期特有のモーニング（adolescent mourning）という過程が起こってくる。

　この対象喪失は思春期の若者の心の中に起こるものであって，親の死，離婚，別居等の外的または偶発的なできごととしての対象喪失とは一応区別して考えねばならない。もっとも内在的なものと偶発的なものが結びつくと，内在的なモーニングの進行に支障をきたしたり，外傷的なものになる危険性が増すが。

　「対象喪失」の研究に詳しい小此木啓吾は，思春期・青年期の内的な対象喪失を引き起こす心的な機序として次の3点をあげている。

①脱錯覚（disillusionment），幻滅がある。幼児期に形成され理想化していた父母像に幻滅が生じ，社会や他人の中のただの人，ひいては1人の男，1人の女として父母をありのままに見るようになる過程で，幻滅の体験がくり返される。これらの幻滅は，子ども側の社会意識や現実検討能力をはじめとする知的な各機能の発達，親に対して自由な批判や過小評価が可能になるような内的な超自我の変化等を背景として起こる。

②父母という対象表象に対して向けられていた心的なエネルギーが減少する。それまでの対象表象に向けていた強い親密感や一体感が急速に失われる。近親相姦的な欲動の高まりに対する禁止に由来する防衛が高まる。

③父母との間にこれまでとは異なった自他の境界を確立することが必要になる。内的な自己感覚の発達とともに，親に知られない自己が次第に大きくなる。それは欲動の高まりを父母に隠すとか，親に隠しごとをしたり，秘密をもつとか，親に本当のことをいわない等，いろいろな形をとる。

　思春期モーニングで重要なことの1つは親の側の対応である。思春期の若者の向ける反抗や非難や蔑視等が自分に向けられる時，親がどのような応答をするのかということである。つまり離れてゆくべき親そのものが同時に抱える環境でもあるという矛盾が，思春期モーニングの特徴なのである。

　たとえば親が子どもの自立をめざす言動に対して過剰な反応を起こし，子どもの主観的な分離─喪失感をさらに現実化してしまったり，親が過度に干渉したり，侵入したりすることにより，子どもが必要以上に自分から親を捨てたり，親元を飛び出したりしなければならなくなる。すなわち主観的な分離や喪失の不安が本当の現実的な喪失体験になってしまう場合も起こりうるのである。

　子どもたちの自立への主張や反抗に対して，親が破綻したり，脆弱さを露呈するのか，安定して一貫性のある態度が保たれるのかどうかということや，子ども側の主観的な分離─自立の主張との相互関係が，思春期モーニング体験を左右する重要な役割を果たす。

　思春期の対象喪失とモーニング・ワーク（喪の作業）は，古い幼児的な対象としての親からの別れが主観的にくり返されながら，しかも同時に，新しい親との再会を通して，より成熟した自我の対象としての親とのかかわりが生まれていく。精神分析医のアンソニー（Anthony, E. J.）は，この過程が進むことで，やがては親と子は2人の親しい大人同士としてのかかわりをもてるようになるといっている。

4　思春期の発達的な問題とケア
［事例を通して］

　思春期の発達的問題は，身体的には二次性徴の発現と性衝動という新しい身体との出会いの中で，身体像が揺さぶられ，その結果体重や身長さらには性的成熟の度合いや体形上の美醜等への不安や悩みを訴えるものが多い。また性ホルモンの中枢である視床下部は，同時に自律神経の中枢でもあり，性ホルモンの大きな変動期である思春期には頭痛，めまい，動悸等の自律神経失調症も起こりやすく，それがまた身体への不安を増す。

　一方精神的には親子分離と孤独感という大きな変化を受け入れねばならず，親への反抗，乱暴，いびつな形で出る家庭内暴力等も多い。また自己にめざめ，自己中心性が強まり，自意識過剰，思いあがり，劣等感等が交錯する中で学校に行かれなくなったり（不登校），強迫神経症，不安神経症，対人恐怖症等がしばしば出現したりする。さらに孤独感の高まりで，死が見えかくれするように近づくことも少なくない。

　思春期の事例は，まず思春期という時期の意味や思春期特有の心性を理解し，その上で適切な対応をすることが望まれる。

> ### 孝君，17歳，学校をやめたい
>
> 　孝君は高校3年生。卒業を前にして突然学校をやめたいと言い出した。
>
> 　次男坊の孝君は，口数は少ないほうだが友達は多く，子どもの頃からリトルリーグに入り，中学では野球部のレギュラーもつとめた。趣味は機械いじりで，ラジコンや飛行機のくみ立てが上手で，自転車の修理は玄人はだし。中学時代よりレーサーになることを夢みていた。そのことを親に話したが，学校だけはしっかり出ておくようにといわれ，某私立大学付属高校に入学，成績はずっと上位を占め，このままいけば大学理工学部への推薦入学は，間違いなしと言われてきた。ただ高校入学後も時折，高校をやめてプロレーサーになりたいと，母親に泣いて訴えた。家の自動車を一度無断で運転したこともあった。
>
> 　高校生活最後の夏休み中，彼は補習にも行かず家でゴロ寝ばかりしており，9月早々の模擬試験では苦手の科目が相当低い得点であった。それを担任教師に母親同席の三者面談の際に注意され，彼は席を立ちそのまま帰宅してしまった。
>
> 　翌日，彼は自分で自分の書いた退学届を学校に提出し，その後親や教師が何を言っても口をきこうとせず，登校を拒否しているという。親は心配になり，精神科医のところに相談に訪れた。

　親の持参した孝君の退学届は次のような文面であった。

　「私がこの学校に入学致しましたのは，私の生き方を見つけるためでありました。同時に勉学とは何なのかという問いの答えを見つけられればと思っておりました。しかしこの2年と半年，いったい何を学んでいるのか私にはわかりませんでした。私にはそれが私の生き方において本当に役立つのかどうかが疑問でした。私は何よりも自分の知りたいことだけを知りたいのです。知りたいから調べ，研究し，それが学問とつながるのだと思うのです。勉強は決して人から教わるだけのものではないと思います。小手先だけの知識を得たところで真に得るものがなければ何の意味もありません。納得するまで進まない。これが俺の志す生き方だと思っています。『俺』などと失礼な言葉を使ってしまいましたが，これ以上私がここで意味のない勉強をすることは私の信念を曲げることになります。また中学時代からの夢を実現したくもあり，1日も早く実現できるよう，私の道を進んで行きたい次第であります。」

　長い引用になったが，長文の退学届の硬くて青々しい文章とともに孝君の思春期らしい言動がよく見える。

　自己中心的で，自分にひたすら目を向けている。知的で自意識過剰で，多少生意気と思いあがりがある。時に激しやすく，不安定だが豊かな感情と細やかな感受性。論理を主張するのが好きだが，飛躍もある。母に泣いて訴える幼児的な甘え，登校しなくなるや否や退学届を出す性急さ，等々。

　結局，いかにも思春期の若者らしい心性のもち主である孝君は，その後プロのレーサーになるには自分の視力が足りないことを知り，その道を断念。さいわい退学届は

留保されていたので登校を再開し，大学の工学部に進学した。

　孝君のように，思春期に夢をもつ者はさいわいである。現実に必ずしも合致しない夢であっても，そこに思春期の若者は自分の心を収斂する。たとえそれがかなわない夢で終わろうとも，自己にめざめ，夢を生み出した若者には次の青年期で，もっと地に足の着いた自我同一性を獲得する過程へと元気よく前進できるからである。

愛子さん，15歳，自殺企図

　蒼い顔をして高校の制服姿の愛子さんが精神科外来の朝一番の診察にあらわれた。前日学校の屋上から飛び降りようとしたということで，養護教諭がつきそっていた。

　愛子さんは高校1年生。2年前に父を，9か月前に母を，いずれも癌で失った。さいわい両親はアパート経営を家業としていたので定期的な収入があり，経済的には困らず，近くに住む伯母の支援のもとに，愛子さんと妹弟の3人は独立した生活を送ってきた。

　もともと愛子さんは明るく陽気な性格で，よく失敗をしては親に叱られたが，ぺろっと舌を出す茶目っ気が強かった。少女っぽい絵を描くことが好き。またイギリスのロックバンドが大のひいきで，こづかいをすべて彼らのCDや写真集に注ぎ込む熱中ぶりだった。

　高校1年生の9月頃より，何となく身体の不調を訴え，保健室でしばしば休息するようになった。とくに身体が重くて苦しいと養護教諭の胸や膝に抱きついて泣いた。養護教諭は愛子さんが話したいだけ話し，泣きたいだけ泣くことをすすめた。

　そんな生活が1か月ほど続いたある秋晴れの午後，彼女は屋上から下を見ていた。自分と同じ高校生が何の屈託もなく楽しそうに遊んだりおしゃべりをしている。皆は家族がいて守られ，幸せそうに見え，急に広大な世界に自分がたった1人とり残されているような底知れぬ孤独感と悲しみを感じた。前日，自分よりははるかにしっかりしている妹が1円の狂いもなく家計簿をつけていたことを思い出し，あの妹がいれば大丈夫とも思った。そう思って空を見上げたら真っ青に澄みきった空間があり，そこに飛び出せば風になり，この重い身体が楽になれる，そんな気がした。それで裸足になって鉄柵に登ったが，空に飛び出そうとした瞬間に養護教諭の顔を思い出し，あの先生にだけはさようならを言おうと思い鉄柵を降りた。

　裸足であらわれた愛子さんの様子にただならぬ気配を感じた養護教諭は，愛子さんを自分の家に連れ帰り，翌朝一番に診察にあらわれたわけである。それまでのいきさつや愛子さんのいろいろの思いは，診察室で信頼関係ができた後に愛子さん自身から聞いたことである。

　愛子さんは両親の死後，喪失の悲しみを十分に味わう暇もなくがんばって弟妹の世話をしてきた。喪の作業がすんでいないための悲しみと，長女としての過重な責任と多忙さが，母の死後の彼女を疲れさせ，重圧感を与えてきた。

　うつ病という診断がつけられ，入院と薬物療法が行われたが，愛子さんにもっとも特徴的なのは何よりも深い孤独感である。愛子さんのいうように，世界に自分がただ1人という感覚は，思春期特有の自己中心性に強くかかわる。屋上から下を眺めながら愛子さんの心象風景の中で友達はすっと遠ざかり，妹もまた確固たる足どりで歩み去る。そして自分ただ1人が深い寂寥の中で重力さえ失ってくずおれていったのかもしれない。

　もともと人なつっこく人間好きの彼女は，入院中，主治医や看護師に両親との思い出や自分の寂しさを語っては泣き，泣いては語り，次第に落ち着きをとり戻し，心の平静さを回復した。

5　思春期における今日的課題
［人間関係の機能不全］

　思春期の最大の特徴は性の成熟である。変身してゆく身体と勃然と湧いてくる性衝動という，生まれてはじめての大変化に遭遇し，若者は強烈な「性のめざめ」を体験する。そして親子別離と孤独の中で，多くは異性を対象に(同性または両性を対象とする性的少数者も存在する)性のエネルギーを向ける。しかし人間は他の動物と違って性を直ちに行為することは適切でない場合が多く許されない。欲求不満や自己統御の葛藤の中で，健康な若者は自己を中心に置きつつ，異性・同性・年上・年下等と，性のみならずさまざまな思いを抱いて自由で新しい人間関係を活発に経験しようとする。

　このように思春期は人間関係を豊かにもつことが発達に大きくかかわるが，現在それがうまく機能せず，危うくなることが起こっている。いじめとゲーム障害を今日的課題としてとりあげる。

いじめ

　小・中・高・特別支援学校を対象として行った2018年度の文部科学省の調査結果によると，いじめは全国で543,933件認知された。なお本調査をする際，文部科学省は次の定義を用いている。「いじめとは，児童生徒に対して，当該児童生徒が在籍する学校に在籍している等当該児童生徒と一定の人的関係のある他の児童生徒が行う心理的又は物理的な影響を与える行為(インターネットを通じて行われるものを含む)

であって，当該行為の対象となった児童生徒が心身の苦痛を感じているもの」である。なお，起こった場所は学校の内外を問わない。

　近年いじめはその数の増加のみならず，いじめに苦しみ自殺にいたる深刻な事例も増えている。またスマホの所有率が学童期・思春期ともに高くなることにより，直接的ないじめ行為とともに，SNSによる間接的な主として言葉によるいじめが増大しているのも今日的特徴である。

　いじめは絶対的に強い者のみが行う行為ではない。一般的には「人間と人間の相互作用過程において，優位に立つ一方が意識的に，あるいは集合的に他方に対して精神的・身体的苦痛を与えること」と定義される。

　したがってかつてのいじめられっ子が次にはいじめっ子になることもある。その反対もある。またいじめはある種「遊び」の要素をもち，「ふざけ」と紛らわしいこともある。一見仲良しらしきグループ内や友達同士の関係において，「遊び」や「ふざけ」が急転直下「いじめ」に姿を変える場合もある。ことに現代は前述のごとくスマホという通信手段が，新たにいじめの発生傾向を強めている。

　かつての人間と人間の関係性は，会話，電話，手紙が主流で，相手の顔を見，声を聞き，気持ちを話し言葉や手紙文にして，互いに触れ合いを味わったものである。ところが電子メールやSNSでのかかわり方は，短い言葉，それも熟考する"間"ももてない即席の記号のような文字が飛んでくることによって成立するもので，相手の姿も表情も声も何もない。時には相手が誰ともわからぬ匿名同士もある。それだけに向き合っては出せない言葉も出せる。また簡便で，時間的にも効率よく発信できることから，自分の感情や知性を十分に関与させれば出てこないような表現も飛び出してしまう。またより印象づけるために，ちょっとした気持ちを何倍も何十倍にもオーバーに表現したり，「ふざけ」や「のり」で軽い攻撃心やからかいが，激しい嫌悪，侮蔑，嫉妬の文言にエスカレートすることもある。そしてそれがいつしか歯止めのない「いじめ」に進展する。

　こうしたケースに思春期臨床の現場ではよく遭遇する。IT革命のもたらした新しいタイプの「いじめ」であり，人間関係の変質を底流にもつ思春期の今日的課題の1つである。

ゲーム障害

　子どもや若者のインターネット依存(ネット依存)が急速に広がっている。厚生労働省研究班の調査により，ネット依存が疑われる中高生は5年間で約40万人増え，全国で93万人に上るとの推計が発表された(2018)。これは中高生人口約650万人中の14.3％に当たり，7人に1人の割合である。スマホを使ったゲームやSNSの普及が背景にあると考えられる。

　ネット依存は日本のみならず世界中で問題になっており，WHOは，2019年に国際疾病分類(ICD-11)の中に新たな依存症として「ゲーム障害」を入れた。そこでは

「ビデオゲームやオンラインゲーム等を継続的または繰り返しプレイするゲーム行動のパターン」と定義しており，依存症としてアルコールやドラッグと並び治療が必要な疾病とされた。診断基準となる症状としては，「ゲームをする時間や頻度などをコントロールできない」「他の関心事や日常生活よりゲームを著しく優先する」「問題が起きてもゲームを継続したり，よりのめり込んだりする」「家族，会社，事業等に重大な支障が出てくる」「こうした症状が持続的，反復的に少なくとも12か月続く」があげられている。日常的に，朝起きられない，遅刻，欠席する，ひきこもる，物に当たる，壊す，家族に暴力をふるう等の行動があらわれることが多い。

　その背景には驚異的なまでに進化するネット環境がある。外遊びよりも日進月歩新しくなるネットの魅力に目を奪われて，直接的な生の人間関係が大きく減じることと，人間と人間の触れ合いが少なくなることで生じた心の隙間にネットが入り込むことの両方向からの事象が相乗効果となって現状を生み出している。この勢いは今後も継続もしくは増加することを覚悟せねばならない。

　ゲーム障害はすでに学童期からその兆しが見られる。学童期でなければできない経験は多く，中でも友達との触れ合いで培われる人間関係の機微は一生の宝物になる。できれば学童期から安易にスマホをもたせないこと。もたせる際には，まず家庭や学校においてスマホとの付き合い方を，親や教師と真剣に話し合った上でルール化することが肝心であろう。対応策の1つとして，中高生を対象とした「スマホ断ちキャンプ」を行ったところ，野外の活動を通してスマホ以外にも目が向くようになり，不登校児が学校に行くようになったケースがあるという。

　しかしWHOが「ゲーム障害」という診断名を付けたことは治療の対象となるケースを想定してのことである。診断基準とされる症状が見られる場合は，できる限り早期に医療機関を訪れ，カウンセリングやデイケアや入院等の治療を受けることが望ましい。現在はまだ専門の医療機関は少ないが，今後増えることが期待される。

　これから先長い人生がある思春期，ことに同一性確立というテーマに向き合わねばならない青年期を目前にする思春期に，人間関係を中心にして自己の内面を豊かに発達させることはきわめて重要である。「ゲーム障害」によってそれが危うくならぬよう，今日的課題として注視する必要がある。

VI

青年期
18～25歳

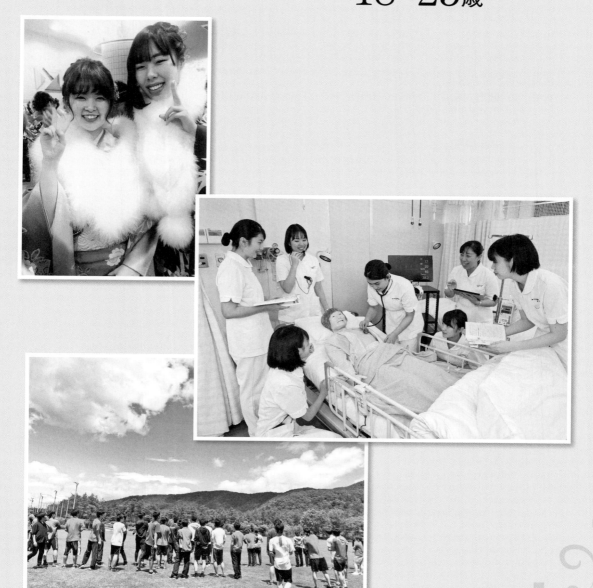

1　青年期の発達危機

思春期を通って青年期へ

　すでに序章とⅤ章で述べたが，本書の生涯人間発達論では，10代から20代前半にかけての時間を2つに区分した。すなわち前半を身体的な成長および二次性徴の発現を中心とする思春期(puberty)，後半を心理・社会的な適応過程に重点を置く青年期(adolescence)と名づけ，各々独立した人生周期と位置づけている。そしてエリクソン理論の中核ともいうべき発達危機と人格的活力をそれぞれに設定し，……→学童期→思春期→青年期→成人前期→……という順に，漸成的な発達過程をたどると考えている(図5，■■■■の部分が本書が新たに設けた人生周期)。

人生周期	発達危機	徳(人格的活力)
Ⅳ　学童期	勤勉性 対 劣等感	有能感
↓	↓	↓
Ⅴ　思春期	**自己中心性 対 孤独感**	**夢**
↓	↓	↓
Ⅵ　青年期	同一性 対 役割の混乱	忠誠心
↓		↓
Ⅶ　成人前期	親密性 対 孤立性	愛

図5　Ⅳ 学童期から Ⅶ 成人前期までの発達図式

　この流れを見てもわかる通り，本書の青年期はエリクソンのⅤ階層の発達危機や人格的活力と一致しており，ほぼそれに相応するものと考えている。そしてその前に思春期という階層を新たに設け，この時期の発達危機を通過し，人格的活力を培った後に青年期に達することが，発達をより確実にするという主張である。
　すなわち性にめざめ，自己にめざめたばかりの現代の10代前半の若者は，心理・社会的自立が相当先に伸びているという現実もあり，まだ「自分は何者か」と真剣に自己に問いかけるほど成熟していないし，そうせねばならぬという切迫感もない。そのため直ちに「同一性対役割の混乱」という葛藤に深くとらわれているとは思えない。むしろこの時期の彼らは，自己意識や自己感情(たとえそれがあいまいさ，もやもや感，いらいら感という形になるとしても)にもっとも強くこだわり，自己中心性が高まるとともに，強烈な孤独感という深淵にも引き込まれそうになるという発達危機に遭遇しているのではなかろうか。そしてその葛藤を体験し，危機を解決した上で，10代後半から20代にかけての青年期で，いよいよ「同一性対役割の混乱」と

いうテーマが見えてくると考えられる。

　人格的活力も同様である。希望（乳児期）→意志（幼児前期）→目的（幼児後期）→有能感（学童期）という順序で誕生以来人格を組織づけてきた活力が，思春期にいたり，自己中心的な世界観の中で大きく膨張し，「夢」という活力を生み出す。まだ根拠や現実味はもたないが，自己をいきいきと躍動させる「夢」という人格的活力は，思春期の若者の精神内界を豊かなものにする。夢を内包しつつ次の青年期に到達した青年は，より確かな現実吟味力と時間的展望をもって自我同一性対役割の混乱という発達危機に直面し，さらなる発達をめざしていくのである。また，夢は，青年期ではより確固たる信念に裏打ちされた忠誠心へと，人格的活力を強めてもいくのである。

　このように本書では，思春期という1つの時間を通った後，青年期に到達するという概念をより明瞭にうち出している。

　なお実際の暦年齢であるが，これは社会情勢や文化の違いにより，また個人差もあり，絶対的なものではないが，一応大まかに，思春期は12～18歳（中学・高校生段階），青年期は18～25歳（高校卒業以後の学生期もしくは働く青年層）としている。

性の欲動とフラストレーション

　二次性徴の発現と成熟は，すでに思春期でほぼ完成をみている。動物の世界ならばここで成熟した雄と雌は発情期を迎え，何のためらいもなく親もとを離れ，伴侶を求め，子づくりに励む過程を進んでいく。単純で明快なこの公式は，世代から世代へと続く動物の生の営みをひたむきに支える。

　ところがひとり人間のみは運命を異にする。青年期を迎えた後も，みごとな大人の身体になっているにもかかわらず，心理的・社会的にはまだ完全な大人ではない。つきあげてくる異性に向かう性の欲動に揺さぶられながら，親になることや，一人前の生活者として一家をなすことを考えることはできず，性を行動化することを抑えて生きねばならない。それはかなりなストレスであり，またフラストレーション（欲求不満）であろう。

　もちろんこの時期の青年にとって，恋愛が発達の適切な一過程として芽ばえることも多い。この恋愛は，昔はもとより性が解放的になった現代においても，肉体的なものより精神的なものが主流である。これを通して青年は，恋愛対象に特別な優しい気持ちを抱くことを習得する。

　またこの時期の青年はつきあげてくる性の欲動に困惑しつつも，同性の仲間との連帯感や共感を深めたり，歌手やタレントに熱狂的な憧れを抱いたり，アダルト動画やわい談等で気持ちを発散させたり鎮めたりする。スポーツや芸術に熱中し，そこにエネルギーを注ぎ込むという昇華の手段をとったり，自慰（マスターベーション）を覚え，夢精も体験する。

　しかし，射精後の身体の虚脱感やマスターベーションにまつわる自己嫌悪感や罪悪感等が，青年の心に翳りをもたらすことも多い。さらに性欲によるフラストレーショ

ンが重なると，醜い性行為や犯罪へと青年を駆り立てることも起こりうる。このように，性の欲動とそれによるフラストレーションは，危険な状況を生み出す土壌にもなりうる。

　しかし，青年期に性欲動の充足を抑え，その実現を遅延させることは，青年期の知性化や禁欲主義等の防衛(適応)機能を高め，恋愛を通して異性に精神的な愛情を感じる能力をも育てる。これは自我の発達を促進させることを意味するのである。

親子間の葛藤と感情の両価性

　すでに何度も述べているように，性の成熟は親子関係の質的変化を引き起こす。子どもは，かつてはもっとも近くにあり困った時は何でも相談した親に，相談や助けを求めなくなる。たとえば異性の親に性的な心配ごとを相談できないし，好きな人との恋愛関係を成功に導くよう助けてもらうわけにもいかない。青年期は，性的に成熟した新しい身体の主として，親から離れ，心理的に独立した存在としての自覚を強める。そしていよいよ「自分は何者か」という命題を自己に投げかける。

　青年期の親子関係も思春期に続き，しばしば葛藤的である。親に反抗したり，批判的であると同時に親への甘えや依存も強く，両価性(アンビバレンス)の様相を呈する。

　彼らは乳幼児期以来蓄積してきた親との親密性があり，また親との同一化もある。それがあるから親に似た資質をもつ。しかもこの同一化には，子ども側が「これでよい」という感覚を抱く肯定的な同一化もあるが，「こんな人間にはなりたくない」と感じる否定的な同一化もある。青年期に敏感になるのは，とくにこの否定的な同一化に根ざすものである。彼らが批判し，非難するのは「親の欠点」であり，鋭く的を射ることが多い。その時，親が彼らに欠点や短所を的確に指摘されているのにそれを認めず，幼児相手のような権威をふりかざし，力任せに抑えつけると，青年は激昂する。しかし反対に「ご批判ごもっとも」といって親がひるんだり，卑屈になったり，過度に謝罪をしても心の平静を得るのに役に立たない。親への不信感をさらに助長するだけである。それはなぜか。

　実は青年は，「悪い」「劣等な」「これではまともな人間になれない」と信じ込み，困りはてている否定的なものを，幼少期からの親への同一化を介して自己に内在させてきており，それを親の短所・欠点として投影し，批判しているのである。つまり激しい批判や非難を親に対してくり広げながら，そこに無意識的に自己を投影しているのである。そのため親が屈服し，敗北を認め，謝罪すると，青年は自分自身を否定されることになり，ますます動揺する。

　したがって青年に向き合う親は，彼らの批判を受けとめ，しかも冷静でいることが大切である。そして彼らが批判する理由を，苦しくとも親も知ろうと積極的に興味を示すことで，青年は自己に目を向けるゆとりと安堵を得る。そしていったん否定した親を再び新しい認識をもって見つめ直す。それは青年自身の自己理解と自己受容の道を進むことを意味するのである。

仲間体験とユースカルチャー

　性の成熟という身体的変化と親からの分離という心理的変化に遭遇する青年期では，社会的変化として，仲間体験の重要性が大きくクローズアップされる。仲間との出会いと仲間とともに社会参加をしていく体験は，この時期の青年のもっとも大きなテーマの1つである。

　思春期に性にめざめ，親からの分離が進み，孤独の世界に歩を進めた若者は，青年期に入り，自分の人生に大きな影響力をもつ仲間の存在に気づく。孤独になった青年を誰よりも支えるのは，今や頼りにしていた親や大人ではなく，同世代の仲間である。言い換えれば，仲間がいるから親子分離はスムーズにいくし，親子分離というさし迫った状況があるからこそ，仲間の存在が必要にもなってくる。青年は親しい同性に出会って親友になり，心ひかれる異性と恋人同士になり，同じ趣味や活動をする集団でグループをつくる。このような人間関係をもつことが重要で，それができない時，不安や劣等感を抱く。青年期の精神的挫折に対人関係の悩みが多いのは，それだけ彼らが仲間を求め，仲間とともに生きていくことを切望しているからである。

　青年は，こうして仲間との出会いをいきいきと体験する中で固有のユースカルチャー（若者文化）を形づくっていく。ユースカルチャーはその時代その時代の若者が生み出す独特のファッション，言葉，音楽，行動等で，大人たちは眉をひそめることが多いが，彼らにとってはきわめて貴重な創造物である。

　仲間との出会いによる深い共感と連帯感に満ちた仲間体験が，青年の社会的知覚を発達させ，社会化を進める。これは次の成人期の本格的な社会参入への準備であり，試行でもある。

「同一性対役割の混乱」という青年期の発達危機の解決

　自我同一性（ego-identity）はエリクソンにより提唱された重要な概念である。原語のidentity は英語では身分証明書（identity card）に使われるごとく，個人の身元や素性をあらわす日常的な言葉であるが，日本語にはこれにぴったり適合する訳語がない。そのため本書ではもっともしばしば当てられる「同一性」もしくは訳さないままの「アイデンティティ」という語を用いる。他に「主体性」「自己の存在証明」等もidentity の日本語訳として使用されることがある。

　自我同一性とは，自分自身が独自のもので，内的不変性と連続性を維持する能力（心理学的意味での個人の自我）とその感覚（自信）のことをいう。人間は各自「私は○○である」と自分を名前で言いあらわすとともに，「△△家の息子」「日本国民としての自分」「日本人としての自分」「女性としての自分」「看護師としての自分」というように，家族，国籍，民族，性別，職業等からみた自分をたくさんもっている。そして他者や社会や歴史と相互にかかわりながら生きる中で，たくさんの自分を時や場所に応じて使い分けたり秩序づけたりする。しかも同時に，1人の人間として多面的な

自分を統合し，一貫した自分という存在を確認しながら生きる。これが同一性である。

　青年期の若者は，思春期以来はじめて真の意味で1人になるが，その中で個人固有の特徴（好き嫌い，性格，能力等）や予想される将来の目標，自分自身の運命を統制する力に気づき，現在の自分が何であるか，将来の自分が何でありたいか等を決めたいと思うようになる。そして同じ考えをもつ人々に同一化し，社会的環境に適応する能力や適性や手段を選び，統合しようとする。

　このように青年期において自我同一性は獲得されていくが，それは幼児期から発達してきたものの上に培われる。人生早期に子どもはまず母親を認め，母親によって自分も認められる。母親の声が自分をよぶ際，自分は名前をもった人間であり，自分は何者であるというふうに感じ始める。これが出発点で，その後，自律性，自発性，勤勉性，自己中心性を獲得する過程を進む中で，さらに一個人としての自分を感じる作業は続く。そして青年期に到達した若者は，それまでに培ってきた自分をもってアイデンティティの課題に明瞭に向き合い，統合されたその人の心理・社会的同一性を形成するのである。

　ただし，幼少期からの諸段階におけるアイデンティティの感覚は，肯定的なもののみではない。恥を受けたこと，罰を受けたこと，罪を感じたこと，有能感の獲得に失敗したと感じたこと，孤独を感じたこと等から成り立つ否定的アイデンティティも存在するのである。青年期のアイデンティティは，否定的なものも含む幼少期からのすべての同一性（自分にとって重要な影響力を有する人との一体感または同一視）や自己像を再統合する過程といえる。

　一方青年たちは，子どもから大人への移行期という不安定な時期ゆえに，また社会的歴史的な変化に対する感受性の高さゆえに，自我同一性形成の過程で大いに動揺する。そして課題を十分に達成できず，葛藤や緊張状態に陥り，同一性を未決の状態に置いたままにする。これが役割の混乱といわれるもので，すべての青年に多かれ少なかれ見られる。たとえば，なりたい自分がたくさんあって，どれが本当のものかわからなくなって役割が混乱している状態である。

　青年にとって，自分がどういう人間であり，何のために生きていくのかを明瞭にすることはむずかしい課題であるから，同一性獲得と役割の混乱はいずれも青年期のもっとも鮮やかな体験として存在することはうなずける。ただ混乱のほうが大きいと，生きる意味がわからなくなり，病理現象に陥る危険性が増す。したがって葛藤と不安の中にあっても，確かな自己評価と自尊感情に基づく自我同一性が，混乱を上まわって力強く大きな割合で確立されていくことが，青年期の発達のために望まれる。そしてそれをもって青年期の発達危機は解決され，次のステップへの進展をよりスムーズにすると考えられる。

*2 青年期の人格的活力

自分自身であること，活動を共有すること

　青年期の精神社会的行動様式としては，まず自己愛，自意識，自信，自尊といった「自分自身であること」が中核にある。そしてその感覚とそこから発する行動が，肯定的にせよ否定的にせよ，きわめて過剰・過敏に存在することが特徴的である。また青年はたえず何かをする。何かを追いかけまわす。動きまわる。これはその動きの中で自分が活動を共有できる場，人，イデオロギー等を求め，他と共存することで生きていることを実感したいと希求しているからである。しかもその際，共存の対象にはもはや両親を選ばず，両親以外の者，時には両親に背く者に心を向ける。こうして青年は親からの分離を体験し，自立することができる。

　このように自己確認と他との共感・共存を求める中で，個人レベルの同一性と共同体同一性（連帯）とを結びつけ，開かれた未来の社会参加へと歩を進めていくのである。

自我同一性と忠誠心

　自我同一性と役割の混乱の葛藤に直面し，その危機を乗り越えた時，青年は人格的活力としての忠誠心（fidelity）を身につけるようになる。ただし，ここでいう忠誠心とは，立派な人間の示す道徳的特徴のことではなく，自らが選んだものに忠誠をつくす能力をさす。たとえば，何かを書く時に真実を書こうとする態度や，何かをする時に規則に対して公正であろうとする態度，自分が決めた職業人としての道を使命感をもって歩み続けようとする態度，等である。この能力は人格全体を組織づける力となるものである。

　エリクソンは，もともと人間は忠誠心に対する本能をもっており，一定の年齢に達すると，ある思想や信念や価値観を信じることを学ぶようになり，また学ばなければならないと考えた。そしてもし忠誠心が発達しなければ，個人は強い自我をもって孤立するか，つねに従属しうるだけの逸脱集団を探すか，いずれかになると述べている。

　つまり忠誠心は何らかのイデオロギー（政治的な意味におけるイデオロギーである必要はなく，思想，考え，価値観等のイデオロギー的枠組みであればよい）と真実との確認，また仲間の言動への共感によって獲得される。このように青年は自らが自由に選んだイデオロギーや仲間集団に熱中し，おびただしいエネルギーを注ぐ中で，自我同一性を培っているのである。

3　青年期の発達に関する興味深い学説・知見

青年期境界例

　境界例(borderline case)という概念は，1940年代には偽神経症型分裂病に代表されるように，本質は分裂病圏に属するものと考えられたが，1950年代になると，分裂病と神経症の移行状態ととらえる学者が増えた。さらに1960年代後半以降は，人格障害を基礎的な病理とする1つの疾患単位であるという考え方が有力になっている(現在，分裂病は統合失調症とよぶ)。

　そうした中でborderline adolescent(青年期境界例)という語を用いて，思春期・青年期の境界例の概念に大きな貢献をしたのはマスターソンである。彼は患者の乳幼児期における素因形成と，それ以後の発達過程において精神病理的症状を顕在化させるにいたる発生論的力動的連関を理論づけている。

　マスターソンは，乳幼児期における境界例の素因形成についてマーラーの分離・個体化論を下敷きにした独自の理論を展開する。つまり彼は，青年期境界例患者はマーラーの分離・個体化期，中でも第3段階に当たるrapprochement phase(再接近期，生後14〜24か月)における母子関係の問題を解消していないという結論を導き出した。すなわち，この時期に幼児が「見捨てられ抑うつ(abandonment depression)」を経験すると幼児の自我発達は障害され，それが境界例の素因となるというのである。この見捨てられ抑うつは「抑うつ感情」「憤怒」「恐怖感」「罪悪感」「消極性と無力感」「空虚感」からなる感情群である。

　そしてマスターソンは，こうした素因をもつ子どもが10〜12歳頃から始まる第2の分離・個体化期に再び見捨てられ抑うつを経験し，これを防衛する結果，症状が形成されると説明している。

　青年期境界例の症状は，集中力困難，心気症状，強迫行為および観念，恐怖症状，ヒステリー症状等の神経症様症状，怠学，不登校，性的逸脱行動等の行動障害，そして離人感，過度の疑惑，被害念慮，摂食障害等，実に多彩である。また暴力，家出，盗癖，薬物やアルコール依存症等の反社会的な行為障害も多く，治療が困難な事例もある。

アイデンティティ拡散症候群

　エリクソンは青年期の境界例患者群に見られる1つの精神医学的症候群として，アイデンティティ拡散症候群(identity diffusion syndrome)を記載した。これは青年期において，自我同一性が形成される途上で，社会から与えられたモラトリアム

（猶予期間）を利用し，さまざまな実験的同一化を統合していく社会的遊び（social play）が障害されて，社会的な自己定義を確立することのできない状態をいう。

　その臨床像は，①アイデンティティ意識（自意識）の過剰，②選択の回避と麻痺，③対人的距離の失調，④時間的展望の拡散，⑤勤勉さの拡散，⑥否定的アイデンティティの選択，である。

　エリクソンは当初境界例の病理の中にアイデンティティの拡散を発見したが，その後の急速な歴史社会変動とともに，これを公然化し，一般化し，今やアイデンティティ拡散意識は，現代青年一般の心理へと化してしまったというふうに考えを変えている。アイデンティティ拡散は，現代青年を理解する1つの社会的心理学的な鍵概念といえる。

ユングの学説にみる青年期の自立

　ユング（Jung, C. G. 1875-1961）はスイスの精神科医として精神分裂病者（現在の統合失調症者）の妄想・幻覚の研究から出発し，コンプレックスの概念に到達し，フロイトとともに20世紀初頭から精神分析学の発展に貢献した。しかし後に無意識の考え方をめぐって2人は対立し，ユングは自分の精神分析を分析心理学（analytical psychology）とよんで，フロイトのそれとは区別した。

　ユングによれば，無意識（unconscious）は2つの種類の内容から成立するという。1つは個人が一度体験し，意識にのぼり，その後忘却，抑圧されたもの，もう1つは人類に共通のもので，決して意識化されたことのないものである。前者を個人的無意識，後者を集合的（普遍的）無意識とよぶ。ユング学説のもっとも特徴的なところは，後者の集合的無意識で，フロイトとの対立はこれをめぐってであった。

　ユングは病者の抱く幻覚妄想内容と神話や宗教儀式における象徴の間に強い共通性があることに気づき，このようなイメージを生み出す傾向は人類共通に蔵されているのではないかと考えた。それらの神話的イメージはいくつかのタイプのモチーフに分けられるので，それぞれのモチーフに応じてそれを生み出す力や傾向を元型（archetype）とよんだ。その代表的なものが，ペルソナ，影，アニマ・アニムス，グレート・マザー，老賢者，セルフ等である。元型はあくまでも無意識の潜在的な力であり，イメージとしてのみ意識に体現される。

　ユングの学説は広大かつ深遠なもので，簡単な解説はとうていできないが，ここでは発達，ことに青年期の自立の過程にかかわるグレート・マザー（太母）について述べる。

　太母像そのものは，あらゆるものを生み出す母なるものの象徴として，世界各地に見られる。母の元型は，母性のもつ不思議な威厳，知性を超えて働く母の知恵，優しく親切で，保護し，成長と豊饒と食物を与えるもの，どこか本能的で衝動的な産み出すものの力，深淵，冥界，呑みこみ等をあらわす。

　仏教説話の中の鬼子母神の話等も，呑みこむものと育てるものというグレート・マ

ザーの二面性をもっともよくあらわしているといえる。鬼子母は，人の子をとって喰う恐ろしい女だったが，ある日，自分の子をさらわれて，狂乱して町中を探して歩く。最後に釈尊にさとされて，それまでの罪を悔い，献身的に子どもを育てる神になったという。

　実際，母のイメージは多くの人々の心に大人になってからも感動的な追憶として残っている。そして優しいまなざしや親切な手，たくさんの愛情の与え手であった母を信頼し，身をゆだねた幼少期を語ることも多い。しかしいつまでもその母に甘えていては，永久に大人になれないことを知った青年は，母の元を離れる決意をする。その時しばしば愛をもって呑みこむ太母は，子どもが自分の膝下から離れることを拒む。母と訣別していくために青年は大きな試練と戦わねばならない。ユングの学説から青年期を見れば，母との別れは心象の世界における「太母の死」であり，ここを通過することが，1人の人間としての自我の確立のために必要なのである。

4 青年期の発達的な問題とケア
[事例を通して]

　青年期の発達的問題は，概して同一性障害である。臨床的には不安や心気症状を前景とした神経症から不登校につながるもの，集団化の心理と関連して集団万引き，危険ドラッグ，暴走族等の問題行動，また対人恐怖や摂食障害等の境界例等が好発する。それまでの発達状況が精神病理の深さに関連し，症状そのものの激しさの程度よりも，内面の発達レベルが経過の鍵を握る。

裕子さん，19歳，減食とやせ

　高校3年の体育祭の時，別のクラスの男子に「大きな胸だね」と言われた。その頃より食事量を減らし始め，もっと食べるように母親が勧めても腹痛を理由に拒み，ついにはわずかな野菜とおかき3，4枚が1日の総摂食量になった。そのため1年前45 kgあった体重が35 kgまで減じた。中学1年で始まった生理も今はない。

　裕子さんは両親と弟の4人家族。父親は小心者の見栄っぱりで3年前に親から譲り受けていた鉄工所の経営に失敗し，知人の会社の工具として働くようになった。それ以来生活は苦しくなり，子どもの頃から習っていたピアノや絵のレッスンを断念した。裕子さんの学業成績は優秀で，やせた身体になってもそれまで以上にスポーツや勉強に励み，短大に進学した。今，気分の変動が激しく，暗く沈み込むことも多い。

　　診察室で見る裕子さんはボーイッシュなショートカットの髪形に細いデニムパンツとＴシャツスタイル。「女っぽい服装は嫌いです」と言う。きっかけは高校３年の時の男子生徒の言葉がショックで食事量を減らしたこと。最初は苦しかったが肥満した女性を見るとぞっとして，絶対食べまいと決心した。

　　家族については「父は前からつまらない人と思っていました」と軽蔑しており，やせてみっともないと叱られて以来，嫌悪感はいっそう増した。「母は優しくて好きだけど全く頼りにならず，大人になっても母のような女性にはなりたくない」と語る。２歳下の弟には支配的で，宿題をやらせたり，自分は食べないのに弟のためにわざわざ夜食をつくったりする。

　　家庭内の空気に絶望し，「誰にも頼らずに自分１人でやっていくしか道はありません」と大人のような言葉を重々しく口に出すかと思うと，「私は本当は赤ん坊のように弱くて，もうこれ以上生きていかれそうもないのです」と言ってさめざめと泣いたりする。

　裕子さんの診断は摂食障害。これは極度の食事制限とやせを主症状とするもので，思春期・青年期の女子に圧倒的に多く見られる。その原因は複雑だが，やせていることを格好よいと思う昨今の風潮も関係していると思われる。また「身体像」の障害があり，「やせたい」という強い欲求をもち，やせ細っているのに「まだ太っている」と主張する。しばしば「成熟した女性になることに対する拒否」ととらえる心理療法家が多く，心理的な自己像の発達が悪く，孤立無援で自己評価がよくなかったり，家族関係に問題がある場合も少なくない。裕子さんも敬愛できる父親像をもてず，母への同一化も悪い。そうした家族への陰性感情をもちつつも一方では強い愛情欲求があり，見捨てられ，孤立して愛情の供給が絶たれることへの恐れが根底にある。

　裕子さんは体重が25kgまで減少したため入院して，身体面への治療と，それに並行して精神療法を受けた。両親も来院し，裕子さんへの向き合い方に目を向ける努力を始めた。

　裕子さんは入院中作業療法士にビーズ刺しゅうの手ほどきをしてもらい，うまくできてほめられて以来夢中で打ち込み，入院中の年下の子どもたちに教えるまでになった。ある時自宅外泊中に，父と弟の激しい親子げんかが始まった時，思わず弟の汚い言葉を叱り，父の味方をした。「自分でも驚きました」と裕子さんは帰院後笑いながら医師に報告をした。結局何度かの入退院はあったが，裕子さんは少しずつ自己洞察を深め，現実（家族も含めて）を受け入れ，「私にもよいところがあるんですね」と自己肯定ができるようになった。

　このような事例に対するケアは栄養不良に対する身体的治療が大切だが，精神療法も不可欠である。ことに乳幼児期からの自己像の発達が悪く，「自己愛的一口唇期的固着」を中核にもつ場合は，家族療法も含めて家族内力動の観点からの治療を根気強く行う必要がある。青年期の同一性障害は，この時期固有の同一性拡散の危機とともに，それ以前の段階のクリアされていない発達課題の問題が重層的にあらわれるの

で，ケアはより深く時間をかけて行わねばならないことも多い。

知子さん，20歳，不安が強い

　丸顔で目が細く，おさげ髪にふっくらした身体はいかにも健康そうで，にこにこ笑う表情も人なつっこい。診察室の丸い椅子に対座しても，悩みごとには無縁という感じ。しかし知子さんは20歳の深刻な不安をこんなふうに語った。

　「20歳になってから，奇妙に不安で気持ちが落ち着きません。成人式の日には，母に買ってもらった数十万円もする振り袖を着て市民会館の祝賀会に出席しました。もう大人なんだから，お酒も飲めるし，たばこも吸える。結婚だってしようと思えばできる，と威勢よく友だちと話しましたが，なぜか心は少しも弾みませんでした。まるで世界が私の知らぬ間に存在していて，何かわけのわからぬものに自分が動かされているような恐ろしさと不安があるのです」

　「昨夜も急にカミソリで自分の指を切るという考えにとりつかれました。薄いカミソリを人差し指に当て，目をつぶり思いきって引っ張りました。すると鮮血がほとばしり出，空気に触れた傷口は鋭く痛みました。ぞっとするような苦しさでしたが，自分は生きているという生々しい感覚がその時だけは感じられました」

　「今の私の心は不安定で混乱しています。人が恋しいし，誰かとむちゃくちゃ叩き合ったり，抱き合ったり，泣いたり笑ったりしたい。そのくせ人と一緒にいると気持ちが重くなるのです。こんな危なっかしさをもったままで大人の世界に入ることを思うと，なんとも恐ろしくなります」

　希望通りの大学に入り，テニスサークルで活発に活動し，女友達もボーイフレンドもいて，誰からも幸福な人と思われている知子さん。そんな彼女の心を覆うこの不安はいったい何であろうか。

　人を探し熱い交流を求めながら孤独へと退却する。夜カミソリで指を切り，生きているあかしを求めねばならぬほど自己があやふやで，自信がない。思春期から青年期，そして大人世界へ入っていこうとするこの時期の者に特有の心のゆらめきといえるのかもしれない。

　古くから日本には14，15歳になると「元服」「初冠（ういこうぶり）」等，成人の儀式があった。衣服を正し，冠を着け，童名を成人名に改め，名実ともに一人前になったことを公表し，社会がこれを承認した。ところが現代の成人式は，20歳に華々しく行われはするが，実際にはまだ学生や親に養われている者が大半で，経済的自立には道のりがある。また，概して精神的にも未熟で，個の独立性を確立しえていない。そのため，成人式を迎えながら，大人になったという確かさはなく，この矛盾が20歳の彼らを不安に陥れることになりやすい。

　知子さんはまさにこの20歳の不安の霧の中にいる。2人姉妹の姉として，とくに

　親子間にも深刻な問題はなく，学校生活も級友関係も順調にきた。かなり裕福で，欲しいものはほとんど何でも手に入り，高い教育費も親は惜しまず出して，知子さんが学びたいだけ塾通いやピアノの稽古もやらせてくれた。ことに受験期には，塾の送迎は母親の車でしてもらい，夜食は用意され，朝は起こしてもらって登校する日々であった。

　望み通りの大学に合格し，家族一同に喜んでもらい，大学生活を開始。学費はもとより，交通費や洋服代も親がすべて出してくれるので，夕方から行くアルバイトの収入は純然たるこづかいに当てている。家事は受験生時代から引き続きいっさい役割なし。自分の部屋の掃除と身のまわりの洗濯をするくらい。

　知子さんは自分の日常をこのように淡々と話した。不満もないかわりに別に喜びも感謝もありません，ともつけ加えた。

　知子さんのような青年がおそらく今多いのではなかろうか。終戦後しばらくは貧困や飢餓がしのび寄る中で，20歳ともなれば一家の働き手と期待されたかつての同年の青年たちの大半は，苦しくストレスはあろうとも確かな役割と間違いなく生きていることを実感させられる日常生活があった。ところが現代はそれがない。ぬるま湯の中にいるような日々の中で，知子さんのような多感な青年は，自分が何をしたいのか，どのように生き，どんな役割を担っているのか皆目わからぬあいまいさにやりきれないものを感じ，不安といらだちにさいなまれているのであろう。

　結局知子さんは，精神病圏に入る障害とは考えられず，青年期のアイデンティティを獲得していくプロセスの途上の危機と判断された。その背景には，幼い頃から受験勉強に最重点を置いて生活してきた結果，体験の幅，量，質いずれもが貧弱になり，それに由来する人間性の未熟さがあることが大きな要因と思われる。

　不安を強く感じることから，知子さんは少しずつ自分の本質に目を向ける道のりを歩み始めた。あせらずにしっかりとその過程をたどることが今，もっとも大切なことである。

5　青年期の発達における今日的課題
[同一性確立の困難さ]

　青年期は自我同一性という課題に向き合い，それを確立し，1人の独立個体として社会参加へと歩を進めていく時である。この同一性確立という課題は，すべての青年に課せられた試練だが，中でも特有の困難を抱えている人たちがいる。そこで青年期の今日的課題としてLGBT（性的マイノリティ）と在留外国人の増加をとりあげる。

LGBT(性的マイノリティ)

　性的指向または性自認について，万人が同じではないという事実に，社会が少しずつ目を向け始めた。

　性的指向とは，人の恋愛，性愛がどういう対象に向かうのかを示す概念で，長い間それは当然のごとく異性を対象とすると考えられてきた。また性自認とは，自分の性をどのように認識しているのか，どのような性のアイデンティティを自分の感覚としてもっているのかを示す概念で，これもまた当たり前のように，心と身体は一致して男女いずれかの明確な性別の感覚をもっていると思われていた。ところがすべての人が一律にそうではなく，自分独自の性的指向や性自認をもって生きている人々も存在する。

　具体的に性的指向を類型に分けると，恋愛・性愛の対象が異性に向かう人(ヘテロセクシュアル)と，同性に向かう人(ホモセクシュアル)，男女両方に向かう人(バイセクシュアル)がある。異性愛者が多いことから女性の同性愛者(Lesbian)，男性の同性愛者(Gay)，両性愛者(Bisexual)が性的マイノリティになる。また性自認に関しては，心の性と身体の性が多数は一致するが，少数においては不一致の感覚をもつ人(Transgender)がある。以上4つの少数者の頭文字をとったLGBTが，現在性的マイノリティの総称とされている。

　LGBTの人口規模に関する公的な統計は存在していないが，法務省が平成26年度に「性的マイノリティと人権」をテーマとして作成した人権啓発ビデオの中で，性的マイノリティとよばれる人たちは「3〜5%くらいいると考えられている」旨の有識者の発言がある。

　その他，性同一性障害という医療的ケアが必要とされる場合の診断名がある。これは生物学的には性別が明らかであるにもかかわらず，心理的にはそれとは別の性別であるとの持続的確信をもち，自分を身体的および社会的に他の性別に適合させようとする意志を有する人のことをさす。トランスジェンダー(transgender)は時にそれと同一と解されることがあるが，トランスジェンダーの場合，自分の身体の性別に違和感をもちはするもののとくに医療的治療を必要としない人もあり，区別する必要がある。

　LGBTにはすでに子ども時代から多数者と違う自分に気づき，また友達やまわりの人から侮蔑的な言葉を投げかけられ自尊感情を傷つけられる経験もあり，不安や悩みを抱えて生きている人が多い。しかし青年期は，いよいよ真正面から性同一性のテーマに直面する時で，それはもっとも重い試練である。誰にも，親にさえ打ち明けられず，孤独の内に悩み，自殺を考える人も多々いる。

　こうしたLGBTに対し，社会は少しずつ動き始めた。2002年の人権教育・啓発に関する基本計画に，「同性愛者への差別といった性的指向に係る問題の解決に資する施策の検討を行うこと」が閣議決定に盛り込まれた，という記録がある。以来法務省，厚生労働省，また地方自治体，企業，民間団体等種々の立場から，当事者の抱え

る困難な状況の調査や把握，法整備に向けてのとりくみ，無理解，偏見，差別をなくす啓発活動等，人権擁護の立場から推進する努力がなされている。しかしまだ十分とはいえない。今後も教育，就労，医療，公共サービス，社会保障等，LGBT が直面している困難に向けての対応は重要な課題である。とくにその根底となる「多様な性を認め理解する」という個々人の意識の涵養が求められる。

在留外国人の増加

　日本は四方を海に囲まれた島国なるが故に，民族，言語，文化がより均質の国といわれてきた。しかし現在在留外国人が増加し，次第にその特性は変化しつつある。在留外国人人口は 2018 年末現在約 273 万人で，前年度から約 17 万人増加し，過去最高を記録した。日本の総人口（日本人＋外国人）に占める割合としては約 2％に当たる。それを法務省『在留外国人統計』の在留資格別内訳で見ると，多い順に「永住者」77 万人（内「特別永住者（在日韓国・朝鮮人等）」32 万人），「留学」34 万人，「技能実習」33 万人，「技術・人文知識・国際業務」23 万人となり，この 4 つで在留外国人の約 6 割を占める。その他では日系人が主流の「定住者」，技術・人文知識・国際業務等在留資格をもつ外国人の配偶者や子どもである「家族滞在」，「日本人の配偶者等」である。

　この中で注目されるのは，在留外国人中もっとも多数の永住者の動向である。以前は他の資格で在留している外国人が永住者に資格変更するためには，原則 20 年の在留期間が必要であったが，1998 年にこれが原則 10 年に半減された。さらに 2018 年 6 月に政府が決定した「経済財政運営と改革の基本方針 2018〜少子高齢化の克服による持続的な成長経路の実現〜」（骨太方針）により，「技能実習」から他の在留資格への変更が容易となり，外国人労働者受け入れ拡大への規制緩和の方向性が明らかにされた。

　その結果，とくに人手不足が懸念されているいくつかの業種において，業種ごとに定める技能水準と日本語能力水準を判定する試験に合格することを前提にして，期限 5 年の新たな在留資格が設けられた。さらに期限 5 年の技能実習を終了した外国人は，試験免除で新たな在留資格に移行でき，合計で 10 年の滞在が可能となる。つまり技能実習から永住者への道が開かれる可能性が出てきたのである。このように在留外国人，ことに永住者が増加することは，日本の将来の人口減少に歯止めをかける可能性が大きいと指摘する声もある。

　次に在留外国人を年齢別にみると，20 代が 84 万人でもっとも多く，次いで 30 代が 59 万人で，20 代，30 代で全体の約半数を占めている。また多くは在留外国人の子弟が中心の 20 歳以下では，0〜9 歳が 17 万人，10〜19 歳が 18 万人で，全体の 13％が未成年である。

　こうした年齢構成から発達論的にまず注目すべきは，未成年者の日本での生活，ことに学齢期の子どもの教育についてである。教育は個々人の人間形成に大きくかかわ

るものであるから，言葉や人間関係等におけるさまざまな困難や障壁がある時には，教育界は環境の改善や適切な支援を心がけ，よりよい発達につながるよう努力しなければならない。また当事者である子ども自身も出身国の言語，文化，生活習慣および出身国とは異なる日本のそれの双方に身を置く中で，いかに自己を形成し，やがて来る青年期の「同一性確立」の課題にどう向き合うのかという発達上のテーマがあることを理解しておかなくてはならない。

　また20代，30代の若い在留外国人の中には，近年増加している「留学」「技能実習」の人が多く存在していると思われるが，短期間で日本での在留を終えて出身国に帰るのか，それとも日本で長く就労し家族も帯同して暮らすのか，選択を迫られるであろう。青年期の「同一性確立」という課題はここでも大きくかかわる。

　在留外国人の増加は今後もその傾向を強くすると思われる。その中で，日本人も在留外国人も，異なる国や文化を尊ぶ精神や多様性を認める寛容さを根底に置きつつ均質(homogeneous)から混成(heterogeneous)の社会への道をいかに歩むべきか，考える時が来ているといえよう。

VII
成人前期
20〜30代

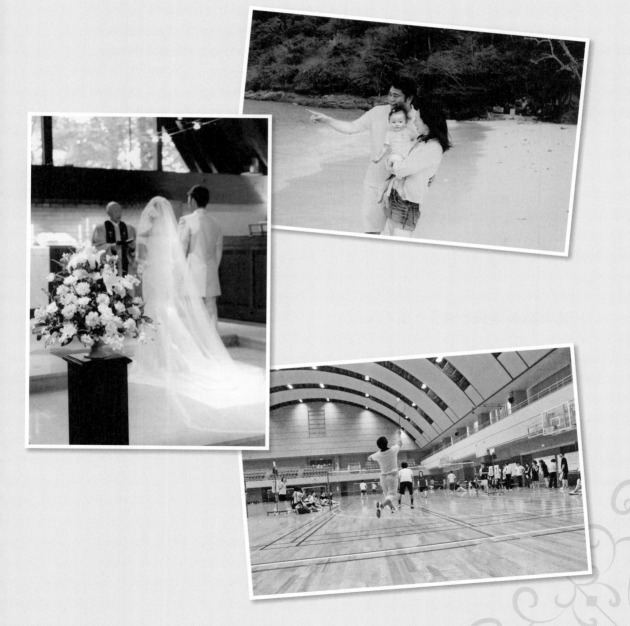

*1 成人前期の発達危機

成熟への入り口

　成人式は一人前の人間としての承認の儀式である。社会は若い成人の誕生に祝福をおくり，社会のメンバーとして迎え入れる。しかし成人への旅立ちは発達の終点ではなく，実は本当の成熟へ向かう入り口であり，門出なのである。だからこそ，これからもなお人間は，成熟を深めていくことができるし，また深めねばならない。

　人間の発達を段階的にとらえるエリクソンの理論のユニークさの1つに，先にも述べた通り，発達を人生全体に拡大して考える視点がある。すなわち身体的成長のピークを迎えた後もなお，人間的には発達しうると考えたのである。したがって，青年期までの発達課題を1つひとつ達成した後にたどり着いた成人期の若い大人は，ここでほっと一息ついた後，再び成人としての3つ(本書では4つ)の階層を歩んでいくのである。

　その第一歩である成人前期。この時期の人間は何を課題として生きるのであろうか。エリクソンはこれを親密性(intimacy)とした。その前の青年期で個としての自我同一性を探索し，まだ脆弱とはいえ一応その方向づけを終えて成人となった若い大人は，個を保ちつつ他者と親密にかかわる行動に乗り出す。恋愛，結婚，出産，そして職業や社会生活等がそれで，これらのスケールの大きい課題に直面して生きていく中で，より成熟した人間性を発達させていくのが成人前期の特徴と考えられる。

青年期の延長とモラトリアム

　成人前期は前述のごとくそれまでに習得したものを基盤にして，独立へと歩を進める時である。親への依存，大人社会への従属が当然だった青年期までの日々を脱皮する時であり，いわば脱青年期のはずである。

　ところが現代は，青年期が延長していることがしばしば指摘されている。これは留意すべき点である。成人式を迎え社会参加をするということは，選挙権を得て(2016年6月より18歳で得られるようになった)政治に参加し，職業も結婚も生活様式も自己選択が許され，酒もタバコもたしなめる。しかし一方では自由と権利に見合うだけの義務と責任も担わなければならない。これが独立した社会人の使命である。この社会人としての旅立ちがなかなか進まない現実があるというのである。

　1つには年々高学歴化の傾向が進み，20代に入ってもなお勉学中の身の者が多くなったことが理由である。これは，経済的に親に頼り，日常的にも親に身のまわりの世話を受けるといった，青年期の日々とほとんど変わらぬ生活を継続する者が増えて

いることをあらわす。また自分の職業を決め，結婚相手を選びとるといった自己決定は，1つひとつに責任がかぶさってくる。若い成人たちにはそれが重荷で，できる限り決定を避けようとする心理も働いているのであろう。いつまでも職につかずぶらぶらと時を過ごす者，恋愛も結婚もしない者が増えている現象の背景には，そのような心理的モラトリアムが存在していると考えられる。

　ここでモラトリアム（moratorium）という語を用いたが，これは本来「支払い猶予期間」の意の経済用語である。つまり戦争，暴動，天災等の非常事態において，銀行が倒産するのを防ぐために一時的に金の支払いを延期する場合に用いられる。これをエリクソンは青年期の若者が社会的責任や義務が免除される中で，自我同一性を確立するための自由な実験が許される状況に当てはめ，心理・社会的モラトリアム（psycho-social moratorium）と述べた。

　すなわち，これは青年期に特徴的なもので，脱青年期の成人前期には，モラトリアムを卒業しているのが原則と考えるべきである。ところが，現在，成人前期が青年期の延長で，モラトリアムの時代の様相をとっているのは，成人前期の問題であると同時に青年期のあり方そのものの影響があるのかもしれない。

　本来青年期の若者は，自我同一性を獲得する過程でこれから参加する既成社会を見つめ，歴史や社会を変革し，次の時代と社会を担っていく主体的意識を育てることが重要な課題とみなされていた。ヨーロッパ社会においては18世紀半ばより，日本では明治時代以降，青年期という人生における区分が定着し，当時の青年は，「恐るべき子どもたち」と大人世界にある種の危機を抱かれつつも，遠くない未来に新しい力で歴史を切り拓く主体になりうる存在とみなされ，成人になる前の準備期間をもつことが承認されていたのである。

　しかし現代は，青年のイメージもモラトリアムの質そのものも変化してきた。それが成人前期の脱青年期，脱モラトリアムを困難にさせていることと無縁ではないだろう。ことに親の保護色の強い日本では，青年期の若者の親子分離が不鮮明という特徴があり，モラトリアムに拍車をかけている。

　また1960〜70年代にかけてあらわれた激しい学生運動は，その後その反動として脱政治化を招き，大人社会への接点における価値観や主体的意識を育てる力をむしろ弱めた。

　大人も，若者の社会的遊びや試みが現実社会への批判や逸脱の恐れのある場合は抑制し，安全無害のもののみを許容することが多く，大人のコントロールに若者が従属する傾向も強まった。

　つまり本来的意味のモラトリアムを体験することができないままに青年期を通過し，成人期に入ってしまい，その結果，いつまでも未熟な「永遠の青年」の気分で，社会に真にコミットせぬままにモラトリアムの状況を継続する傾向が強まっていると考えられる。

　どうやら青年期の延長とモラトリアムは，現代という時代の様相の1つのようである。それがよいとか悪いとか論議するより，青年期および成人前期にまたがる大き

な今日的課題として，これから先も見守る必要があると考えられる。

親密性と山アラシのジレンマ

　エリクソンは成人前期の発達課題を「親密性(intimacy)」とした。これは自己のアイデンティティの問題を処理できるようになるまで成長したので，他者との関係に立ち向かっていくことができるという基盤の上に成り立つ。つまり親密性は自分の何かを失いつつあるのではないかという恐れなしに，自分のアイデンティティと他者のアイデンティティを融合する能力のことをいう。この親密性は異性への性的親密さがまず大きなテーマだが，周囲の人との共感，共存といった領域もある。青年期には，自分と同じ性質や考えをもつ者で集団をつくり，異なった集団に対して不寛容であったが，そのような不寛容さがなくなり，自分とは考えの異なった人たちとも親しくつき合うことができるという広い親密性も発達させる。

　ただ親密性の背景には，つねに次のような「山アラシのジレンマ(porcupine dilemma)」があると考えられる。

　ある冬の日，寒さに震える山アラシのカップルがいた。彼らはお互いに温め合うために抱き合った。ところが自分たちの棘でお互いを刺してしまうことに気づき離れた。すると棘の痛みはなくなったが寒くてたまらず，また近づいた。……何度もこんなくり返しをした後，ようやく山アラシたちはお互いにそれほど傷をつけ合わないですみ，しかもある程度温め合えるような距離を見つけ出したという。

　この寓話はドイツの哲学者ショーペンハウアー(Schopenhauer, A)に由来するそうだが，この「山アラシのジレンマ」を精神科医のベラック(Bellak, L.)は人間関係における心理的距離のとり方を考える上に用いている。すなわち，夫婦，親子，友人等の人間関係のいずれにおいても当てはまることだが，親密であればあるほど，相手の棘(相手の自我)が自己を刺し，自己の棘(自我)が相手を刺し，お互いに自己を保ち自己を主張することが困難になる危険性が増す。そして離れるが，離れすぎると今度は孤独で冷え冷えとした人生となるので，人はそれに耐えられずまた近づく。成人前期の「親密性」の中には，まさに自と他の間の葛藤として，このジレンマが存在する。成人前期の発達課題は，「山アラシのジレンマ」に耐えて生きていく柔軟さが求められるのである。

「親密性対孤立性」という成人前期の発達危機の解決

　成人前期の発達危機として「親密性」と対をなしている否定的側面は「孤立性(isolation)」である。これは個人が他者との関係を拒絶する状態をいう。人は他者を愛し，他者と融合したいという親密性を追求するが，同時に人とのかかわりの中で傷つくことも多く経験するので離れようとする。このように他者への接近志向と，他者をわずらわしく思う拒絶志向の相矛盾するものを人はあわせもっているのである。

これが前述の「山アラシのジレンマ」だが，このジレンマから逃げ出さず踏みとどまり，大きな賭けとさえいえる恋愛や結婚といった親密性を勇敢に追求することが，成人前期の健康な姿といえる。

　もしこれを恐れ，山アラシの苦悩を味わうくらいならいっそのこと，異性との親密なかかわりをもつことははじめから避けたほうがいいと思う時，自分で自分の殻の中に閉じこもり孤立の世界に身を投げることになる。それは貧弱で不毛の人間関係になる危険性をはらむ。

　孤立は異性間の親密さの対極としてのみ存在するものではない。職場の同僚間，また地域社会をともに生きる人間間のかかわりにも当てはまる。集団の中で積極的に自己表示をして他者に親しみを示すことは躍動感があるが，しばしば風当たりが強く，自己が傷つけられることも多い。そのためそこから逃避して自己感覚を壊さないように，もっぱら守りの姿勢をとり，自己のまわりに防壁を築いて自己に埋没する動きをとることもある。これは一時的には自己の安全性，安定性を保つかのごとく思えるが，この孤立状態は人間関係の隔たりと希薄化を招き，いきいきとした社会的，心理的活動は弱まる。

　結局，他の発達段階同様，成人前期は，他者との親密性を求めるエネルギーが孤立に向かう傾向に打ち克ち，より豊かな人間と人間の親密な関係を結ぶことをめざしていきいきと発動する時，発達危機は解消され，このステージの発達課題が達成されたと考えられるのである。

2　成人前期の人格的活力

愛の発達

　エリクソンは成人前期の人格的活力を「愛(love)」と述べた。つまり愛は，若い成人期にある者をいきいきと生かし，活動させるもっとも大切な内的力と考えたわけである。しかし愛はこの時期に急に培われるわけではない。愛は子どもから大人へと発達していく中で，いろいろな側面で形づくられる。親と子の愛，友愛，恋愛，人類愛，神への愛等のように。

　たとえば親と子の愛はまず母親が自分の胎内からこの世に姿を見せた小さな生命を，わが子であるというだけの理由で受け入れ愛することから始まる。父親もまたわが子を愛するが母親とは多少異なり，独立した一個の他者としてわが子に出会い，外部からの不当な圧力や敵対からわが子を守る。しかし同時に「お前が私の子どもであるならよい子(かわいい子，強い子，期待に応える子)であってほしい」と願う。心理学者のフロム(Fromm, E.)はこれを「無条件の愛」(母性性)と「条件つきの愛」(父性

性）ととらえている。この際母親が必ず母性性，父親が必ず父性性というのではなく，父母いずれであってもよいがこの2つの愛が必要で，車の両輪のように子どもの発達を支えると考えられる。そしてこの2つの愛をもって親は子どもの母港として学童期が終わるまで大きな愛で包む。しかし思春期を迎えると子どもは船出をして母港を離れ始め，成人期になるといよいよ社会という大海原に出て本航海に旅立ち，親から独立して固有の人生を生きる。そしてその後は成人した者同士として新たな親子関係を親愛感をもって生きる。

　友愛は子ども期に遊びを十分に経験することがまず土台となり，やがて趣味，性格，考え方等で共感できる人との間に生まれる。友との親愛感は生きる上での大きな力になる。

　恋愛は大きな力をもって若者や青年，若い成人を揺さぶる。恋愛は多くは劇的な体験で，どの方向に向かうのかに危険や問題はあるとしても，人間を根底から動かすエネルギーとして意味深い。

　その他，人類愛や神への愛等もいろいろな時期に芽ばえ成長する。このように愛はさまざまな側面で育つが，それらは各々が単独に切り離されたものとしてではなく，相互にかかわりをもちつつ，人格の中に統合され，愛の能力を高めているのである。

他者の中に自分を発見することと自分を失うこと

　成人期に入り，一個の人間として自由に生きる権利が賦与され，実際に社会の中でそれを行使できる時を迎えた若い成人は，通常特定の異性に強い親愛感を寄せる。それは1人の人間が他者と融合，結合したいという健康な渇望である。そして愛する相手との相互性の中で，自己の同一性を発見し，深く心身を結び合わせる。

　もっともこの結合にはいくつかの困難な側面もある。愛は惜しみなく与えると同時に惜しみなく奪うものである。他者を愛することは与えつくすことであり，裏返せば自分が奪いとられるという自我の危機感に直面せざるをえない。しかし愛が熟する時，人はその葛藤を克服し，ついには喜びをもって相手に与えることができる。それは自らを相手の心の内に投入することにより，自分自身も豊かになるからである。もし愛を与えたために自分が失われたり，減少させられたと感ずるなら，その愛は危機に直面することになる。

　このように成人前期は，他者の中に自分を発見したり，他者の中に自分を失うことがもっとも大きな精神社会的行動様式で，これを通して愛という活力は鍛えられる。

親密性と愛

　成熟の入り口に立ち，これからの人生を独立した主体として生きていこうとする健康な若い成人は，孤立へと向かおうとする側面をもちつつも，それより大きな力をもって人とむつみ合い親密にかかわることをめざす。それは自と他の出会いとかかわ

りの中で宿命的につきまとう「山アラシのジレンマ」を経験しつつ，愛する能力を培っていくことでもある。

　また愛は，乳児期の「希望」から始まる人格的活力の漸成的発達のプロセスの中で育つものである。たとえば，前段階の青年期に「忠誠心」が培われていなければ，相手との関係の中で愛が生まれ育つものではない。親密性と孤立性の両極が作用し合い，その葛藤を越えていく中で，成人前期の徳（人格的活力）である「愛」が人格を認識づける力として形成される。

3　成人前期の発達に関する興味深い学説・知見

アパシー・シンドローム

　大学生の間で，しばしば長期にわたり留年をくり返す者がある。もともと怠け者ではなく，むしろ平均以上に努力型で能力も高かった学生が，ある時点から特別な理由なしに無気力になり，勉強に意欲を失い，講義や実習に出なくなる。そして主観的には無関心，無気力，無感動，生きがい・目標・進路の喪失等が自覚されるが，とくに不安，焦燥，抑うつ等は強くない。また学校場面から離れていれば問題はなく，アルバイトや専門科目以外の学業にも平均以上の熱心さを示す。つまり客観行動は退却，逃避で，本業からの選択的退却，予期される敗北と屈辱からの先回りの回避が大きな特徴である。

　精神科医の笠原嘉（よみし）はこのような学生の精神病理的特徴に注目し，スチューデント・アパシーまたはアパシー・シンドロームとよんだ。student apathy という用語はアメリカのウォルターズ（Walters, P. A.）の命名によるものだが，笠原はむしろ，より日本にしばしば見られる現象として詳述している。

　スチューデント・アパシーに陥る青年は標準以上の能力のもち主で，過去に黄金時代を有した経験があり，マイルドな強迫性格者や，黒白二分の完全主義者が多く，優勝劣敗に敏感で，失敗や負けが予想される場面から逃避しようとする傾向が強い。必ずしも大学生とは限らず，若いサラリーマンにも見られるので，「アパシー・シンドローム」とよぶことも多い。いずれにせよ，これは青年期から成人前期にまたがる1つの精神病理的現象といえる。

　笠原によると，アパシー・シンドロームの長期予後は必ずしも悪くない。つまり無気力から一旦立ち直ると，急速に回復する。成熟につれて堂々めぐりを脱し，競争原理が比較的回避された職場や自分のペースでできる仕事についたり，能力の高さから自らのこだわりを活かした事業を開く人もいる。その点は病前に平均以上の能力と適応力をもっていたと思わせられるが，一方で成果を求められない副業に精を出すこと

もある。しかしまた中には統合失調症やうつ病との鑑別が困難なケースもある。

ピーター・パン・シンドロームとシンデレラ・コンプレックス

　アメリカの臨床心理学者のカイリー(Kiley, D.)は，一人前の男性としての責任を放棄し，大人世界への仲間入りができない男性が 1980 年代に入って増加していることに着目し，これをピーター・パン・シンドローム(Peter Pan syndrome)と名づけた。大人社会に住もうとせず，幻想的な夢の国で遊ぶ永遠の少年，ピーター・パンをイメージしたこのシンドロームは，まず 10 代の発達過程において，無責任，不安，孤独，性役割の葛藤という基本症状を示す。そしてこの基盤の上に，20 代に入ってからも自己愛と男尊女卑的志向(ショービニズム)を加えていく。

　すなわち，不完全で自信がなく，孤独で不安な自己像を隠すため，完全で素晴らしい幻想的自己像をつくり出し，それにしがみつき，自己の現実に直面することを回避したり，ことさらに男ぶって女性を蔑視し，自分の優越感を誇示する。しかし社会に出ていく時が到来し，真の社会人としての役割が要請されると，これらの防衛は破綻し，無気力状態に陥り，社会適応が不能となることもある。

　一方シンデレラ・コンプレックス(Cinderella complex)は，アメリカのフリーライターのダウリング(Dowling, C.)が現代の女性の生き方を見つめて命名したものである。これは自立する自信のない若い女性が，あたかもシンデレラのように，自分の人生を変えてくれる王子様(男性)の出現を待ち望み，その男性によって心の安定を得て，守られつつ暮らしたいという，心理的依存を強く抱く状態をいう。

　かつて女性は自己主張をせず，従順な妻・母になるよう教育されたが，女性の社会進出が進み，女性が自立するようになった現在，かえって女性の意識を混乱させることもある。キャリア・ウーマンやスーパー・ウーマンをめざし，積極的に自立を求める風潮の中にも，心理的依存をぬぐい去ることができず，王子様を求める姿が垣間見える場合もある。

　ピーター・パン・シンドロームもシンデレラ・コンプレックスも，青年期を脱し，成人期の自立へと歩を進めることに逡巡する状態で，心理社会的モラトリアムに身を置く姿といえよう。

4 成人前期の発達的な問題とケア
[事例を通して]

　現在の成人前期は，前述のように青年期の延長的雰囲気が強く，モラトリアムの時代が長く尾を引いている。仕事につくでもなく，結婚するでもなく，いつまでも親元

にいて自立しない者が増えている。次のような事例も，成人前期の発達課題が十分に
達成されていないと考えられる。

> ### 公二さん，25歳，無気力
>
> 　家族は会社重役の父と専業主婦の母，および父と同じ会社に勤める兄の4
> 人，本人は某有名私大に入ったが現在5年生。
>
> 　幼い頃よりおとなしく，優しい子どもだった。成績はよく，私立の男子進学校
> より一浪して志望の大学に入った。高校時代に不登校となり1年留年している
> ので，両親は大学は人の2倍の8年くらいかけてゆっくり卒業すればよいと寛
> 大に容認した。
>
> 　大学入学後しばらくは講義にも出ていたが，秋頃から欠席。単位はほとんど取
> 得せぬままに翌年も同じパターン。本人によれば，大学に入った時は「何かをし
> よう」と思ったが，選択した学部の講義に全く親しめず，「何か虚しさを感じ，
> しばらくはただ惰性で」通学していた。休みを過ぎると馬鹿らしくなって出席せ
> ず，単位取得はゼロ。
>
> 　翌年はじめは「このままでよいのだろうか」と思うこともあったが，自分で何
> をしたらよいかわからず，講義もあまり出席せず，毎日昼頃まで眠り，夕方から
> テレビを見たり，ゲームをしたり，時に高校時代の友人と飲みに出かける程度で
> その年も単位は取れなかった。両親は時に厳しく大学に行くように忠告するが，
> せっかく難関を突破して入ったのだから何年かけても卒業だけはしておいたほう
> がよい，と進路変更にあまり積極的ではない。
>
> 　おとなしくていつもニコニコ笑い，性格がよいといわれるが，学校や社会で活
> 躍する場もなく，また高校時代のわずかな友人を除いて友はなく，恋人もいな
> い。ついにたまりかねて，親につきそわれ精神科を受診したが「自分のことなの
> だから自分が何とかしなくては，と思う」と小さな声で語るのみ。

　これはアパシー・シンドロームの典型例である。無関心，無気力，生きがいの喪失
等が主たる症状だが，一種のモラトリアムであり，社会参加を逡巡し，退却する状況
で，青年期のアイデンティティの確立が不鮮明な上に，成人前期の課題である親密性
も十分に培われていない。

　公二さんは大学で留年をくり返しているだけで，就職もアルバイトも考えず，社会
生活を志すわけではない。友との交流も乏しく，恋人もおらず，恋愛も結婚も起こっ
てこない。主観的に何か居心地悪さを感じ，何とかしようとも思うが，深く悩み，葛
藤を抱くまでにはいたらず，結局孤立している。

　公二さんのようなケースは少なくない。これは成人前期の発達危機の例だが，ケア
としては薬物療法よりも，じっくり向き合って具体的にその人固有のアイデンティ
ティの探索や生きがいの探求等にとりくむことを支援するのがよい。そして社会から

孤立しないで，少しずつでも社会参加をしていくように方向づけ，趣味や娯楽にも目を向け，比較的時間の自由がきく仕事を試みさせる等の方策が有効かもしれない。

礼子さん，24歳，自殺企図

　礼子さんは短大卒業後銀行で働いていたが，最近生きていくことが苦しくなった。最大の理由は，ここ1年間もっとも親愛感を抱いてきたM子さんが自殺したためである。礼子さんにとって，この人がいる限り寂しくないと思っていたM子さんの死は，礼子さん自身の生をも危うくしたのである。不眠を訴えて通院し始めた診療所でもらった2週間分の睡眠剤を一度に服用し，それに気づいた母親によって救急病院に運ばれた。生命に別条なく退院したが，その後も朝起きられず，仕事にも行かず，何をしていてもすぐに涙がこぼれ，1人になって寂しいと訴える。礼子さんの状態を見て心配になった母親が礼子さんを説得して精神科の受診となった。

　礼子さんは2人姉妹の妹。10歳の時に両親が離婚し，父親が家を出た後，保険の外交員をする母親に育てられた。母親が父親のことでしばしば愚痴をこぼし，経済的苦しさもあり，家庭の雰囲気は陰気で暗かったという。2歳年上の派手好みの姉は，母の泣き言や注意を嫌ってか，高校卒業後働きに出た会社の同僚と同居するといって2年前から家を出たため，礼子さんは現在母親との2人暮らし。

　面接していてわかったことだが，礼子さんと彼女が心酔しているというM子さんとの関係は不思議なものだった。近くの洋装店勤務のM子さんは会社の経理担当者で，しばしば礼子さんの銀行を訪れた。M子さんは礼子さんのもっとも好きな女優に似ており，その上洋服や髪形のセンスも自分の理想とするものだったので，一度も直接話したことはなかったが，いつも遠くからあこがれをもって眺めていた。そして彼女が来た後は自分も同じような洋服を求め，髪形も真似た。また同僚に聞いてM子さんの働く洋装店を知ってからは，しばしばその前を通り，ショーウインドー越しにM子さんを眺めては心はずませていた。

　ところがある日を境にしてM子さんの姿が消えた。病気で休んでいるのではないかと何日か心配しつつ待ったが，M子さんは二度と姿を見せなかった。礼子さんはついに勇気を出して店のドアを開け，M子さんのことを尋ねた。最初は言わなかったが礼子さんの態度があまりに真剣だったので，店の人はついにM子さんが自殺したことを告げた。それを聞いた瞬間，礼子さんは自分がこの世界にただ1人残されたように感じ，目の前が真っ暗になった。それ以来礼子さんはM子さんのことを思うと涙が止まらず，自分も死ぬしかないと考えたという。

　礼子さんがM子さんに寄せる親密性は実在の人間を対象とするものではなく，リアリティの乏しい幻想の親密性である。まさに仮想現実の中での産物ともいえる。

　その後の診察で，礼子さんは幼少期に父親から虐待され，自己嫌悪と罪悪感，さら

に自分を捨てた父親への思慕と憎悪の葛藤を心の奥深くに潜ませていることが少しずつ明らかになってきた。見捨てられることへの不安と恐怖が生身の人間との触れ合いを避け，孤立して身を守るという防衛機制に発展していったのであろう。しかも遠く離れたところで，たとえ実体を伴わなくても親密性を育てていたことは，この時期の心理的テーマにゆがんではいるが合致している。

　礼子さんのケアには長い道のりが必要である。境界性人格障害であればもっと治療は困難である。しかし成人前期の親密性対孤立性という発達危機のテーマに，時間がかかっても向き合うしかないであろう。

5　成人前期の発達における今日的課題
［終わらない青年期］

　成人式を通過した若者は，言葉通りにいえば成人期を迎えることになる。原則としては一人前の社会のメンバーとしての義務と責任を負う限り，自分の意志をもって己が人生を自由に生きることができる。しかし現実には多くの者が高等教育や職業訓練の途上にあり，経済的にも精神的にも独立を先延ばしにしている。したがってかつては成人前期と考えられた20代は，その一部もしくはほとんど全部が青年期の延長といってもよい状態に置かれている。いわば“終わらない青年期”という特徴が今この時期に見られる。ことに社会的ひきこもりや遠のく結婚はその中での今日的課題といえる。

社会的ひきこもり

　30歳近くなっても仕事に就かず，外出もせず，時には何年も自分の部屋に閉じこもったまま過ごす，いわゆる“ひきこもり”状態の人々の存在がこの20年間で増加しており，注目を集めている。英語の“social withdrawal”という語の直訳で「社会的ひきこもり」とよばれることが多い。「社会的」という語を用いているのは，社会参加，中でも対人関係という側面にとくに問題があるためで，家族以外のあらゆる対人関係を避け，そこから撤退しているという特徴を包含しているからである。

　では「社会的ひきこもり」とは何か。精神科医の斎藤環の定義によれば，「二十代後半までに問題化し，六カ月以上，自宅にひきこもって社会参加をしない状態が持続しており，ほかの精神障害がその第一の原因とは考えにくいもの」(社会的ひきこもり，p.25，PHP新書，1998)である。ただし年齢に関しては年々高齢化しており，成人中期にまたがる課題となっている(中高年のひきこもりは成人中期でとりあげる。p.149参照)。

　社会的ひきこもりは1つの状態像であって，病名ではない。それ自体を病的と決めつけることには慎重であるべきだが，これが長期化すると，さまざまな病理を生み出すことにもなりかねない。

　では社会的ひきこもり状態にある人はどのくらい存在するのであろうか。2019年の内閣府調査によれば若年(15〜39歳)が約54万人(2015)，中高年(40〜64歳)が約61万人と推計されている。社会的ひきこもりはこの数値からみても重大な今日的課題である。

　社会的ひきこもり，ことにその始まりにおいて見られる精神症状には，対人恐怖症状，強迫症状，不眠と昼夜逆転，家庭内でのひきこもり，退行，家庭内暴力，被害関係念慮，抑うつ気分，希死念慮や自殺企図，等がある。しかしこれらの症状は，もともとその傾向があったとしても，多くはひきこもり状態になったが故に続発して起こってくる二次的なものである。

　また社会的ひきこもりと不登校の関連をとりあげた研究者が多く，3割から時には6割が不登校経験をもっていると報告している。かつて高木隆郎は登校拒否の経過過程として，登校に際して頭痛，腹痛，気分の悪さ等を訴えて登校をためらう「心気症的時期」，次いで親の登校への圧力に対して子どもが抵抗し，ささいなことで腹を立て暴力に訴えて親に立ち向かう「攻撃的時期」，さらに親が機会があれば登校させようと迫る時，それに対抗して自宅(自室)にこもり，家族の誰とも口をきかなくなる「自閉的時期」という3つの時期を想定した(内山喜久雄編：登校拒否，pp.9-80，1983)。この第三期の「自閉的時期」の不登校が思春期，青年期そして成人期へとひきずられていき，社会的ひきこもり状態を呈しているといえるのかもしれない。

　また社会的ひきこもりにおいてもっとも多くみられるものに対人恐怖がある。かつて対人恐怖について論を展開した森田正馬は，自分をつねに虚弱・異常・病的と考えて思い悩む者を「神経過敏傾向を有する」とみなした。むしろそうした傾向の人はささいな心身の変化が気になり，気にしないようにすればするほど注意が集中してしまい，感覚が過敏になって他のことが考えられず種々の症状にとらわれてしまうという強迫観念症に陥りやすいが，その中に対人恐怖症があるという。

　森田の対人恐怖症と現代の社会的ひきこもりを比較してみると，周囲が不快に思っていると強く感じ，周囲に対する緊張やこだわりのために，社会的活動から撤退し，家にひきこもりやすいという点は共通しているが，相違点もある。森田の古典的対人恐怖では明確な自我理想と自らが抱く自己像との間に落差があり，何とか自我理想に近づこうとして失敗するという葛藤の構造が基本にあり，対人関係においても自分の納得のいく他者の反応が見出せない，あるいは実現できないという深い幻滅を中心とした苦しみが強く存在している。

　それに対し現代の社会的ひきこもりでは，はっきりとした自我理想は見出しにくく，自我同一性の獲得も不十分で，自己感覚も自己像形成もあいまいであり，悩みそのものが漠然としている。それは，かつての対人恐怖症よりはるかに未熟で思春期，青年期の発達が脆弱なままに成人期を迎えているからであると考えられる。

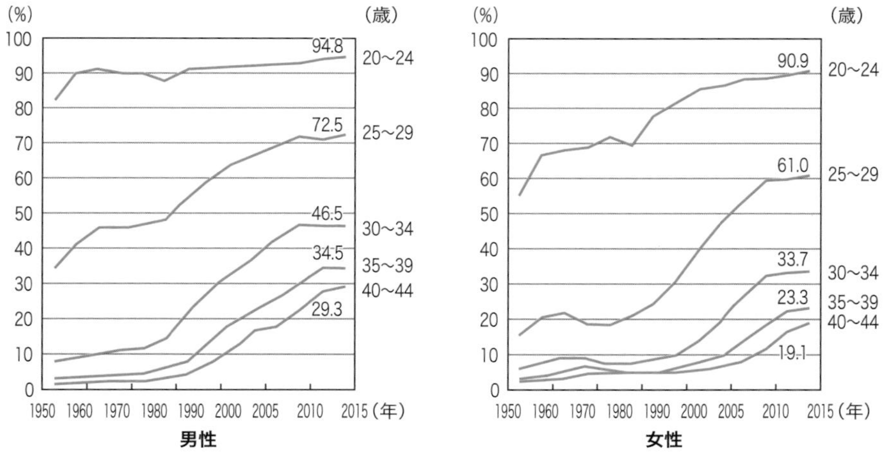

図6　20〜44歳の年齢別未婚率の推移（1950〜2015）
［総務省統計局「国勢調査」をもとに作成］

　どうすれば社会的ひきこもりから抜け出せるのかは，今や成人前期のみならず成人中期の課題である。近年この現象への注目が高まり，彼らの居場所や相談・支援の組織や親の会もつくられ，行政も就労支援や仕事起こしに少しずつ乗り出している現状がある。

遠ざかる結婚

　人は他者を愛し，結びつくことを願って親密性を培うが，一方では他者とのかかわりに傷ついたりわずらわしさを経験し，他者から離れたいという孤立への思いも抱く。この親密性対孤立性という対になる情緒性が成人前期の発達危機であることはすでに述べたが，その葛藤に密接にかかわるものが結婚である。結婚願望と結婚から遠ざかる心情は，いずれもこの時期を生きる人にとっては重大なテーマである。

　結婚をしないと一人前とみなされないという考え方や，結婚が早いか遅いかを問題視するのは個人の自由な選択を侵害するものであると主張する人がいる。未婚，晩婚，非婚といった用語自体が結婚することを前提にしてつくられていると批判する人もいる。確かに人間の発達や成熟は結婚という経験の有無と関係がないかもしれない。しかし結婚の是非論はともかくとして，未婚，晩婚，非婚の傾向が現代において強くなってきており，「遠ざかる結婚」という現象は明らかである。

　たとえば未婚率の推移を見ると，1990年代頃よりどの年齢段階においても急激に上昇している（図6）。このように男女とも子どもの出産につながる年齢の未婚率の上昇は，少子化に深くかかわっていると考えられる。

　なぜ未婚者が多いのか。その背景にはさまざまな要因があろうが，社会学者の山田昌弘が1990年代から21世紀の初頭にかけて，親に基本的生活を依存する独身者を

「発見」してパラサイト・シングルと名づけて論述をしたことが 1 つの大きな示唆であった(パラサイト・シングルの時代，1999)。1990 年代より目立ち始めた親同居未婚者は，生活費のもち出しが少ない分自分の収入の多くを物品の購入や旅行や趣味に費やし，リッチな生活をしており，結婚して自分の稼ぎで生きるとなると生活水準が低下するので，なかなか結婚に踏みきれない，という彼の論は大いに話題になった。

　しかし社会変動の潮流はきわめて速く，その後，パラサイト・シングルも大きく変容した。山田はそれに関して再び『パラサイト社会のゆくえ』(2004)の中で未来も予測して新たに分析，論述している。それによると，今や依存する親が高齢化し，俗な表現だが「かじれるスネはもうない」ということ，未婚者自身が労働状況の変化で正社員になりたくてもむずかしいため，フリーターの増加が著しく，給料が安定しボーナスも有給休暇もあった正社員の率の高かったかつてのパラサイト・シングルとは事情を異にしていること，等が現状となってきたという。その結果，正規雇用者でないと生活が安定せず，結婚を躊躇して未婚でいる者，また未婚者がシングルでいる内に齢をとり(中年化)，親はさらに齢をとり(高齢化)，その上に後期高齢期の祖父母がいるとなると，介護や世話のため，家を出て結婚をするわけにいかないという人も増えている現状がある。いずれにせよ未婚率が増加していることは確かである。

　もちろん自分の自由意志で未婚，晩婚，非婚を選択する人もいる。しかし日本社会の構造変化の影響も含めて，結婚が遠ざかっている現状は，事の良否を越えて，1 つの現代的課題ととらえられよう。

Ⅷ
成人中期
30~50代

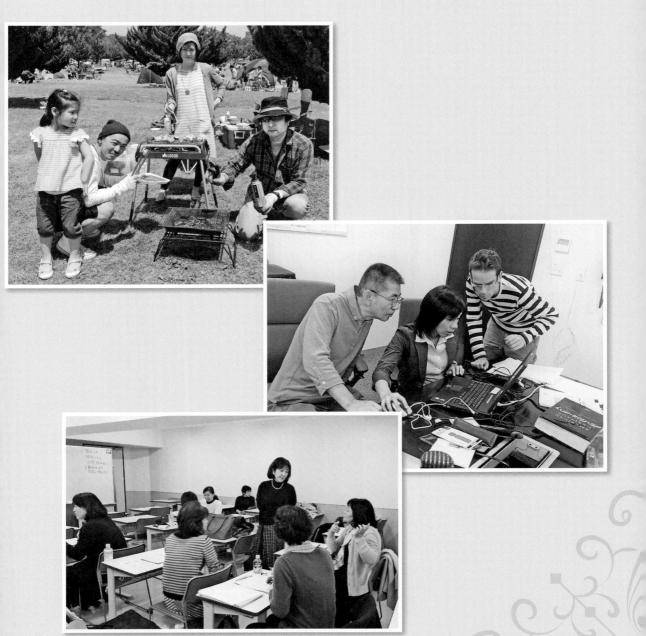

1　成人中期の発達危機

中壮年期を成人中期と成熟期に区分

　中壮年期とは，だいたいどのくらいの年齢を想定するのであろうか。通常は 40 〜 60 歳頃であろうか。多少幅を広げると，30 代もぼちぼち中年期の始まりというイメージがあるし，65 歳からを公的に高齢者と定義づけていることを配慮すれば，上は 65 歳までをさすともいえるであろう。

　エリクソンの人生周期は成人になって以降に VI. young adulthood，VII. adult-hood，VIII. maturity と名づけた 3 階層がある(図 1，p.9)。内容から判断すると，いわゆる中壮年期はこの VII 階層に当たる。

　本書の生涯人間発達論は，エリクソンの VII の adulthood を 2 つの時期に分け，その各々を成人中期および成熟期とよび，独立した人生周期とした。その理由は，中壮年は多彩な変化と非常に長い時間を有する時期で，これを 1 つのまとまった発達段階ととらえるのは，どうしても無理があるからである。

　ただ，エリクソンの発達論の文脈は，本書の成人中期(30 〜 50 代)に原則として当てはまるので，ほぼこれに準拠し，その後に本書でいう成熟期(50 〜 70 代)を最終の発達段階の前に新たに設けたと説明するほうがわかりやすいだろう。

　かつて孔子は，「五十にして天命を知る」と述べた。長い間人類は，50 歳を自分の人生の意味を悟り，人生のしめくくりに入っていく時期と考えていた。しかしとくに近年寿命が飛躍的に延び，50 代，60 代は人生の究極というにはあまりに早過ぎるし，はっきりとした老いのニュアンスもまだ入ってこない。まだまだこの時期は，身体的精神的社会的に見て老いとは別の，独自の発達が考えられる年代である。しかし一方では，仕事や育児が生きる中核にある 30 〜 50 代とも異なる。その意味できわめて現代的な現象とさえいえるが，成熟期(50 〜 70 代)を新たな人生周期として設け，その発達を考えた。

　また新しく設けた成熟期に関しても，エリクソンの漸成的発達論の考え方に基づいて新たな発達危機と人格的活力を設けたことも言及しておく(図 7，　　　　の部分が本書で新たに設けた人生周期)。

人生周期	発達危機	徳（人格的活力）
Ⅶ　成人前期	親密性 対 孤立性	愛
↓	↓	↓
Ⅷ　成人中期	生殖性 対 停滞性	世話
↓	↓	↓
Ⅸ　成熟期	同一性再確立 対 消極性	自信
↓	↓	↓
Ⅹ　成人後期	統合性 対 絶望感	知恵

図 7　Ⅶ 成人前期から Ⅹ 成人後期までの発達図式

　すなわち，成人中期の生殖性対停滞性という危機を解決した後に同一性再確立対消極性の危機に遭遇し，それを越えて後に最後の統合性対絶望感の課題に直面することが，発達の過程と考えられる。また人格的活力も，愛→世話→自信→知恵の順序で，人格を組織づける力として培われていくと考えられる。

成人中期の生殖性

　中天にかかる日輪が 1 日という時の中央をゆっくり運行していくがごとく，成人中期は人間 1 人ひとりの人生の真っ只中を，さまざまな営みを試みつつ前進する時間である。

　乳幼児期から人はめざましい成長発達をなし，青年期もしくは成人前期で生物学的レベルではすでにその頂をきわめる。だからして，成人中期はもはや老化の段階に入ったとさえいえる。しかしこの時期は人生の最盛期であり，家庭においても社会においても，あらゆる場での実質的な働き手であり，担い手である。

　この時期の課題をエリクソンは「生殖性（generativity）」と考えた。この年代の人は，社会の中で自分の場所を占め始め，そこでさまざまなものを生み出し，その発展と完成をめざして努力し，また責任もとろうとする。つまり自己の世代で生み出し，次の世代へと手渡すあらゆるものが，生殖性によると考えられる。その際エリクソンは創造性ではなく生殖性という語を用いた。それは特殊な人たちの特定の創造性をさすのではなく，一般的包括的意味あいでの「生むこと」を考えたためで，あえてあまり洗練されていない生殖性という語を当てたという。生殖性では，多くの人々がなす，わが子を生み，育て，次の世代を確立させることが，もっとも普遍的な作業である。

　しかしそれだけではない。生殖は子どもの他にも，もろもろの事物，芸術作品，技術，思想，哲学にいたるまで，およそ人の手により，知恵により，情熱により生み出されるものすべてが含まれる。個々人は自己の努力と責任のもとに，何ものかを生み出すという役割を担っており，それを実施することが生殖性である。

家庭における生殖性

　家庭生活における生殖性は，結婚，出産，育児が中心となる。

　現代社会における結婚は，多くの国では1人の男性と1人の女性が対等で自由な意志をもってなす契約であり，共同生活を営み，性的相互性の中にある状態をいう。この自由と平等を本質にもつ結婚観が歴史的に認められるようになったのは，それほど昔のことではない。たとえば日本ではごく近年まで，日本独特の「家」を中心とする結婚や夫婦のあり方が伝統的に存在しており，ここでは2人の人間の愛よりも，「家」意識が優先した。こうした伝統の中での結婚とそれに続く出産，育児は，おのずから「家」を骨格とする営みであった。

　それが戦後70年ほどの間にライフスタイルに関する世界中からの情報が日本にも押し寄せ，若い世代を中心に結婚観が変わってきた。すると当然夫婦の結びつきも，親子の交わりも，しつけや養育，教育も変容してくる。

　また結婚して子どもが生まれ，新しい家族ができ，共同生活が展開するわけであるから，成人中期の生殖性は父となる男性と母となる女性のそれまでの成長・発達が大きくものをいう。とくに直前の成人前期の親密性は，自分と他者に対するさまざまな葛藤に耐えて踏みとどまるだけの成熟したものであることが望まれる。そういう意味で他の時期同様，成人中期の生殖性も，それまでの発達のプロセスの上に成立するものである。

　いずれにせよ，自由意志による選択であり，男女が対等・平等の原則で結びつくことを旨とする欧米型の結婚観が日本にも定着してきた。さらに核家族化，少子化の傾向が驚くべき速さで押し寄せてきた。

　たとえば，1950年には合計特殊出生率（1人の女性が生涯に産む子どもの数）が4.32人であったが，2018年には1.42人である。子どもは1人っ子または同胞2人が大半を占める。これは少ない子どもに濃厚にかかわり，ていねいに育てるという利点があるが，同時に家庭内の人間関係が行き詰まり，窒息する危険ももつ。かつての三世代同居等の複合家族の成員数の多さは，若い嫁の立場の苦しさといったマイナス面もあったが，家庭の中を循環して作用する家庭内力動に大きく影響を与え，自然で多様な人間関係を体験するプラスの面もあった。

　また育児もかつてのように血縁，地縁に囲まれてなされるのではなく，育児書中心である。これは高学歴化する母親たちの嗜好にマッチする。知識中心の手引きで知的裏づけがある点ではプラスだが，かつてのように自分の親たちの世代からの伝承を受けずに親になることで，出産や育児の生きた訓練は身につきにくい。

　さらに家族の中の役割としての「男は仕事，女は家事・育児」という長い伝統が，次第に解体され，女性の社会進出が日本でも進みつつある。それは女性が妻でも母でもなく個として生きる上に大きな自由と広がりをもたらしている。しかし，あまりに「個として生きること」を追求し過ぎると，家庭における生殖性が危うくなることがある。子どもを生み健康に育てること，家族の幸福と安寧を保つために日々清らかで

心地よい住まいと温かい食事を用意することは，父母のいずれが担おうと子どもにとっては必要なものである。結婚し家庭をもつことは夫と妻という関係を生きることであり，子どもをもてば父と母という関係を生きなければならない。そこには父，母いずれにとっても何らかの「喪失」がある。しかし同時に「生殖」「創造」がある。成人中期の家庭における生殖性は父，母ともにその課題にしっかり向き合い，「生むこと」の真の意味を問いかけるべきである。

社会生活における生殖性

　生殖性は子どもを生み育てることだけではない，とすでに述べた。生殖性は次の世代へのかかわりであり，文化遺産の継承なども当然入ってくる。モーツァルトやピカソのような芸術家でなくても，人は自分の特殊な可能性に適する貢献をすることで，「生み出す」働きをなしているのである。

　成人中期は社会生活のあらゆる場で，実質的な働き手としての役割を担っている。つまり社会生活における生殖性は職場生活の中での営みそのものをさす。成人前期までは上司や責任者の指示・命令に忠実に従い，与えられた職責を遂行することが求められた。しかし成人中期ともなれば，職場の中である程度の管理的立場につき，業務の効率を上げ，より優れた製品をつくり，人間関係を好転させてよりよい組織をつくり出す等の見識が求められる。もちろん，この間個人にふりかかる運命やできごとはさまざまで，運，不運は避け難い。しかしその中で，それまでに培ってきた諸能力を発揮し，その人にふさわしい軌跡をたどることが，社会における生殖性の達成であろう。

家庭や社会における停滞感

　成人中期に結婚から育児に専念する道を選んだいわゆる「専業主婦」は，子どもを生み育てるという大きなできごとを喜びや生きがいと感じることが多い。しかし同時に，キャリアを失った悲しみやむなしさ，また家庭に閉じこもり社会から断絶しているように感じる不安や孤独感等，成人中期の人々，ことに家庭生活に専念する女性には，停滞感という危機的状況が起こってくることもある。

　「男(夫)は仕事，女(妻)は家事，育児」という長い伝統が次第に変容し，現代は幼少期から青年期まで，男女同等のしつけや教育がなされている。女性も自分の能力を伸ばし，自分にふさわしい生涯を求めて同一化の確立に励む。

　ところが結婚し，さらに子育てが人生の重要な課題になる成人期，ことに成人中期には，再び多くの女性が家庭生活中心の日々を選ぶ。同じように肩を並べて仕事をしてきた夫やキャリアを継続させている同性の仲間たちとの対比の中で，かつての成人中期の女性と同様，もしくはそれ以上の閉塞感，挫折感を味わうことが多い。そうなると子どもを生み育てる生殖性という明るい側面とともに，自分の人生が足踏み状態

で前に進んでいないと感じる停滞感という否定的な側面との葛藤に苦しむことになる。これが成人中期の主として家庭にある女性のジレンマであろう。

　一方会社や組織で働く人々は男女ともに，新入社員から，次第に経験と努力で実力を高め，主任や係長といった職位の階段を上り始める。そして成人中期にはいわゆる中堅社員として，課長や部長等への昇進競争が激化し，また若手と上司の板ばさみになり両者に気をつかわねばならない。さらに情報化や国際化が進む中で，新しい技術の習得や高い語学力が求められる。そうした中で，心身症，職場不適応，うつ病等の挫折状況に陥ることも多い。こうした停滞感を経験しつつも，なお自分の生み出す仕事の成果や作品に誇りと喜びをもつという生殖性をいかに回復し，強めるかが，成人中期の発達課題といえよう。

「生殖性対停滞性」という成人中期の発達危機の解決

　前述のように成人中期の発達課題は生殖性であるが，それは同時に停滞性(stagnation)という危機もはらむ。家庭生活や職場で生殖性を追求する際，同時に，自分の能力が十分に発揮できていないという不全感や，思い通りにならぬ人間関係の苦しみや，さまざまな感情の行き違いやもつれから，倦怠感や無力感を抱き，人格の退行と停滞を感じることがある。さらに40，50代ともなると青年期や成人前期とは違う自分に気づく。それほど確かではないが，誰にでもしのびよる肉体的精神的衰えの兆しを自己のものとして受け入れられず，強い挫折感とするなら，停滞となろう。また愛他的行動がとれるほどの余裕がなく，過度に自己愛的になる自己埋没(self absorption)も停滞の様相にきわめて近い。

　成人中期はこのように生殖性と停滞性のせめぎ合いの中にある。人生の正念場ともいうべきこの時期に，人はさまざまなものを豊かに生み出すが，同時に停滞にも陥る。停滞は心理的成長が欠けることを意味するが，それを悩み，苦しむ中から再び発達が触発される。したがって他のライフステージ同様，マイナス要因である停滞性も排除すべきではない。ただ生殖性が停滞性を上まわり，凌駕することが大切で，その時，成人中期の発達は力強くなされたと考えられるのである。

2　成人中期の人格的活力

存在をつくることと世話すること

　成人中期の心理・社会的行動様式は，まず「存在をつくること」である。多くの物語や映画は主人公が最後に恋人を見つけるところでストーリーが終わるが，実は成人

中期はそこから始まり，「存在をつくること」をテーマに展開していく時間である。子どもをつくる，あるいは子どもをつくらなくても他人の子どもたちを世話する，子どものためによりよい世の中をつくり出すのを手伝う，自分に与えられた場で実り豊かな何かをつくる，等である。

　また「世話すること(care)」もこの時期にもっとも似合う行動様式としてあげられる。世話とは，エリクソンの言葉によれば，あることを「したがる(care to do)」，ある人，ある物を「気づかう，大切にする(care for)」，保護や注意を必要とするものに「気をつける(take care of)」，そして物が破壊しないように「注意する」ということを含めた意味であるという。

　存在をつくることと世話することの2つが，成人中期の徳としての「世話」を培い，人格を組織づける上にあずかって力あるものとなる。

相互の働きかけとしての世話

　世話は愛と同様，相互性という性格をもつ。生み出す側の親と，生み出された側の子の間に相互の働きかけがある。つまり親は幼いわが子の世話をしながら，世話をした対象である子どもから求められ，働きかけられることを期待する。エリクソン自身，世話も相互補完的であると述べており，親から子どもへの一方通行的働きかけではなく，相互にいきいきと働き合うものと考えている。たとえば，親は生まれたばかりの子を全面的に世話するが，それは子どもが泣いて援助を求める働きかけをし，それに応えて母親は泣き声の微妙な変化をうまく理解し，わが子の欲求を知り，子どもの世話をするのである。この相互性が成立する中で，親は親として，子は子として成長・発達を遂げていくのである。

　これは何も親と子の関係だけではない。人間が生み出すさまざまな作品や思想にも当てはまることで，自己がつくり出したものが，自己に働きかけ，自己をつくる。この相互性の中で，お互いが生かされ，高め合っていくことができるのである。

生殖性と世話

　生殖性は子孫を生み出すこととともに，自分自身のさらなる同一性の開発という一種の自己生殖的な営みも含まれ，新しい存在や新しい作品，新しい観念を生み出す営みをあらわしている。もっとも前述のごとく，生殖的活動の活性を失う停滞感はどんなに生産的で創造的な人にも無縁ではない。そして生殖性対停滞性という対立命題から，この時期固有の徳目である世話が人格的活力としての意味を備えてくる。これは乳児期から成人前期にいたるこれまでの発達過程で，順次生まれてきた強さ（希望→意志→目的→有能感→夢→忠誠心→愛）が蓄えられて，はじめて力強く登場できるのである。わが子の世話のみならず，援助を必要とする人に物質的，精神的手助けや世話を惜しまず，また自分の居住する地域，国，さらに国際の数々の活動に参加し，進

んで関与することは，成人中期の人格的活力としての世話に貫かれた他者とのかかわりである。

　このように生殖性と停滞性の葛藤を越えて，世話が成人中期の人格を内側から支える活力として重要な役割を果たすのである。

3　成人中期の発達に関する興味深い学説・知見

レヴィンソンの発達論

　レヴィンソン(Levinson, D.)は著書『The Seasons of a Man's Life』(1978)の中で，成人発達に関して詳細に述べている(日本語訳は南博訳『人生の四季』，1980)。

　レヴィンソンは，人々の通過する人格段階を説明するために，自伝的事例資料を用いている。彼は，個人の性格の一面，たとえば性格や家庭や職業等，生活領域の一部だけに注目することではなく，その人の生活を構成するすべての面の「基本的パターン」の内面的な歴史的変遷を記述することから出発した。そこで個人の生活の「基本的パターン」，つまり職業，異性関係，結婚と家族，自分自身に個人がどのようにかかわっているかを生活構造(life structure)とよんだ。レヴィンソンの考える成人の発達とは，この生活構造の歴史的変遷のことである。

　具体的にレヴィンソンは，時間労働者，ビジネス管理職者，生物学者，小説家に対して面談を行い，人生周期における数多くの時期，段階，移行を記述した(図8)。

　レヴィンソンの結論は次のごとくである。

　①成人の生活構造は，職業にかかわらずすべての人で一定の順序をもって発達する。②その発達は，6，7年に及ぶ生活構造の比較的安定した安定期(stable period)と，4，5年続く生活構造の不安定な過渡期(transitional period)をくり返す。これを巨視的に見ると，約25年間続く一定のまとまりを示す発達期と過渡期によって人生周期が構成されている。③この発達の過程は数年の個人差はあるが，おおよそ暦年齢によって決定されている。

　とくにレヴィンソンは中年の危機を人生半ばの過渡期(mid-life transition)とよび，約5年間続くと考えている(40～45歳)。そしてこの時期の変化は成人に対して青年期以来自分の人生に存続している4つの主な葛藤にとりくむことを要求する。4つの葛藤とは，①若さ対老い，②破壊対創造，③男性性対女性性，④愛着対分離である。この人生半ばの過渡期の成功は，個人がいかに効率的にこれらの葛藤もしくは両極性の偏りを減じて，それらを自己存在の統合的部分として受容することができるかにかかっているという。

　レヴィンソンの面接資料には女性が含まれていないこと，中年の成人男性との面接

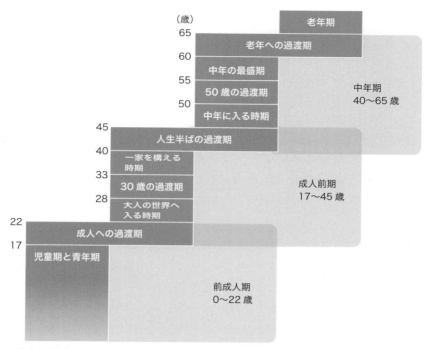

図 8　成人の発達
[Levinson, D.J.,(南博訳)：人生の四季──中年をいかに生きるか. p.90, 講談社, 1980 を改変]

であるため若い頃の人生に関する情報の妥当性に問題点を指摘する人がいるが，伝記的記録の質と量が卓越していることや，成人の発達が一定の順序をもっており，暦年齢に一致していること等から，彼の研究は多くの人の興味と関心をひいている。

グールドの発達論

　心理学者のグールド(Gould, R.)は，自著の中で成人期の人生がいくつかの時期に区分できることを示している。

　彼は，524 人の男性と女性を対象にした研究から，成人の人生に 7 つの発達段階を設けた(表 1)。

　さらにグールドは成人の意識の発達についても述べている。彼によれば，成人の意識は子どもの時の幻想を克服することによって発達するという。その幻想は絶対的な安全性の幻想であり，彼はこれを false assumption(誤った想像)とよんで，次の 4 つをあげている。

　①いつまでも両親と住み，両親の子どもである。②自分のことで何かできないことがあればいつでも両親が助けてくれる。③自分の複雑な内的現実に関する両親の説明に誤りはない。④世界には本当の死や悪魔は存在しない。

　この 4 つは青年期までに一応理性的には放棄されるが，無意識的には成人の生活

表1　グールドによる7つの発達段階

段階	おおよその年齢	発達
1	16～18 歳	親の管理から逃れることを望む
2	18～22 歳	家族から離れる：仲間グループを志向
3	22～28 歳	孤立を発展させる
4	29～34 歳	自己を問う：結婚と職業
5	35～43 歳	人生目標獲得の緊急性
6	43～53 歳	落ち着く：自分の人生の受容
7	53～60 歳	耐性，過去の受容，一般的円熟

[Gould, R.L.: The phases of adult life ── A study in developmental psychology, Am J Psychiatry, 129; 521, 1972. より]

の中にまで影響を与える。成人の発達は，この4つの無意識的な false assumption を1つずつ段階的に克服していくプロセスであるとグールドは考えている。つまり，成人の人生を16～22歳(親の世界との分離)，22～28歳(私は今や誰の赤ん坊でもない)，28～34歳(何が自らの内面にあるかに気づく)，35～45歳(中年の10年間)の4つに分け，それぞれの時期に解決される false assumption は，それぞれ上記の①～④に相当するという独自の発達理論を展開している。

4　成人中期の発達的な問題とケア

［事例を通して］

明子さん，35 歳，アルコール依存

　夫(37 歳)と娘(5 歳)の3人暮らし。高校卒業後，2 年先輩の夫と結婚。郷里を離れて上阪し，2 間きりのアパートで共働きをしてお金を貯めた。珠算1級で事務能力にも優れる明子さんは小さな製作所の経理担当で職場の上司に重宝された。夫はおとなしくて優しい人と思い結婚したが，消極的で覇気がなく，仕事(電機メーカーの営業員)もあまり身を入れてやらず，成績は悪く給料も少なかった。

　結婚後6年目に小さいながらもマイホームを郊外に購入。多額のローンの返済はあるものの念願がかない喜んだ。明子さんは仕事が好きで脂ものってきたところだったが，夫が子どもを欲しがり，本人も30歳になるので1人はもちたいと思い，出産した。ところが娘はアトピー性皮膚炎が強く，保育所に預けて職場に復帰することができなかった。明子さんは仕事をやめ，家事と育児に専念する

ことになった。

　夫は仕事が思うようにいかず，会社の人間関係もわずらわしいのか不平不満が
多く，ローン返済の重さも加わり，帰宅後も機嫌が悪く，娘のことを相談して
も，「うるさい」「疲れているから明日にしてくれ」と言うばかりでろくに会話を
することもない。夫の無能さに失望し，さりとて自分が今働きに出ることも娘を
思うとはばかられ，しかし仕事をしていた頃のような充実感がなく，つい娘につ
らく当たり，そんな自分を母親失格と思い，気持ちがいらいらすることが多く
なった。

　そして気分が沈み込み，不眠がちになった3年前より寝酒の習慣が始まっ
た。不愉快で不安定な気分が強いとついつい考え込み，酒の量が増え，やがて昼
間も台所にある日本酒を飲むようになった。飲むとリラックスした気分になり，
意欲も出るので1合が2合，2合が3合と増えていった。「アルコールに頼って
いる自分が情けない」と思いつつも，すぐ手の届く所にお酒があるので，つい隠
れ飲みをしてしまう。

　明子さんのような事例は「キッチン・ドリンカー」といわれ，ことに家庭の主婦に
増えているという報告が多い。

　明子さんは十分に有能で，仕事に生きがいも見出していたが，子どもをもち母にな
りたい気持ちもあった。真面目で几帳面な性格だけに，育児も中途半端にすまいと仕
事を断念し，家庭に入った。それに対し夫は能力的にも人間的にも豊かさや力が乏し
く，明子さんの失望は大きい。田舎から出てきて，大都会の生活の中で，頼りにすべ
き夫が不甲斐ない上に心がつながっておらず，孤独で憂うつな気分へと落ち込んで
いったのであろう。そして母としての自分にも自信がもてず，生きる目標を見失い，
張り合いがなく，自己不全感に苦しみつつ，アルコールに逃避していったと思われる。

　明子さんのような女性アルコール依存者の特徴は，男性に比べて常用し始める時期
が遅いにもかかわらず，短期間で依存度を増す傾向が強い。女性の場合は男性のよう
にオープンな飲み方ではなく，誰もいない台所で隠れて飲む形が多く，自己抑制がし
にくいことも関連する。また主婦としての毎日の生活は「待つ生活」であり，自分の
能力を他者に認められ評価される機会が乏しい。ことに明子さんのように社会生活の
中での自己実現という生殖性を経験した者がそれを放棄し，社会的経済的に夫に依存
する形をとることのむなしさは大きい。

　明子さんのケアは，日頃，夫にも誰にも出していなかった不満を理にかなうものも
かなわぬものも言いたいだけ吐露してもらい，聞いてあげることが第一歩であった。
そして夫も交えてよく話し合い，近くの事務所の経理を娘の通園の時間帯に合わせて
パートで引き受けることになった。過去の経験と有能さが認められ，時間給が上が
り，ローンの返済が月々減じていくのが楽しく，張り合いがでてきた。そして気分も
明るくなり，娘と一緒にいる時間が楽しくなり，夫の能力の低さもあまり気にならな
くなった。今はアルコールは夕食時ビールをコップ1杯と決め，それほど苦痛なく

守れている。

　成人中期は男性も女性も「何らかのものを生み出す」ことの喜びが大切である。停滞し，落ち込んでいる時のいやしと慰めはもちろんであるが，それだけでは不十分である。家庭でも社会でも，その人らしい生殖性実現のチャンスを本人が探索するよう支援することが，人間としての発達をいきいきと実現させる。このことをケアの際に忘れてはならない。

武司さん，35歳，胃の痛み

　武司さんは中規模の商事会社に高校卒業後17年間継続勤務している。1年前に経理能力を評価されて係長に昇進した。家庭には妻と6歳，4歳の2人の子どもがいる。最近住宅を購入し，ローン返済が始まり，さらに通勤に片道2時間を要するため早朝に家を出ることが多くなった。

　性格は真面目で，他人によく気をつかい，上司にも部下にも信頼されている。

　数か月前，決算期で多忙となり，超勤が月に50時間を超えた。さらに決算の内容に関して，各部門の利害をめぐり，抗争が表面化しそうになり，課長とともに一心に調整を行った。その頃より胃痛が始まり，とくに空腹時に増強する。薬局で薬を購入し，しのいでいたが，あまりの強い胃痛に耐えかねて，近所の内科を受診したところ，十二指腸潰瘍と診断された。

　この事例は，決算，部門間の利害調整，多忙による心身の過労等の職場ストレスが重なり，さらにローン返済の重責も加わり，十二指腸潰瘍が発生したと思われる。また真面目で，人間関係に気をつかい，過剰適応する性格の関与もあるかもしれない。

　武司さんのような事例は通常心身症の範疇に入れられる。心身症とは，身体症状を主とするが，その診断と治療に心理面からの配慮をとくに必要とする疾患群をいう。したがって武司さんの場合も，十二指腸潰瘍という身体的な疾患に対する治療，たとえば適切な薬物療法や休養が必要なことは当然であるが，同時に精神療法やカウンセリングも欠かせない。そうした心理治療はどんなストレスが自分にかかっているのかを知り，また自己の性格への洞察も深め，これ以上のストレスがかかっては危険という警告を自己に発したり，ストレスの発散方法を習得することの大切さに気づかせるためである。

　武司さんは残業時間を思いきって少なくし，休日は好きな碁を打ちに碁会所に出かけたり，新しく移り住んだ地域の旧蹟を訪ねたりして，極力自分の気持ちが安まるような時間の過ごし方をするようにした。ストレスを自分でコントロールすることを習得する中で，病状は軽快していった。

5　成人中期の発達における今日的課題
［少子化とそれの及ぼす影響］

　1年間に生まれてくる子どもの数は，1970年代前半にはおよそ200万人だったが，最近では100万人程度に減少している。合計特殊出生率は最低時（2005）の1.26より高くなったが，それでも1.42（2018）である（図9）。

　人間は他の動物とは異なり，子どもを生み，子孫を残し，種族を保存するという「生殖」を，生きる上の最重要目標には必ずしもしていない。子どもを産まない生き方を選択することは決して間違ったことではなく，それを責めるわけにもいかない。しかし出生率が減少することは，高齢者の寿命の延長と抱き合わせになると人口構成は戦前のピラミッド型から少し下のほうが狭まった釣り鐘型へ，さらに現在の提灯型へと，著しい少子高齢社会へと進むことを意味する。それは日本社会の営み全体にさまざまな影響をもたらす。

　また成人中期の課題でもある「生殖性対停滞性」という発達危機にも，少子化はかかわってくる。そうした観点から，今日的課題として少子化とそれの及ぼす影響や女性の社会進出，また近年増加している中高年のひきこもりについて考察してみよう。

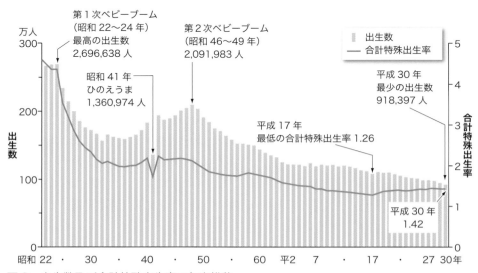

図9　出生数及び合計特殊出生率の年次推移
［厚生労働省「人口動態統計」（2018）より］

少子化の家庭にもたらす影響 ⌒

　少子化による人口減少・超高齢社会化は，日本の政治力・経済力・国際関係力等の動向にも影響を与え，将来の日本社会に重大な課題をもたらしかねない。しかしここでは，少子化による影響を家庭に限定し，子ども側と親側から考察してみたい。

　まず子ども側。少子化はきょうだい数が少ないことを意味する。かつて，たとえば第2次世界大戦以前の日本では，5，6人がきょうだい数の平均値であり，多ければ10人近くが同胞として家族の中で育つことも珍しくなかった。

　きょうだい数が多いことで，きょうだい間の，また親と各々の子どもとの間の二者関係の数が非常に多くなり，複雑な人間関係が形成される。年齢，性別，性格，能力，癖等，1人ひとりのもつさまざまな側面が，各々の二者関係に影響を与え，好きとか相性のよさを感じ，愛着，尊敬をもって結合，同一化，モデル化する場合もあれば，嫌い，相性の悪さ，競争的，葛藤的な二者関係になるケースも出てくる。いわば家庭は社会の縮図のようなもので，さまざまな人間関係が形成され，それを体験することによって幼い時から社会化を学んでいく。

　ところが少子化の現代では，きょうだい数が減少し，1人っ子や，2人きょうだいが増え，3，4人以上のきょうだいはまれになってきた。それだけに家庭内の人間関係の体験は限られたものになっている。結果，社会化へと切磋琢磨（せっさたくま）していく機会は少なくなりがちで，将来の対人関係のもち方やコミュニケーション力を未熟で弱いものにする危険性をもつ。もちろんきょうだい数が多いことにより，親の目が1人ひとりに細やかに行き届かなかったり，多くの関係性の中にはきょうだい間，親子間の葛藤を原因として病的症状や問題行動に発展する可能性が増大することもある。単にきょうだい数が多いほうがよいと断定できるわけでもない。ただ少子化が子どもの発達に影響を及ぼすことに留意し，友達との接触や交流，社会での同年齢，異年齢の子どもとの協働活動を積極的に体験させ，人間関係の体験の質と量をより多く豊かにするよう，工夫することが知恵として心がけられるとよい。

　次いで親側。子どもの数が少ないことは，親の子ども体験の量と質を減ずることである。2人目の子どもを生み育てる時，こんなに育児がやさしい（むずかしい）とは思わなかったと第1子と第2子の体験の違いを表現する親がよくいる。3人，4人……と子どもの数が増えるつど，同じ親でもそれぞれの子どもとの関係性が違うことに気づく。また子どもの発達に寄り添う中で，親はそれぞれの子どもの幼少期は育てやすかった（育てにくかった）が，思春期になってうまくいかない（うまくかみ合って面白い）等と，親も子も各々が発達しつつ変化していくことに気づき，微妙なつながり方を通して，プラスやマイナスの味わいを体験する。それが親の「生殖性」と「停滞性」を育てることなのである。

　成人中期の発達危機は「生殖性対停滞性」である。産み育てる喜びや自信（「生殖性」）を光とするならば，自分の成せる業（わざ）が必ずしも楽しみや実りをもたらすとは思えず，疲れや失望や不全感が募り，自分の人生が足踏みをしているような不安感や孤独

感（「停滞性」）を感じる翳（かげ）りもある。そのいずれの体験も重要で，それを通して人は発達していくのである。

　少子化により子どもを産み育てる体験が少なくなると，「生殖性」や「停滞性」の葛藤を体験することも少なくなりがちである。たとえば1人っ子の場合，親（ことに母親）が全力を傾けて密着して子育てに専念するあまり，子どもを呑み込むような濃密な愛のみを体験し，独占的・共依存的な関係に陥ったりする。反対に1人もしくは2人の子どもとうまくかかわれなかったり，育児への失敗感から，自分自身が絶望的になったり，子どもとの関係が壊れたり，時には虐待へと発展することも起こりうる。

　「生殖性」と「停滞性」のいずれをも体験することで，親もまた人間のもつ複雑な内面性に向き合うが，究極において「生殖性」が「停滞性」を上まわり，失敗や間違いはあっても子どもとともに生きた日々を喜びや肯定感をもって総括することができるなら，成人中期は豊かなものといえる。そのためには親自身が孤立せず，よき相談者，理解者をもち，あせらずに生きることが大切である。

　またここで，「生殖性」は何もわが子を産み育てることだけではないということを付記しておきたい。自分に与えられた場で何かをつくり出し，それを大切に育てることはすべて「生殖性」の営みである。動物や植物の世話，趣味の作品づくり，ボランティアやさまざまな活動に参加することで，目には見えない大切な事柄を社会に生み育て，「生殖性」を豊かに体験していることになる。これはわが子を産み育てる機会のなかった人たちにも当てはまる。

　成人中期という人生の昼間のような時間を，少子化社会にあっても豊かに生きることが望まれる。

女性の社会進出

　少子化の背景には，女性の社会進出が多かれ少なかれ存在する。かつて「男は仕事，女は家事・育児」という性別役割が定まっていたので，長い間女性の社会進出は抑制されていた。しかし第2次世界大戦後，次第に働く女性が増えた。1970年以降の女性の労働力率の推移を眺めると（図10），学卒後の20〜24歳の働く女性の占める率は50年前も今も変わらず，約70％である。これには欧米の女性の社会進出増加の影響や，日本の高度経済成長の労働力を求める動きが後押しをした結果と考えられる。

　次いで25〜29歳時点だが，かつては仕事を継続する女性は1980年代には約50％に減じていた。しかし年を追うごとに増加傾向を示し，現在ではこの年齢での女性の労働人口は約80％まで上昇した。これは結婚と同時に女性が仕事をやめて家庭に入ることが常識だった時代から，結婚しても仕事を継続することを容認する考え方へと，社会の潮流が変化したためであろう。

　しかし次の30〜34歳の年齢層では，女性の労働力率は年代を追って少しずつ増加

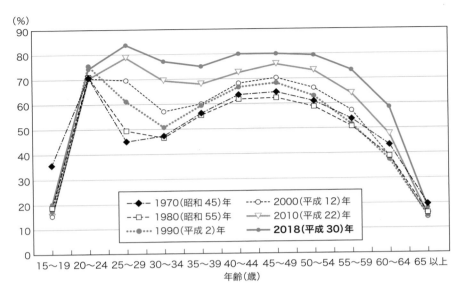

図10　年齢階級別女性労働力率の推移
［総務省統計局「労働力調査」(2018)より］

はしているが，やはり25〜29歳の年齢層より低下している。これは出産・育児の時期にいたって，仕事をやめる女性が今もなお多いということを意味する。そしてそのことは同時に，仕事を続けるために，出産・育児を断念する女性が存在することでもあろう。

　結婚は大人である夫婦が互いの理解と努力を惜しまなければ，妻が仕事を続けていくことにそれほど困難はないかもしれない。しかし出産・育児は，小さな子どもの存在が中心にあるだけに，仕事と両立させることは簡単ではない。妊娠・出産も，育児も，仕事を続ける場合の身体的な負担は大きい。また育ちゆく子どもの身のまわりの世話や人間らしい成長のための養育と教育は，精神的なエネルギーを必要としており，働く母親の荷は重い。

　仕事と出産・育児の両立を躊躇し，出産をあきらめる女性，子どもの数を少なくするという選択，これが少子化につながっているのである。

　女性の社会進出と出産・育児の両立は，いつの時代においても大きな課題である。そのための育児休業制度の導入，保育所の整備，子どもの養育・教育のための経済的支援，家庭に入った女性の再就職支援等を国や地方自治体が積極的に推進することは，女性が仕事をしつつ出産・育児にとりくむ道を広くする上で欠かせない要件である。

　しかしそれだけでは十分でない。子どもを産み育てることには深い意義があるという価値観を社会がしっかりともち，子どもを愛おしみ世話することは子どもも親も人間的に豊かに成長させることであり，ひいては日本社会を活気と豊かさのあるものとするという認識が深まる必要がある。親とは両親のことで，父親(夫)もまた母親(妻)

とともに子どもを産み育てることを人生の大きなテーマと考えるべきである。

　つまり出産・育児が女性の社会進出やキャリア確立の上にマイナスになるという引き算的発想ではなく，そのいずれもが人間発達の上に豊かさをもたらし，それが日本という社会の活力源になるというポジティブな考え方として広がっていくことが，少子化対策には必要である。

中高年のひきこもり

　社会的ひきこもりについては成人前期でとりあげた(p.129)が，現在は中高年の問題としても注目されている。数値で見ても，若年(15〜39歳)のひきこもりが約54万人(2015年内閣府調査)に対し，中高年(40〜64歳)では約61万人と推計され(2019年内閣府調査)，中高年のほうが若年より多い。

　中高年対象のひきこもりの調査は2019年にはじめて行われた。この調査では通常のひきこもりの定義「仕事や学校に行かず，かつ家族以外の人との交流をほとんどせず，6か月以上続けて自宅に引きこもっている状態」に加えて，趣味の用事や近所のコンビニ以外に外出しない状態が6か月以上続く人，また過去の同種の調査では含めなかった家族以外との接触が少ない専業主婦・主夫も，ひきこもりの対象としている。このようにひきこもりの定義(対象)や調査時期が一律でないので，直ちに若年者と比較できないが，それでも中高年のひきこもりが非常に増える傾向にある。

　この調査によれば，ひきこもりの期間は3〜5年が21％で最多だが，7年以上が全体の約5割を占め，そのうち20年以上が2割弱，30年以上が6％あり，長期のひきこもりが多いという実態が見えてくる。

　ひきこもりになった年齢は60〜64歳が17％でもっとも多いが，それに続いて25〜29歳の約15％，20〜24歳の約13％が多く，合わせて28％が20代で始まっている。

　もっとも多数を占める60〜64歳のひきこもりは定年退職により社会との接点を失ったことがきっかけで起こり，期間もそれほど長くないと思われる。しかし若年より続いている人の場合は，人間関係がうまくいかない，職場になじめない，病気になった等がきっかけで自宅から出られなくなり，ひきこもりが長くなればなるほど社会からの孤立感や対人恐怖症的心情が高まり，社会に出たくても出られないという悪循環に陥ったケースが多いと考えられる。

　また40〜44歳でひきこもり状態になった人は13％見られるが，この中にはいわゆる就職氷河期に遭遇し，就職活動がうまくいかなかったことがきっかけの人もあろう。

　このように今回の調査により，40歳以上のひきこもりの実態が明らかになった。ひきこもりの長期化，高齢化は，家族，ことに親の負担を重くする。50代になった子どもを80代の親が支えることになり，誰にも相談できず社会的に孤立し困窮する状態に陥っているケースが増えつつある。このような状態を「8050問題」といい，

今後ますます深刻な問題となることが懸念される。

　この問題にいかに対応すべきか。厚生労働省は 2009 年にひきこもり対策推進事業を創設し，全国の都道府県・政令指定都市に「ひきこもり地域センター」の設置を行った(2018 年設置完了)。これは本人や家族が最初にどこに相談したらよいかを明確にし，より支援に結びつきやすくすることを目的にしたものである。ここでは，教育・福祉・就労等にかかわる多くの機関が連携して，ひきこもり状態にある本人だけでなく家族も含めた世帯全体を支援するとりくみをめざしている。しかしそれですべてが解決できるわけではなく，居住する市町村の公的機関や NPO 等地域の力が必要である。また訪問による支援や同じ悩みをもつ人と話せる居場所づくりの有無も重要である。ひきこもりのきっかけそのものをなくすために，学校でのいじめや職場でのハラスメントの防止，メンタルヘルス対策等の就労環境の改善，再就職支援等を地道に粘り強く行うことも忘れてはならない。

IX

成熟期
50~70代

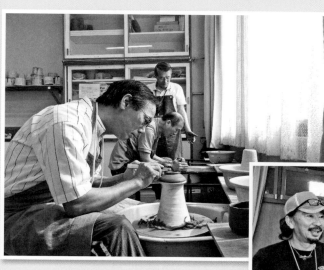

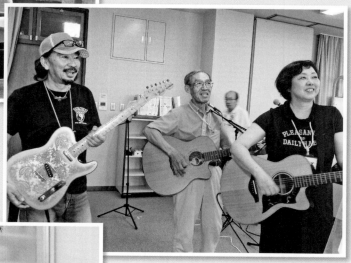

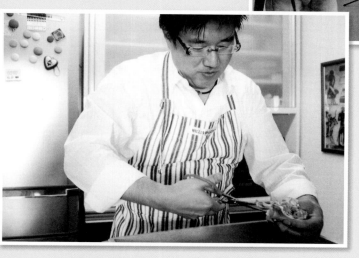

1　成熟期の発達危機

身体的変化とさまざまな動揺

　成熟期の特徴はまず身体的変化にある。女性の場合は明瞭に閉経(menopause)という現象が起こる。これは女性のホルモン環境の変化による自然の生理的変化であるが，同時にさまざまな身体症状(いわゆる不定愁訴)や，抑うつ，不安，焦燥等の精神症状もあらわれる。そうした特徴を包含して，更年期(climacterium)という言葉が用いられる。更年期の諸症状は，閉経前後のホルモン分泌の変動に基づくものと解釈されるが，それとともに，女性がそれまでに保持してきた生活環境や価値観の転換が心身の動揺を引き起こす要因にもなると考えられる。すなわち月経停止という現象自体が，女性であるという肉体的保証の喪失という象徴的意味あいを感じさせる危険性を包含する。また自立し始めた子どもが親元を離れる時にも一致するため，母親である自分の存在観の変容も迫られる。さらにこの頃から，性的関心や性的機能の衰えを感じる場合も多く，夫婦関係にも亀裂が生じやすい。

　このように更年期の女性にあっては，女であること，母であること，妻であることのいずれもが大きく変化することを余儀なくされ，それが危機的状況を生み出しやすい。

　一方男性は，女性ほど明瞭な身体的変化はない。しかし，50代になると多かれ少なかれ身体諸器官の衰えを自覚し始めることが多い。視力を誇っていた人が小さな字が読めなくなり，老眼鏡を用いねばならず，記憶力や計算能力が低下し愕然としたりする。性的魅力や性的機能の衰えを実感する人も多い。またメディカル・チェックでさまざまな数値が基準範囲から逸脱し始め，身体への自信が揺らぎ始める。このように女性ほど劇的な変化はないが，男性にも確実に身体的変化が到来し始める。

　精神的には，男性の場合もっと大きな変化に揺さぶられるかもしれない。仕事人間で，子育ても家庭の雑事もすべて妻に任せきりで，家は寝に帰る場所程度の認識しかもっていなかった男性では，この時期になり，妻や子どもとの生活体験が貧弱で，家族から1人遊離し，その間隙のあまりの大きさに衝撃を覚えることも多い。仕事においても，たとえ成功して管理職となり，自分が仕事の中心と思っていても，いつのまにか後輩が後から追いあげてきていることを感じ，人生の時間が以前とは違うと実感したりする。

　こうしてみると，成熟期は男性にとっても身体変化とそれに伴うさまざまな役割の変換が求められる時期といえる。

エンプティ・ネスト・シンドロームと定年

　成熟期の顕著な危機として，エンプティ・ネスト・シンドローム(empty nest syndrome)がある。空の巣症候群と訳される。

　これは子どもを産み，育てることを生きる中心に置いてきた女性が，50歳を迎える前後より，前述のように更年期を迎える。性ホルモンの分泌が減衰するために閉経という変化が到来し，それに伴って顔面紅潮，発汗，頭痛，めまい，動悸等の自律神経失調症や不定愁訴とよばれる症状が起こってきやすい。心理的には，閉経により意味づけられる「女」の卒業，子どもが青年期や成人期に達し，自立していくことによる「母」の卒業がある。そして気がつくと，夫との関係の希薄さがあり，子ども本位，夫本位にやってきた家庭の主婦は，長い年月守ってきた自分の巣が空っぽになったように感じ，悲哀感と憂うつ感におそわれやすい。これがエンプティ・ネスト・シンドロームで，成熟期に訪れる危機の1つである。

　産み育てるという生殖性は，実は自分が育てた者が自立し自分から分離していくという別れで完成する。この皮肉ともいうべき事実は，育てる側にはにわかには受け入れ難いものがあるかもしれない。しかし，自分が生み出した者が独立し，ひとり歩きをすることこそが，生み手の究極の目的であることに気づき，それを喜びとすることができる時，危機を乗り越えられる。

　また独立した子どもたちが，保護や避難を求めてたち戻ってくるかもしれず，その時に母港となる役割をもつ準備をすることもまた，成熟期の課題である。そして「自分は子どもを産み育てるという事業を長い年月においてなした」ことを喜びと自信をもって意味づけ，夫婦関係を新たに見直し，個として生きる道を再び模索し，「これから先の人生をどう生きるのか」を真剣に考えるきっかけになれば，エンプティ・ネスト・シンドロームは，危機であるとともに，発達をうながす触媒にもなる。

　一方，社会において仕事や作品を残してきた働く男性や女性たちも「定年」を迎える。まだ体力的にも能力的にも働き続けられると思う人も，多くはある一定の年齢に達すると後進に道を譲り，職場の最前線から身を退かねばならない。やるせない寂しさやむなしさにおそわれ，抑うつ状態になったり，多様な身体症状を出したりすることも少なくない。

　ことに男性の場合，仕事一筋で，職場に同一性を求める傾向が強い人は，職場を失うことは自分を失うことになり，不安定になりがちである。どんな仕事師も作品の生み出し手も，いずれは自分の仕事や作品づくりを次世代に譲り，託すべき運命にある。定年になり，大きな変化を自分が受け入れることは，危機的状況を生み出しやすいが，それを通り抜ける中で，自分の価値観や人生観を再び自分に問いかける時，自我同一性を再確立する道が開ける。

　成熟期は人生の最終章を迎える前の収穫と喪失，古い自分から新しい自分への再構築を課題とする時間なのである。

新しい自己の発見と挑戦

　74歳まで生きた孔子がその晩年に自己の生涯をふり返り，節目節目の齢を意味づけた言葉はよく知られている。それによれば，50歳は「天命を知る」齢である。すなわち人間の遭遇する吉凶禍福は避けがたいものと悟り，自分の使命が天から与えられたものであることを自覚したというのである。事実孔子は50歳を境として，それまでの修養の時期から実生活での活動へと入っていったといわれている。

　孔子ほどの人生の達人でなくても，多くの人々は50歳を過ぎると自然にいままでの自分の人生を立ちどまって眺め，「自分は何のために生きているのか」「自分の人生はこれでよいのか」と自らに問いかける。これはこの時期には，身体的変化や心理社会的な役割の変換等が迫ってきて，否が応でもその命題に向き合わざるをえないからである。そして思春期以来営々として維持してきた（あるいはしてきたと思っている）自己のアイデンティティが，再び大きなテーマとしてクローズアップしてくるのである。

　しかも現代の50〜70代は，十分に若く活動的である。本格的な老いまでに，まだ時間がある。「新たな自分に賭けてみたい」「もう一花咲かせたい」「今までの人生とは異なる道へと軌道修正することは可能だ」といった同一性の再構築へと向かう心情が高まる。

　著者の知り合いのS氏は大手企業の部長をしていたが，55歳で仕事をやめ，長年の夢であったピアノ弾きになった。若い頃より余暇にピアノを習い，200曲のレパートリーをもって酒場で弾いている。

　貿易会社に勤めていたY氏は英語とロシア語が堪能。若い時からボランティアでやっていた点字の文学書づくりを，50代から本格的にはじめ，日本では数少ない英文，露文の点字本を作成している。S氏もY氏も，本当の自分が見つけられてうれしい，といきいきとした表情で語っている。

　民俗学者の吉野裕子氏は，専業主婦だった50歳の時，ある大学の民俗セミナーを受講したのがきっかけで扇の起源に興味をもった。それ以来精力的に数々の民俗学のテーマにとりくみ，54歳で最初の著作を出版。以来八十余歳までに20冊の本を世に送り出した。

　このように50〜70代の成熟期は，新しい自己の発見という同一性の再確立と，それに向けて挑戦を試みる心情が明瞭に見られる時間といえよう。

惑いとためらい

　同一性再確立という作業が目立つ成熟期には，これとは対照的な惑いやためらいもまた強まる。

　幼少期に培ったものを思春期・青年期の自己意識の高まりの中で自我同一性として確立してきた場合は，成人前期，成人中期と進む中で，危機に遭遇しつつも一応保持

されることが多い。それが成熟期にもう一度「自分は何者か」「これから先どう生きるべきか」の命題の前で自分が試されるのである。

　その時，新しい自己を見出し，自我同一性を立て直す方向に足を踏み出そうとしながら，同時に惑い，迷い，ためらい，決断ができかねるといった，それに背を向ける消極性が心の内面に湧き起こることも多い。

　アガサ・クリスティは『春にして君を離れ』という小説の中で，ジョーンという中年女性（多少成熟期より若く40代と思われるが）の心理を描き出している。ジョーンは旅の途上，偶然砂漠の真ん中でたった1人数日間を過ごすことになる。現実的で自分をふり返ることなどいっさいなく過ごしてきた彼女が，嫌でも自分に向き合わざるをえず，夫と3人の子どもたちとの日々を回想する。すると自分は夫や子どもたちの幸せのためにできる限りのことをしてきたと信じ込んできた彼女に，次から次へと浮かびくる情景が，1つひとつ疑問を投げかけて迫ってきた。本当に夫や子どもたちは幸せだったのだろうか。あの日なぜ夫や子どもは自分から目を背けたのだろう。夫の心は自分からすでに遠く離れているのではないか。自分が子どもたちへの愛情と思っていたことが，逆に彼らを深く傷つけたのではないか。自分は家族の誰をも本当に理解していなかったのではなかろうか，等々。

　自己満足，占有欲，驚くほど自己中心的な愛情，すべてを自分の都合のよいように解釈する力。フロイト流の解釈をすれば，抑圧，否認，置きかえ，投影，反動形成等の防衛機制の数々で武装して生きてきたジョーンの自我同一性が，根底から揺さぶられる。そしてこれまで幸せな妻，賢い母と思っていた自分自身の姿が1つひとつ指の間から砂がこぼれ落ちるようにくずれ去り，今までは目を背けてきた真実が白日のもとにさらされ，真の自分を垣間見てしまう。その時ジョーンは，今からではもう遅いかもしれないが，それでも夫にすべてを告げ，新しい気持ちで出発し直そうと決心する。

　やがて彼女は砂漠から脱出し，ロンドンに帰る。そして夫と再会する瞬間までに，どちらかに決めねばならないと心は激しく揺れ動く。今やかすかに見えた真実と，それを勇敢に認めて新しい自分として生きようという砂漠の中で到達した思いと，まるでそんな思いはなかったかのごとく，今まで通りの自分でいようという考えとの間で振り子のように揺れる。いずれかを決めなければ，決めなければ……。狂おしいまでに心は揺れるが，夫に再会した時，ジョーンは今まで通りの明るい声で夫に話しかけつつ歩み寄る。結局，彼女は新しい自己の同一性を再確立する機会を逸した。消極性が勝ちを占めたのである。

　ジョーンのような人は成熟期の男性にも女性にもしばしば見られる。夫婦や親子の関係やあり方を根本的に変えてみようと思いながら，ためらいや迷いの中で結局，旧態依然として生きる人。新しい仕事や活動こそがこれからの自分の生きる道とかすかに気づきながら，踏み切れない人等々。これらは人間の弱さというより，同一性再確立という作業の高まる中で，その否定的側面である消極性が，成熟期の危機として存在するからであろう。

「同一性再確立対消極性」という成熟期の発達危機の解決

　成熟期の発達危機を著者は「同一性再確立(identity reconstruction)対消極性(indecisiveness)」と設定している。

　これは子どもを産み育て，仕事も盛んに励む中で，生殖性が停滞感を上まわることで成人中期を生きてきた人々が，成熟期を迎えて遭遇するテーマである。

　アイデンティティは青年期に，たとえおぼろげでも，「自分は何者か」という命題に答えを出すことから始まる。しかし，その後もどこかで動揺したり，修正したりしてきたかもしれない。つまり，アイデンティティは一度確立すれば確固たる不動のものというわけにはいかないのである。

　しかしすでに述べてきたように，人生周期の中で成熟期が一番きわだって同一性再確立の心情が高まる時といえる。これは次の成人後期という最終発達段階における自我の統合への強力な足がかりになる。

　しかし一方では，躊躇，逡巡，臆病，未決断等の消極性が心に湧いてもくる。現状維持という消極的な生き方に心が傾く中で，人はより自己の内面に目を向け，相克に悩みつつ，新しい同一性へと収斂していく。その意味で，消極性は成熟期に必然的なものとさえいえる。ただエリクソンの基本理念の通り，同一性再確立のほうが消極性を上まわる時，成熟期の発達は解決することになる。なお同一性再確立は形の上では必ずしも新しいものでなくてもよい。今までと同様の自分を生きるとしても，一度この葛藤を通りぬけ，再確認した上で生きるなら，それは同一性再確立といえる。そして消極性を凌駕して新たな勇気をもって新しく確立した自我同一性を生きることが成熟期の健康な発達といえよう。

2　成熟期の人格的活力

存在を見直す

　成熟期の心理・社会的行動様式は，「存在を見直す」ことが一番ふさわしい。1つ前の成人中期のそれは，「存在をつくる，世話する」ことであった。また次の成人後期は「あるがままに存在する，非存在(死)に直面する」ことである。その中間に当たる成熟期に人は存在をふり返り見直す。自分が生み出し，世話をした存在(わが子や仕事)自体がその関係において変容しているのである。自分という存在を客体として眺め，見直す作業が必要なのは当然である。

　50～70代は夢中で生きてきたそれまでの生きる速度に比すと減速したかに見えるが，前に進む足取りはゆっくりでも，それだけ深く内面への旅が続く時で，人格は

いっそう成熟する。

　自己の存在を見直すことは，深淵をのぞくような怖さもある。たとえば青年期に父親（または母親）との関係が病理的なまま別れ，その後結婚をし，子どもをもち，親になり平穏無事に過ごしていた人が，子どもが青年期に達した時，今度は自分が父親（または母親）として，わが子との間でかつて自分の親とくり広げた病理的な関係をくり返すことがある。結局，青年期に獲得した（もしくは獲得したと思っていた）自我同一性は成熟期に達して，再び深刻さをもって問われるわけである。

　このように存在を見直すことは，重い作業になることもあり，意識的，無意識的に避けて通る人もあるが，人格をより成熟させるための1つのプロセスであることは間違いない。

「自信」という人格的活力

　成熟期の「同一性再確立対消極性」の危機の中で，葛藤の末に同一性を確立する時，そのプロセスで得られる自信（confidence）は，人格を組織づける力になる。

　「これでよい」「たとえ間違っていても私はこれに賭ける」「このように生きることに後悔はない」といった自己肯定感が自己を信ずる力（自信）になる。

　それは成人中期の世話という人格的活力の上に成り立つ。世話は親から子へ，大人から子どもへの一方通行的な働きかけではなく，相互に生きて働き合うものである。親は親なりに，子は子なりに健全な発達をとげていく。そのような世話という活力を通して，自己と自己がつくり出したものが相互に影響し合ってきた成人中期の後に成熟期が到来する。世話を通して得た活力が，自己を見直し消極性に勝る同一性再確立を達成させるのである。この中で生まれる「自信」は，新しい同一性に裏づけされた人格的活力で，これは次の成人後期の発達危機に直面する準備となるものである。

3　成熟期の発達に関する興味深い学説・知見

ビューラーの発達論

　先駆的な発達の研究者の1人にビューラー（Bühler, C.）がいる。彼女は202のbiography（伝記）の分析等から，人生の一般的構造を明らかにしている。彼女は1人ひとりの人生が，それによって1つの全体としてのまとまりを得ると思われるintentionality（意図性）という概念を設定し，それへのかかわりの変化から人生を5つの時期に分けた（表2）。

表2　ビューラーによる人生の5段階

段階	おおよその年齢	発達
1	15歳以前	人生の目標の決定以前
2	15〜25歳	人生の目標の試行的，準備的な自己決定
3	25〜45または50歳	人生の目標の自己決定がより特定なものに限定される
4	45または50〜60または65歳	それまでの人生の成果の評価
5	60または65歳以上	多少とも完全な人生の目標の成就を認める

[Bühler, C.: The course of human life as a psychological problem, Human Development, 11; 184, 1968 より]

　ことに本書の成熟期に相当する第4段階の「それまでの人生の成果の評価」の時期については，個人の人生全体のより包括的な展望の時期であり，いくつかの理由から，多くの人は自らをre-orient（新たな方向づけ）しなければならない時期である，という認識を示している。

　ビューラーが明らかにした5つの時期は，最近の研究と多くの共通点があり，優れた先駆性を感じさせる。

ヴェイラントの発達論

　ヴェイラント（Vaillant, G.E.）は成人の性格発達を縦断的に研究したユニークな精神科医である。彼は1940〜42年に選択された健康な大学生のうち，経過を追えた94人を対象に，2年ごとの質問紙による追跡調査結果と，30歳（1951），47歳（1968）の時の面接調査結果に基づく研究成果を提出している。なお面接時には，成人期の適応，幼児期の環境，成人期における主たる防衛様式，結婚生活上の適応，精神科疾患等の既往等が尋ねられている。

　ヴェイラントは，良好な成人期の適応というものは，明らかな精神障害がないことと自我の防衛機制の成熟度と著しく相関することを見出した。このことから，精神障害者の人生におけるストレスの増大は，未熟な自我の防衛機制に基づいていると考えている。

　このように，成人の人生を考える上で，自我の防衛機制が重要であることが明らかになったが，ヴェイラントは防衛機制は幼児期の体験ではなく，成人期における加齢によって成熟していくことを見出している（図11）。つまり加齢とともにユーモア，昇華，愛他性，禁圧が増加し，反動形成や幻想が減少するという。

　ヴェイラントの研究は数少ない縦断的手法を用いたもので，しかも加齢に伴う性格変化をとらえている点で興味深い。ただ成人期の発達を青年期までの発達と全く同じ枠でとらえ，中年の発達をフロイト的な見方で前半生の続きとみなしている点から，必ずしも成人の発達を十分にとらえているかどうか，という疑問を呈する学者もある。

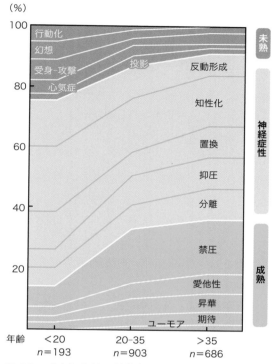

図11　成人における防衛機制の発達
[Vaillant G.E.：The evolution of adaptive and defensive behaviors during the adult life cycle. J Am Psychoanal Assoc, 19：110, 1971 より]

4　成熟期の発達的な問題とケア

［事例を通して］

哲夫さん，55 歳，自殺未遂

　父親を早く亡くした哲夫さんは，7 歳年下の弟を母親とともに育てた。その母も哲夫さんが 20 歳の時に他界。哲夫さんは大学を中退して書店の店員となり，弟を養育し，大学に進学させた。

　真面目で正義感が強い哲夫さんは店主の信頼が厚かった。30 歳で結婚して息子と娘ができ，45 歳で支店を任されるまでになり，安定した生活が続いた。その間も弟の経済的精神的な支援を続け，ついに弟は物理学専攻の大学教授になった。

　弟の成功をことのほか喜び，誇りにしていた哲夫さんだったが，2 年前に弟が

末期の膵臓癌とわかり，その頃からうつ状態になった。哲夫さんのうつ状態は薬物療法で一時軽快したが，結局 1 年後に弟は死去。以後哲夫さんは沈みがちとなり，抗うつ剤を服用していた。最近は仕事もきちんとこなし，客との応対も明るく元気がよいので，周囲は哲夫さんの抑うつ感が改善されてきたと喜んでいた。しかし哲夫さんは，弟の月命日の晩，自宅の浴室で手首を切り，自殺をはかった。さいわい発見が早く，救急車で運ばれ一命をとりとめたが，その後も不眠が続き，活気や意欲の低下もあり精神科に入院している。

　哲夫さんは「静かで真面目で，模範的な患者さん」と看護師が感心するほど，身辺の整理整頓が行きとどき，規則を正しく守る人である。しかし彼は主治医に，「自分は何のために生きているのでしょうか」と尋ねるほど，自我同一性が危うく，深い抑うつ感情に陥っている。

　いつも枕元に弟の著書を並べている。主治医や看護師が弟を話題にすると，てれたように笑うが多くを語らない。

　哲夫さんは思春期・青年期を通して，弟の養育に没頭した。父親役，後には母親役をも熱心にこなし，自分の願望も生きる目標も，弟の中に注ぎ込み，弟と一体化してきたと思われる。もし弟の養育が著しく負担であったとか，自分は弟の犠牲になり，本来の望みが達成できなかった，といった弟を愛しつつも，自我が侵食される怖さ，つらさを感じていれば，精神内界は葛藤に苦しみ，苦しみつつも自分の自我と愛情対象者である弟の自我の各々が，少しずつ各々の同一性を求めて前進したであろう。ところが哲夫さんの場合は，弟を母親的な愛と父親的な支援で全力的に支え，それを自分の最大の生きがいとしたため，弟への役割の中に自分自身の同一性を融解させてしまったと考えられる。

　そして弟の中に自分を見，自分の中に弟を生きさせ，ある種の強い二者結合が成立し，それを疑問に思わぬまま成熟期にたどり着いた。そこで弟の死に遭遇した哲夫さんは，1 人になった自分の内面をのぞき込み，空虚な同一性しかないことに愕然としたのであろう。愛する者を失った後の喪失感とモーニングの時期ともいえるが，それ以上に哲夫さんの場合は同一性の危機にあるといえよう。

　青年期の同一性が空ろなまま成熟期の同一性再確立を迫られるわけであるから，哲夫さんのケアはなかなか重い。安易に心の扉を開くともちこたえられまい。人間的な信頼を構築した上で，主たる治療者がゆっくりと哲夫さんの心を開き，弟とは異なる一個の人間としての自分の同一性を少しずつ確立していく必要がある。長くて遠い道のりかもしれないが，最終章の自我の統合という課題に向き合う前に，同一性の再確認と再確立を試みることは，時宜にかなっている。

美子さん，53 歳，夫への嫉妬

　美子さんは会社員の父と専業主婦の母のもとで，2 歳年上の兄とともに育っ

た。経済的には相当裕福で，私立の女子校に中・高・短大と学んだ。美しい顔立ちで友達も多い美子さんは，小さい頃から親に可愛がられ，反抗したこともない秘蔵っ子だったが，現在の夫との結婚は両親からの強い反対に遭った。貧困の中で育ち，中学卒業後，自力で広告代理店を起こした夫は，美子さんの育ってきた家庭環境とかけ離れており，結婚相手としてふさわしくないというのが親側の反対理由であった。しかし美子さんは強い存在感をもつ5歳年上のこの男性との結婚に25歳で踏み切り，以後実家とは疎遠になった。

　短大生と高校生の2人の娘をもつ美子さんは，2年ほど前から夫の行動が気になり，夫に問いただすようになった。最初は他愛のない夫婦げんかのようであったが，次第に美子さんの猜疑心は高まり，携帯電話の請求書をすべて調べたり，手帳や財布の中をいちいち検索し，必ず夫には女性がいると確信するようになった。そして夫の会社や出先に頻繁に電話をし，時には尾行もし，何も証拠になるものが見つからなくても，自分にはわかっている，間違いなく夫には女性がいる，と言い続ける。困った夫は，美子さんとともに精神科クリニックに来所した。

　この事例は統合失調症（妄想型）の圏内に入るものと思われる。ただ美子さんはそれまでに発病歴がなく，またこの嫉妬妄想を除くとほとんど日常生活に乱れがないので，必ずしもそのように決定できるとは限らない。何らかの内因性といわれる成因が存在するかもしれないが，多かれ少なかれ，成熟期の危機の1つのあらわれと解釈しても大きな齟齬はない。

　美子さんはいわゆる「よい子」として育ったが，青年期にどの程度の重さかはわからないが，親への離反心があり，それを夫の出現により一挙に顕在化させてしまった。1つの自立の達成であり，自分は自分らしく生きようという自我同一性を頼りに，両親の元を離れた。しかし自分から捨てたにもかかわらず，美子さんの心には両親から見捨てられたという思いがあり，もはや帰るべき母港はないという孤立感もあったかもしれない。

　その後結婚した夫と子どもたちとの波風のない平和で幸福な家庭生活を喜んできた美子さんは，自分の選んだ道は間違ってはいなかったと意識的無意識的に自分に言いきかせたかもしれない。現に夫は主治医に，現在はいっさい何もないが，以前は妻以外の女性との関係があったことを告白している。ところが面白いことに，その時は美子さんは全く気づかず，とがめもしなかったという。

　時を経て更年期を迎え，娘たちも思春期，青年期にさしかかってきた現在，美子さんは自我同一性の再検討を迫られた。それまで心の内側に目を向けないようにして生きてきた彼女が，今自分の心を恐る恐る開き始めた。しかしためらいと不安も強い。本当は自分の青年期の親子関係，夫との出会いと結婚へと進んだ時の自分の心，夫や子どもとの生活が真実何であったのか，といった核心に触れるところまで開ききれない。そして自分の存在感の動揺を夫の浮気という現象に収斂させ，そこに自分の不安や恐怖を投影し，置き換えていると思われる。

　結局美子さんは成熟期の課題である「自分は何者か」「これからいかに生きるべきか」という同一性の再確立を前にし，不安になっては防衛し，なかなか核心まで到達できないでいる状態にある。いわば決断のできない消極性に心がとらわれているのであろう。

　美子さんの場合は統合失調症圏内ということから，その観点からの治療も欠かせないが，同時に成熟期の発達危機に着目し，時間はかかっても同一性の再確立を支援するまなざしのケアが大切と思われる。

5　成熟期の発達における今日的課題
［たそがれどきの迷いと不安］

　「人生50年」という言葉が長い間親しまれ，60歳の還暦，70歳の古稀は，幸運な長寿を喜び感謝する意味合いがあった。だからエリクソンは生殖性に専念した成人中期の次は直ちに死に直結する成人後期が到来すると考えたのであろう。

　しかし平均寿命が男性81.09歳，女性87.26歳（2017）という長寿の時代に，50〜70代は，ある意味では人類の歴史上はじめてのぽっかり開いた中間地帯といえるかもしれない。1日にたとえれば昼でもなく，夜でもない，「たそがれどき」というような。そのため著者は新たな人生周期として成熟期を設けたのである。

　1日の中でもたそがれどきは夢中で子育てやさまざまな仕事に親しんだ昼間の後の時間で，人はその日のできごとや自分の生きざまを自然に思いめぐらす。喜びや誇りもあろうし，反省や悔恨もあろう。その中で人はやがて訪れる長い夜とその果ての1日の終わりに目を向け，これから自分は何をしようかとたそがれの中で考える。人生も同様で，まだ10年，20年，30年と行く手に延びている道を思い，自分の一生を充実させるために今なら間に合うかもしれない，と新しい道へ歩を進めようという思いが高まる。

　しかし同時にその高まりを抑圧し，今まで通りの道のほうが安全で傷つくことも少なかろうという守旧的な心のありようも一方にある。これが成熟期の発達危機として著者が設定した「同一性再確立対消極性」である。これはかつて通過した青年期のテーマに似ており，一個の人間としてトータルに自分を眺め，自分のアイデンティティをもう一度問い直そうという心情である。それは同時に迷いや不安や葛藤を道連れにして来るものでもある。

　かつては明瞭に存在しなかった，このたそがれの成熟期の今日的課題として親子共依存，離婚，自殺をとりあげる。

親子共依存 ✎

　共依存(co-dependency)とは，自分と特定の相手がその関係性に依存し，両者がその人間関係にとらわれるという「関係への嗜癖状態(アディクション addiction)」のことをいう。

　当初は主として，アルコール依存症の夫と忍耐や服従をもってかかわる妻，配偶者暴力(DV)の夫とそれに耐える妻の関係性に注目し，「人の世話・介護することへの依存」により，生活および問題解決が機能不全に陥っている状態をさしたが，近年はそれに加えて「親子共依存」が問題になることが多い。その典型例は過剰に世話をしたがる親とそれに浸り逃れられない子どもの関係性に見られる。

　親子共依存は子どもの青年期，親の成熟期に多く見られる。生涯人間発達論においては，青年期は「同一性確立」，成熟期は「同一性再確立」が発達課題で，子どもは自立して社会に出る時，親は後半生に向け新たに歩み出そうとする時で，いずれも同一性(アイデンティティ)というテーマにしっかり向き合わねばならない。ところが親は子どもに尽くし，子どもに必要とされていると思うことで自分の存在を確かめ，子どもは親に甘え，わがままを通しながらも親に支配され，自分がわからなくなる。そうして親子いずれもが相手に執着して生き，自立への道を閉ざしてしまう。その結果子どもは未自立や社会的ひきこもりになることがあり，さらにそれが中高年にまで及ぶと，高齢化した親は背負いきれず，現在「8050問題」といわれる深刻な社会問題を引き起こす一因ともなる(Ⅷ章, p.149)。

　親子共依存は親子両者にかかわるものだが，多くは親側にその病理性の端緒がある。親が過保護にすると子どもはそれに甘え依存しやすいからである。しかしいかなる子どもも自立して生きねばならないのであるから，未熟で親頼みの気分を見せても子どものひとり立ちを親が支援すること。そして成熟期を迎えた親自身は「これから先どう生きるのか」という自らの課題に真剣に向き合うこと。それを堅持することが親子共依存の予防および治療の方向性である。

熟年の離婚 ✎

　結婚(同居)生活20年以上といえば，夫も妻も40代後半から50代またはそれ以上の熟年である。その熟年夫婦の離婚率が増加している。**表3**によると，離婚総件数は1975年の12万件弱に比して40年後の2017年では21万件で，約1.8倍の増加であった。しかし，同居20年以上の夫婦の離婚件数は同じ期間で7,000件弱が3万8,000件ほどと5倍以上に増えている。全体総数に占める熟年離婚の割合は，1975年には5.7％だったが，2017年には18.0％と3倍の増加となっている。また，近年は全体の件数は減少しているが，同居20年以上の熟年離婚の割合は上がっている。

　ここで夫と妻という関係性と離婚について，時間軸にそって考えてみよう。まず出

表3 同居期間別離婚件数の年次推移

同居年数／年次	1975	1985	1995	2005	2010	2017
総数	119,135	166,640	199,016	261,917	251,378	212,262
5年未満	58,336	56,422	76,710	90,885	82,891	66,491
5～10年未満	28,597	35,338	41,185	57,562	53,449	42,333
10～15年未満	16,206	32,310	25,308	35,093	34,862	28,226
15～20年未満	8,172	21,528	19,153	24,885	25,618	22,950
20年以上	6,810	20,434	31,877	40,395	40,084	38,285
20年以上が全体に占める割合(%)	5.7	12.3	16.0	15.4	15.9	18.0

注)総数には同居期間不詳を含む。
[厚生労働省「人口動態統計」(2017)より]

会いから結婚当初は，性愛(エロス)に導かれて異性を愛し，結合したいという欲望が高まり，相手をパートナーとして選び，ともに生きる道(結婚)に進んでいく。甘美な蜜月期である。しかし生活をともにすることにより，それまで見えなかった相手の人間的側面(人格，価値観，生活態度，趣味等)すべてが顕(あらわ)になる。そして元々別々の世界で育った男女であるから，当然不協和音も生じる。その時相手をわずらわしく思って離れたい，また自分1人を守りたいという分離志向が起こってきても不思議はない。

　つまり，相手への親密性の高まりとともに，相手から離れ1人になりたいという孤立性も起こり，両者の葛藤という状況が生じる。これは著者が定めた成人前期の発達危機である。この危機の中で，夫と妻は鍛えられ，それぞれが生活や心の調整に努めるならば結婚は継続するが，あまりの隔たりの大きさを埋めようもない夫婦や，身勝手で努力も工夫もしない未熟なカップルは離婚という道に進む。結婚後早い時期の離婚は，こうした例が多い。

　次いで子どもが生まれ，養育や教育というテーマが夫婦の間で大きくなる時期を迎える。出産とともに母親専業となった妻と夫の場合も，ともに働きつつ育児をする夫婦の場合も，それぞれに試練がある。それまで男性と肩を並べて生きてきた女性(母親)たちが育児に専念する場合，生殖性のもつ喜びはあるが，個としての自分の人生の停滞感に足許をすくわれそうにもなる。一方，出産後も仕事を続ける母親は，個のもつキャリアの継続はあるが，心身の過剰な労働の疲れや母親として十分なことをしていないのではないかという不安感に陥ることもある。いずれの場合も夫が妻の孤独や労苦を理解し，共感や協力を惜しまないかどうか，妻が夫に心を寄せて手助けを頼み，そうされた時の感謝や喜びを表明するかどうかといったことが，夫婦としての道の存続の鍵を握る。もし互いがぎくしゃくし，相手への非難や攻撃気分が強まるなら，夫婦間の不和が離婚へとつながることにもなる。これが成人中期の離婚に多く見られるものである。

　では同居生活20年以上の夫婦の場合はどうか。大方が成熟期に入っているが，子どものある夫婦の場合は，自分たちが産み育てたわが子が自立して離れてゆく時期，子どものいない夫婦の場合も仕事というわが子を生み育てることに専念してきたが，それが終焉したり，後進にゆだねたりする日が近づく時期，といえる。いずれの場合も，熟年夫婦は2人きりになり，互いに1人の人間として向き合うことが多くなる。すでにそれまでに夫婦がパートナーとして協力し合い，感謝をもって生きていれば，またさまざまな危機があったにせよ，個と個の人間関係を互いに鍛え成熟させるプロセスをたどっていれば，夫婦という関係性は年月の重みも加わり，味わい深さも増し，これからも存続する。しかし非協力，無理解の中で妻が（夫が）孤独な人生を生きてきた場合や，長年深いかかわりもなくただ惰性で日を重ねただけの空疎な夫婦の場合等は，熟年にいたり，これからの人生を思う時，離婚という選択肢がほの見えてくる。

　かつては社会的なスティグマがあり，「この年になって離婚」ということへの恥じらいや躊躇があった。また「家」制度があった時代には，嫁−姑の関係をはじめ，大家族の中でのさまざまな人間関係が織り成され，わずらわしさや労苦もあった。しかしその反面，熟年になると夫も妻も「家」においてある程度の立場を得るし，家族の中に夫婦以外の存在も多いため，夫と妻の結びつき以外に結婚を存続させる要因も多くあった。それがかつての熟年離婚率の低さにつながったのであろう。

　ところが個としての生き方が尊ばれ，さらに夫と妻を中心とする核家族の時代を迎えてからは，周辺の人々の存在もなく，夫婦の関係性そのものがもっとも重要な結婚の要因となってきたことや，いくつになっても自分の人生を大切にして生きることを社会が容認し，離婚がそれほど重いマイナスのイメージをもたなくなったことが，熟年離婚の増加につながっていると考えられる。

　成熟期はそれまでの自分の人生の棚卸しをし，行く手の道をどう生きるのかを問いかける時間で，アイデンティティの再確立がよく似合っている。真剣に考え，別れて生きることを選ぶ人もいれば，思いあぐねた末，諸種の事情を鑑み，自分の意志で結婚を存続することに決める人もいる。いずれも同一性再確立の作業を行ったといえる。

　感情にかられ十分検討もしないで決断する場合は危険だが，離婚か非離婚かの道の選択は，どちらを選ぼうとも，主体的に人生のテーマに向き合った決断である限り，意味がある。成熟期では夫婦関係も含めて，自分のこれからの生き方を深く問い直すことが大切だからである。

熟年の自殺 🌀

　1998年以来，日本の自殺者は年間3万人を超える状態が続いていた。しかし，2012年に2万7,700人となって以降，減少傾向にある。年齢でみると，50〜70代の成熟期ともいえる年齢階層を全部合わせると，2018年を例にとるならば，約1万人で，全体のほぼ半数となる（**表4**）。それだけ熟年の自殺は目を引くものである。

表4　年齢別自殺者数の推移　　　　　　　　　　　　　　　　　　　　　（人）

年次／年代別	〜19歳	20〜29歳	30〜39歳	40〜49歳	50〜59歳	60〜69歳	70〜79歳	80歳〜	不詳	合計
1980	678	3,261	3,791	3,911	3,138		6,166		103	21,048
1985	557	2,548	3,519	4,936	4,815		7,143		81	23,599
1990	467	2,226	2,543	3,982	4,176		7,853		99	21,346
1995	515	2,509	2,467	3,999	5,031		7,739		186	22,445
2000	598	3,301	3,695	4,818	8,245		10,997		313	31,957
2005	608	3,409	4,606	5,208	7,586		10,894		241	32,552
2008	611	3,438	4,850	4,970	6,363	5,735	3,697	2,361	224	32,249
2011	622	3,304	4,455	5,053	5,375	5,547	3,685	2,429	181	30,651
2012	587	3,000	3,781	4,616	4,668	4,976	3,661	2,411	158	27,858
2013	547	2,801	3,705	4,589	4,484	4,716	3,785	2,533	123	27,283
2014	538	2,684	3,413	4,234	4,181	4,325	3,508	2,457	87	25,427
2015	554	2,352	3,087	4,069	3,979	3,973	3,451	2,459	101	24,025
2016	519	2,235	2,824	3,739	3,631	3,626	2,983	2,262	77	21,896
2017	567	2,213	2,703	3,668	3,593	3,339	2,926	2,256	56	21,321
2018	599	2,152	2,597	3,498	3,575	3,079	2,998	2,290	52	20,840

［警察庁「自殺者数統計」(2018)より］

　一般に自殺の原因としては，健康問題，経済・生活問題，家庭問題等があげられる。まず健康問題だが，人生の途上でさまざまな疾病や障害がおそいかかり，人は混乱絶望し，生きる勇気を失うことがある。しかし健康問題による自殺でもっとも多いのはうつ病である。若い時もうつ病による自殺があるが，成熟期ではさらに多い。成熟期は成人前・中期のエネルギーが減じ，身体の予備能力も低下傾向にあり，心身の不調や病気をしやすくなる時期である。さらに仕事は若い頃とは違う重さが加わり，仕事上のミスや職場の人間関係がストレスとなり行き詰まることも多い。そうしたことが抑うつ気分やうつ病を引き起こす。その時友人や専門医等の信頼のおける他者に相談をすれば改善するものを，苦境を誰にも話さず，1人でがんばる時，もっとも死への距離が近づく。

　またさまざまな不況の波が，経済・生活問題を惹起することが近年多い。多くの熟年者は自分個人のみならず家族の生活への責任もあり，その荷の重さに押しつぶされ，心身の疲労からうつ病へと進んでいくことも多い。

　さらに家庭においては，親の死や子どもの巣立ち等による家族の変化，またそれまでは見えなかった夫婦関係の不調や違和感等が熟年男女を揺さぶる。そして疲労，あきらめ，絶望から死への道をたどるプロセスを歩むこともある。

　ある意味でこれらは，著者が設定した成熟期のアイデンティティの再確立にかかわる課題といえる。かつて存在したものが変化し，喪失することは必然である。ちょう

ど成熟期がそうしたものに遭遇することの多い時である。したがって熟年を生きる人々は，自分に向き合い，新たな自分（アイデンティティ）を確立する必要がある。もちろん，その時，人は大いに迷い，大いに悩む。これもまた，必然である。誰もが多かれ少なかれ直面するこの発達危機を正しく認識し，自分1人で問題を抱え，追い込んでしまわず，友人や専門家の支援や援助を受けながら，死ではなく生の道を模索することが望まれる。熟年の自殺という問題は，成熟期のメンタルヘルスの重要性を強く示唆するものである。

X

成人後期
70代以後

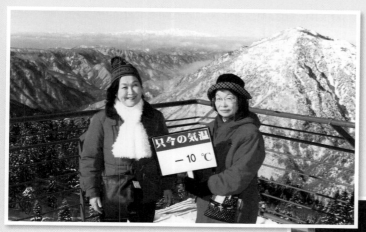

只今の気温
－ 10 ℃

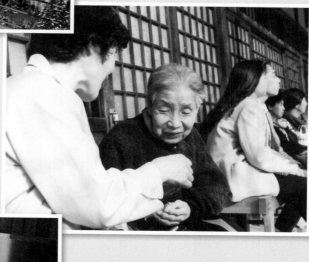

1 成人後期の発達危機

しめくくりの時，人生の究極

人生50年といわれた昔と違い，現代は生活環境の改善や医療，科学の進歩とともに，寿命はずいぶん長くなった。その結果，老いた人々の生き方やそれを支える若い世代，社会のあり方が，大きな課題となっている。

老いはそれまでの人生を一変させる。幼少期，思春期，青年期，成人期とたどる中で，多くの人は異性にめぐり合い，結婚をし，子どもをつくった。あるいは何らかの仕事をした。つまり家庭にあっては子どもの面倒をみながらさまざまなことを教えて社会に旅立たせるという大仕事に力を注ぎ，社会にあっては物をつくり仕事に精を出した。それが今は大方の子どもはすでに一人前になり，社会に出て働き，結婚をし，親としての道を歩み始めている。一方のわが身は子育てが終了し，職業人としての役割も終わる。これが老年期である。

成人後期(老年期)はしめくくりの時である。誕生から死へとたどっていく人生の方向性はつねに一定で，決して後戻りはできない。地上での生活は必ず終焉を迎える。この厳しい運命を受け入れ，自分の生活を意味あるものにまとめていくのは大きな課題である。人生の究極である成人後期は，発達過程の最終段階である。

生理的・心理的老化

加齢は宿命的に心身の老化をきたす。まず身体的変化としては，白髪や頭髪の脱落，皮膚のしわ等の目に見える変化のみならず体力や持久力は低下し，動作も俊敏さが欠け緩慢になる。水晶体の混濁(白内障)，難聴，脊椎の前屈等もごく一般的に見られる老いの特徴である。

さらに配偶者や親しい者との死別，子どもの独立等の別れもあり，孤立，孤独を感じることが多い。そして人生の終局に近づきつつある中で，自責と死への恐怖が多かれ少なかれ強まってくる。

また脳の老化，すなわち精神機能の老化も個人差はあるが起こってくる。中でも知能の老化と人格・情動面での老化はしばしば日常的に見られる。まず知能の老化だが，知能テストの成績は一般に20歳前後で最高に達し，30代以降から下降し始めるといわれる。ただ加齢に伴い，動作性検査の得点は低くなるが，言語性知能はほとんど低下せずに維持されている場合が多く，認知症の状態に陥ったものを除けば，知能指数は少々下がっても，生活の実際場面における判断力や総合理解力は低下しない。むしろ経験に基づく判断は若年者より優れていることも多い。

　一方人格面の老化も指摘されており，自己中心性，猜疑，出しゃばり，保守性，心気症的訴え，愚痴等の特徴をあげる研究者が多い。短気で怒りっぽくなったり，頑固になる高齢者もよく見かけるし，感情面では抑うつ傾向が高まり，生命感覚が低下する場合もある。

　このように生理的にも心理的にも，老いは多かれ少なかれ誰にでも変化をもたらす。身体的な病気や死への恐怖のみならず，認知症になることへのこだわりや恐れも加わって，人生究極の老いの受容はそれほどやさしいものではない。その中でエリクソンは，成人後期の発達危機を自我の統合性対絶望感という対立命題で示している。本書も基本的にエリクソンの見解に同意する。

成熟の極（きわみ）としての統合性

　人生周期は誕生から漸成の過程を経て死にいたる。エリクソンはその終わりの時までを視野に入れて発達を論じた。青年期頃までを量的・質的な増大を示す成長・発達期とする見方に対し，成長の頂点を越えて機能的低下をきたすそれ以後の時期もなお発達過程とみなす彼の考え方は，寿命が延長している現代，生きることを前向きにとらえた論としてきわめて力強い。しかも最終の成人後期（老年期）を成熟の極と考え，自我の統合（ego integrity）がはかられていく時である，という指摘は意義深い。

　本書では自我の統合は今までに述べた9つの発達危機を克服し，より成熟していくことで達成に近づくと考える。つまり，自分自身と自分の生きてきたただ1つの人生を受け入れ，自分の人生は自分自身の責任であるという事実を受容することである。そして自分の生き方や価値観を大切に守り，自分を受容し，愛するとともに，自分とは違う生き方や態度をも尊重し，そういう人を受け入れることである。

　人生の究極で自分の人生全貌を見渡し，さしたる事業をなさず業績もあげなかったが，子どもをつくり育てあげた，あの子たちがこれから力強く生きてくれると思うと嬉しいと感じる人。社会的働きの場で与えられた仕事を全うし，失意の中をも生き延びた誇りと満足を感じる人。華々しい功績を世間に示したわけではないが一筋の道をひたむきに歩き，人に支えられ愛されたことへの感謝を抱く人。人はさまざまに自分の生涯を意味あるものにまとめ，自我の統合を行っているのである。そして自我の統合は，学歴の高低や経済的豊かさ，また健康，不健康によって決まるものではなく，人間的な成熟と円熟の力による。

絶望と疑似統合

　成人後期における発達危機のもう1つの極は絶望（despair）である。それはまず死に直面して人間はそれを回避することはできないということからくる。また自分の人生周期全体を眺めて絶望する人もいる。

　たとえば，苦労して育ててきたのに子どもたちは皆，親の意向とは違う方向に行っ

てしまった，子どもを育てても何にもならなかったと慨嘆する人。人生は無意味で自分の一生なぞ何の価値もないと自嘲する人。自己の不運を嘆き恨み，他者の幸福を憎みねたんで心が暗闇に閉ざされる人。しかも，人生をやり直すにはもはや遅すぎて時間がない，という感情が絶望を増幅させる。さらに心身の衰退と弱体化は，ご用済みとなった自分がよるべなき身に思え，途方に暮れ，生きる希望を失って絶望の淵へと近づく。

　また成人後期に見られる過去をふり返ってそれを神話化しようとする傾向は，潜在的な絶望感への防衛としての疑似統合といわれる。つまり統合の崩壊にさらされた時，何らかの秩序と意味を維持しようとするのは，神話化によるかりそめの統合をはかろうとする過程である。

　このように成人後期の絶望は，深く重い危機として，多かれ少なかれ誰の上にもふりかかってくる。

「統合性(自我の統合)対絶望感」という 成人後期の発達危機の解決 ⤶

　人生の最終段階で到達する統合性の意味は，単純にいえば，一貫性と全体性の感覚で，全体を1つにまとめようとする方向性といえる。ところが成人後期の身体は，種々の組織や臓器や血管系や筋肉系を結びつける相互性が弱くなっている上，精神面でも過去および現在の経験における記憶の一貫性が失われやすく，全体としての連鎖を喪失しやすいという状況を抱える。そこに悲哀感や欲求不満が加わると統合は危うくなり，絶望感が強まる。

　「老いは難破である」とシャトーブリアン(フランスの作家・政治家)ほどの人物でも老いを恐れた。しかしスイスの哲学者アミエルは「いかに老いるかを知ることは，知恵の生む最大の作品である。生きることの中でもっともむずかしく，もっとも偉大な芸術であるから」と述べている。なかなかむずかしい作業であるとしても，成人後期に他の時期同様，絶望にさらされながらも与えられた生を充実感をもって生きぬくことに価値を見出し，自分の一生をまとめ，その意義を認知し死を受け入れていく統合の確立のほうが絶望を抑えて優位に培われる時，この時期の発達危機は解消したことになる。そして人生全体が発達の一貫性という勝利の成果を手にすることになる。

2　成人後期の人格的活力

あるがままを生きることと死に直面すること　🍂

　孔子は自分の人生をふり返り，「十有五にして学に志す，三十にして立つ，四十にして惑わず，五十にして天命を知る，六十にして耳順う，七十にして心の欲する所に従えども矩を踰えず」と語った。これを本書の人生周期に合わせてみると，多くの共通点があり，きわめて興味深い。たとえば成人後期だけをとっても，60歳の耳順に続いて，70歳になった時には，自分の欲するままの言動が，決して軌道をはずれることがなくなったという孔子の発達過程に似通っている。

　エリクソンは成人後期の行動様式として「あるがままを生きる」ということをとりあげているが，これにも相通ずるものがある。つまり，若き日に自我にめざめ，自我同一性(ego-identity)を確立していく長い道のりの中で，自己の存在を自分なりに了解し，価値づけ，受け入れ，自分の中核にあるものを素直に愛おしんできた者が，成人後期であるがままの自分らしさを大切にして生きるわけで，素朴な自我の統合は孔子の「心の欲するところに従う」姿に重なり合う。

　また成人後期は「死に直面する」時で，これは人に死の恐怖に耐え，自己の生命への執着を断ち切り，残された時間を生きる勇気と慰め，そして死そのものを受け入れる準備をするよう求める。その際，凡庸な我々は，あえて死を考えまいと逃避したり，己が人生の不遇を嘆き悲哀の中であきらめに沈み込んだり，怒りや不満で自暴自棄に陥ったりする人間的弱さをもしばしば見せる。それらの葛藤を乗り越えていくことが成人後期の発達課題だが，そこに知恵(wisdom)が人格的活力としての役割を担うのである。

高齢者の知恵　🍂

　エリクソンは成人後期の徳(人格的活力)として「知恵」をあげているが，必ずしもこの語に満足してはいないと語っている。なぜならこの言葉は個人にとってもすべての高齢者にとっても，あまりに厳しい目標を意味するからだという。たとえば長生きをすれば，子どもっぽい特徴がしばしば蘇生する。幸運ならば明朗な子どものような性格が，不運ならもうろくした幼稚さが。しかしそれでもなお発達論的視点から，成人後期に「知恵」を活力としてあげているのは，成人後期においてのみ「真の知恵」が「恵まれた」人々に発達しうると考えたからである。そして漸成的発達を遂げる人格的活力としての最後のものである「知恵」は，エリクソンのいう一生涯の8つの段階すべてが体現されたものである。

　エリクソンは，人生周期の最後の段階であるこの時期に，人間的強さとしての「知恵」を想定したが，それは「死そのものに向き合う中での，生そのものに対する聡明かつ超然とした関心」という意である。

　思えばごく最近まで，多くの社会は「長老」という名のもとに高齢者に対して1つのイメージをもっていた。長老は少数者に与えられた神聖な賜物で，この発達段階にふさわしい務めをもの静かに果たし，尊厳ある死に方を知っている少数の賢明な人間，という意味合いがあった。ところが今日は急増する単なる「年配者」が成人後期を代表するようになりつつある。このような時代にも成人後期の知恵は本当に存在するのであろうか。

　この命題には，再び人生周期の理論が重要な意義をもつ。人は皆1つの生涯を生きるが，それは同時に親から子，子から孫へと世代から世代へと結びつく連環でもある。つまり人生周期の最後の段階で，再び最初の段階に回帰するわけで，この最後の人生段階は最初のそれに大きな潜在的意味を有すると考えられる。子どもは高齢者との出会いによって独自の仕方で思慮深さを学ばされる。ことに現代のように誰もがきわめて高齢まで生きる可能性があれば，長い成人後期があらかじめ予測して計画の中にくみ込まれるべき「平均的に予想される」経験となる時代の到来となり，成人後期の知恵はモデルとして，教訓として若い世代への働きかけとなろう。

　成人後期の知恵を語る時，「死の受容」を考え続けたエリザベス・キューブラー・ロス（Kübler-Ross, E.）がその著書の中で「私の最長老の師」とよんだ老グラニーのことを紹介せずにはおられない。（キューブラー・ロスの理論は次項で詳述する。）

　キューブラー・ロスがスイスの田舎町で医師をしていた若い頃，数か月の治療にもほとんど反応しない重症の幼い少女スーザンの往診に行った。両親や兄姉は農作物のとり入れで忙しく，少女にずっと付き添っていたのは，耳がよく聞こえず，目もよく見えない曾祖母であった。老グラニーは1日中スーザンのかたわらに座り，患者がまどろんでいる時にはうたた寝をし，目を醒ましている時はいつも注意深く見守り，あたかもある種の霊感をもっているごとく，最高の看護をしていた。

　この2人はキューブラー・ロスが何時間も眺めたいと思ったほど仲むつまじかった。老グラニーはさまざまな物語，彼女の昔の思い出とこれから起こることに対するある予感がまざった話をした。スーザンははじめは数えきれないほどの質問をするが，やがて少なくなり，最後に「じきに私のところを訪ねてくれる？」と聞く。老グラニーは優しく曾孫の手を撫でながら言った。「そうね，私の弱く老いた身体がもう長くはもたないことはお前にもわかるだろう。でもスーザンがここで私を必要としている限りはずっと一緒にいてあげられる。そして，じきに私たちはまた一緒にいられるようになるよ。その時を想像してごらん。きっと私の耳も目もよくなって，2人で踊りを踊っているよ」と。

　老グラニーはスーザンに特別なドレスを用意し，母親に明日の朝は働きに出かけないようにと言った。そして翌朝家族全員で朝食をとり，その少し後で父親がスーザンの死をキューブラー・ロスに知らせに来た。

　　キューブラー・ロスのこの話には喜びや悲しみを人々と共有し，愛と信仰と思いや
りを若い世代に伝える素朴な老グラニーの知恵が満ち満ちている。そしてキューブ
ラー・ロスは，老グラニーから「死は生と同様単純明快なものでありうる——われわ
れが死を悪夢にさえしなければ」ということを教えられたと結んでいる。

自我の統合と知恵

　　人生周期の最終段階は自我の統合の達成であり，人格的活力としては知恵である。
いずれも誕生以来，徐々に形成されてきたもので，1 人の人間が自分にとっての 1 回
限りの生涯をたどる過程の中で獲得されたものであるが，それと同時に世代間の交流
と文化の継承も行われる。自分も両親から生命を受けとり，また新しい生命を子ども
の中に託していく。人生周期はその意味では始まりも終わりもない，連綿と続くプロ
セスといえるのかもしれない。

　　成人後期の知恵は幼な子に手渡されるし，成人後期の絶望は乳児期の希望によって
癒される。スペイン語でいえば，esperanza（希望）と desperanza（絶望）の間に橋が
架けられるとエリクソンはいう。このように最後の段階で最初の段階に回帰するとい
う考えは，キリスト教の信仰の「もう一度幼な子にかえって，幼な子のようにならな
ければ……」という考えにも通ずる。そして「希望に満ちていること(hopeful-
ness)」があらゆる人間的特性の骨格として最初から最後まで作用し，それが成人後
期の知恵にまで高められていったのである。

✐3　成人後期の発達に関する興味深い学説・知見

キューブラー・ロスの「死の受容過程」

　　スイスに生まれ，アメリカで活躍した精神科医のキューブラー・ロスは，多くの末
期患者との，死にゆくことをめぐっての対話を通して，死にいたる深層心理を実証的
に研究した。彼女の『On death and dying』(1969)は，医師，看護師，宗教家，近
親者等に大変大きな感銘を与え，多くの国で翻訳された(日本語版は川口正吉訳『死
ぬ瞬間』，1971)。

　　キューブラー・ロスは，無名の一般庶民が死におもむく時の心境を面接を通して直
接観察し，精神分析の自我の防衛理論を基底に置きつつ，独自の言葉で解説している。

　　キューブラー・ロスは図 12 のごとく，死へのプロセスは段階を追って進んでゆく
と考えている。

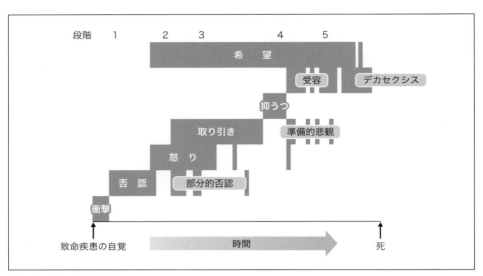

図12　死にゆく過程のチャート
[Kübler-Ross，(川口正吾訳)：死ぬ瞬間，p.290，読売新聞社，1971 より]

● 第1段階：否認

　今まで元気であった人が，医学的診断の結果，不治の病にかかっていることを知らされた時，まず感じることは「それは何かの間違いである」「自分に限ってそんなことが起こるはずがない」「あの医者はヤブではないか」というように，知らされた結果を信じようとはしない。これは自我意識が，現実の否認という防衛機制を働かせていると考えられる。つまり，自分が近い将来死ぬ運命にあるという怖ろしい予想をとうてい受け入れられず，無意識的にそれがなかったかのようにしてしまう精神の働きである。

　病気を宣告された人ならば多かれ少なかれこの否認を経験する。中にはかたくなに最後まで否認を押し通そうとする患者もある。そんな時，医療スタッフは患者の態度の矛盾点を強く指摘したり，事実を強引に認めさせようとして，患者の無意識の防衛機制を破壊しようとしてはならない。治療者側が患者の病気であることを認めたくない気持ちを大事に尊重し，おだやかな態度をとり続けることで，患者はショックから次第に立ち直り，事態を冷静に受けとめることができるようになる。それまで辛抱強く待つ態度が大切である。

● 第2段階：怒り

　否認の段階に次いで，怒りが突出してくる。「なぜ，私がこんな目にあわなくてはならないのか」と天を仰ぎ，地に伏し，憤り，恨む。そしてやり場のない怒りを周囲の人たち(家族や治療者)にぶつけることが多い。それも理不尽としかいいようのない文句をつけることがある。「こんな病気になったのは○○(家族や医師の名を入れて)

のせいだ」等。

このような状況の中で，周囲の援助者が，せっかく親切にしてあげているのに何ごとかと腹を立て，患者を非難することがあるが，それは事態をますます悪化させる。患者は深く傷つき，ますます怒りは増大し，つまらぬ医師や看護師のミスを探し出し，時には訴訟を起こすとまで口にし始める。このような悪循環に陥らぬようにするには，患者が怒りという手段を用いて何を訴えようとしているのか，という原点をしっかり見つめる必要がある。

つまり患者はどうしようもない苦しみと怒りを抱え，それに対しなすすべのない自分に腹を立てており，その苦しみを少しでも周囲の人にわかってほしいと思っているのである。

キューブラー・ロスは，患者の苦しさに知らん顔をしてみたり，何かよけいな気休めを言うより，ただ「お苦しいのね」といった共感の一言が千金の価値をもつと述べている。自分の今の痛み，苦しみを誰かがわかってくれている，そのことだけが患者の心をなごませるのである。

●第3段階：取り引き

第1段階で悲しい事実に直面することができず，第2段階で人々と神に対して怒りをぶつけた後，人々ないし神に対して何らかの申し出，もしくは何らかの約束を結ぶことを思いつく。これが取り引きである。もし病気が治るのであれば「全財産を神にささげる」「病院に多額の寄付をする」「酒，タバコ，ギャンブルをいっさいやめ，正しい生活を送る」等を誓う。つまり，子どもの時からの経験で，よい振る舞いをすればそれだけ報奨があり，特別サービスへの願望がかなえてもらえるというかすかなチャンスがあることを知っているからである。

末期患者にとっての特別サービスへの願望は延命の願望である。あるいは痛みと肉体的不快のない日が後幾日かほしいという願望である。

●第4段階：抑うつ

病気は進行し，新たな症状も加わり，手術は何回も重なり，時にはかけがえのない身体部分を失い，体力もますます衰えていく。このような状態になると，患者はもはや自分が重大な病気にかかっていることを認めざるをえない。身体の変形や喪失は，かつての自分を知る人々とのかかわりをもとうとする気持ちを失わせるし，職を失うことによる経済的負担や，家族の心理的負担が重苦しくのしかかってくる。

このような状態の中で患者は抑うつ感に沈んでゆく。しかも慰めはしばしばむなしい。キューブラー・ロスは患者に「悲しみを表現することを許す」態度がもっとも大切と述べている。今まで生きてきた自分を失い，大切なもの，職や生活，家族，財産すべてを奪われようとする時，悲しいのは当然だからである。悲しむなといわずに，ただ黙ってそばにいてくれる人たちに，患者は安らぎと感謝を覚えるのである。

さらにキューブラー・ロスはこの時期の抑うつを第2の抑うつとよび，怖ろしい

知らせを聞いた時にショックを受けて陥る第1の抑うつ（反応抑うつ）とは異なるものだと指摘している。つまり第2のそれは，末期患者が世界との訣別を覚悟するために経験しなければならないもので，彼女はこれを準備的悲嘆（preparatory grief）とよんでいる。

● 第5段階：受容

　上述したような段階を経た患者は，自分の運命について怒りも抑うつも覚えないような段階に達する。闘争は終わり，長い旅路の前の最後の休息の時がくる。この時期の患者はほとんど衰弱して，うとうととまどろんでいる。外部への関心は薄れ，そっと1人きりにしてほしいと望む。

　この段階では，患者と周囲の人のコミュニケーションはもはや言葉ではない。わずかに加わる手の圧力，表情，枕への寄りかかり等は多くのやかましい言葉より雄弁なのである。

　キューブラー・ロスはこの死に臨んだ時の受容，いわば静かな境地をデカセクシス（decathexis）とよんでいる。およそ自分自身を（その精神的エネルギーのすべてを）周囲世界とのかかわりから引き離すという意味である。家族でも医療スタッフでもよい，患者のそばに黙って座っていてくれる人が存在し，その人の前で自分の怒りを表現し，準備的悲嘆の中で泣き，恐怖と空想とを表白するように励まされてきた患者が，もっともよくこの受容に到達しうるという。つまり，ここにいたるためにどれほどすさまじい試練を通過しなければならないかを，十分に認識しておかねばならないのである。

　キューブラー・ロスの理論は，本書におけるⅩ章の成人後期の発達危機や人格的活力に深く調和するものである。

4　成人後期の発達的な問題とケア
　　［事例を通して］

　成人後期（老年期）は発達の最終段階で，さまざまな老いの中にその人らしさを結集していくことができるが，同時に絶望的なまでの老いの悲惨もある。病いと死に向き合い，心身の衰退をまざまざと感じつつ，自分の一生は何であったのかを考える時，喜びや満足とともに不満や絶望も押し寄せる。この時期の発達的な問題は絶望と自己侮蔑に陥る危険性が一番大きいことである。

美佐さん，72歳，不安発作

　2人姉妹の長女として生まれた。10歳で実母が亡くなり，以後幼い妹を母親のように世話した。30代半ばで一度結婚するが夫とは性格の不一致で2年後に離婚。以後着物の着付け教室で教えながら自立して生計を立ててきた。55歳の時，自分の全財産を譲ることを条件に妹の息子（甥）と養子縁組をしたが，うまくいかず3年後に縁組を解消。その時の感情的なしこりが尾を引いて，以後ほとんど妹一家との交流がない。

　4年くらい前より目がぼやけるのを感じ，症状が増強したため白内障の手術を受けた。手術後視力は回復したが，食欲不振や便秘などの不調が出始めた。ちょうどその頃，知り合いが大腸癌で死亡。それからは便や尿の形状や頻度が気になり，朝方便通がないと1日中それにこだわり，自分も癌ではないかと心配し，検査を受けた。その結果とくに異常なしといわれたが，その後も癌になるのではないかと気になって仕方がない。

　1年前より多少ふらつきがあり，駅の階段で転倒した。それ以来仕事をやめ，外出を減らし，着付け教室時代からの知人にお礼をきちんと払って必要なものを買ってきてもらう生活を続けている。

　最近夜になると誰にも発見されないまま1人で死んでゆく自分の姿が目に浮かび，叫び出したいほどの恐怖と不安の発作におそわれ，動悸と胸内苦悶感に苦しみ始めた。それを聞いた知人に連れられて精神科受診となった。

　美佐さんは若い頃より亡母に代わり妹の世話をし，結婚と離婚，養子縁組と破談等のさまざまなできごとを気丈に乗り越え，自立した生活を営んできた。これからも人に情けをかけてもらいたくないという。性格は几帳面で勝気，活発で負けず嫌い，と自分のことを評する。そして受診の時は入念に化粧をし，和服をきちんと着てくる。

　しかしこの美佐さんにも，老いという自然の現象が訪れてきたのである。水晶体の混濁（白内障），胃腸障害，ふらつき等，種々の器官の機能障害がわずらわしさと不快感をもって美佐さんに迫ってきた。誇りをもって生きてきた美佐さんは，にわかにそれを認めがたいが，それでも心の奥深いところで人生の終局に近づきつつあることを感じ始めている。そして死への恐怖は，無意識に増強されて不安発作となって暴発してきたのだろう。

　美佐さんは検査と服薬の調整という目的でしばらく精神科に入院した。長い間着付け教室の先生をしていたこともあり，身だしなみがよく，振る舞いもなかなか上手にできた。そのことに気づき，美佐さんは人と一緒に暮らすことが必ずしも悪くないと感じ，最近では自分にあった施設に入所したいと主治医や看護師にもらすようになった。

　美佐さんのような独居高齢者はこれからますます増えるであろう。彼女のようにある程度以上の財力も精神力ももっている人はまだささいわいだが，身体的精神的社会的

に追いつめられた独居高齢者の場合，老いは容赦なく過酷な終局へと導く。高齢者の福祉は，医療・保健・福祉関係者の最大のテーマの１つであろう。

道雄さん，82歳，暴力

　　元小学校校長であり，教育熱心な人情家で多くの教え子に敬愛されてきた道雄さんは，80歳の時脳出血で倒れた。右側の手足の麻痺と歩行困難が後遺症として残ったが，毎日病院にリハビリテーションに通った。妻に助けられてわずかな道のりを何十分もかけて歩き，厳しい訓練に懸命に励む姿を周囲の人は尊敬のまなざしをもって眺めた。

　　それから２年後に２回目の発作が来て，意識が戻った時右半身は完全に麻痺し，言語障害も残った。いくぶん気分が沈み込み無表情になったが，それでもとくに苦痛を訴えることもなく，見舞客は立派な病人と口々にほめた。しかし症状が安定してから，主治医に今後のリハビリの計画を聞いた時，突然メモに「家に帰る」と書いて妻に手渡した。道雄さんは運動性（表出性）失語症だったので，相手の言うことはわかっても自分の意思や要求を話すことができず筆談に頼るしかなかったのである。

　　医師や妻が説得し，リハビリのため入院を継続することになったが，ある夜道雄さんの妻は激しい物音に起こされた。見ると身をねじるようにして起きた道雄さんが自由に動く左手で届く限りのものをつかんで壁に投げつけていた。本も茶碗もやかんも電気スタンドも薬びんもしびんもすべて転倒し，壊れ，散乱していた。その中で道雄さんは目をむき，身をふるわせ，言葉にならぬうなり声を激しく発していた。妻が駆け寄ると動く左手を振りまわし妻の頬を打ち，なおも近寄る妻の肩のあたりをかんだ。

　　これを契機に道雄さんは人が変わったように荒れ始めた。日中は見舞客もあり静かだが，夜になると狂暴になった。そこで医師が１週間に１回往診することになり，道雄さんは悲しみと疲れに沈んだ妻とともに田舎の家に帰った。

　　しかし家に帰っても落ち着かず，人の訪れのある昼間は静かでも夜になると暴れた。看病する妻には「早く死ねばよいと思っているのだろう」「どうせ自分は役立たずの老いぼれの厄介者だ」と際限なくメモに書いて渡したり，「このまま目が醒めず死んでしまえたらよいのに」と書いて涙を浮かべたりした。以前の堂々とした身体は見るかげもなくやせ，表情は険しく絶えず渋面を浮かべ，夜になると憑かれた者のごとく荒れた。

　　道雄さんのケースは老いの厳しくつらい現実を如実に示すものである。１回目の発作ではそれまでに培った教師としての，また人間としての自負心が，不安の中でも模範的な患者として前向きに励む力を与えていた。しかし２回目の発作後はリハビリを続けても，回復の可能性がないことにくずれた。

　麻痺や言語障害等の重い病状のせいもあるが，もっと根源的に道雄さんを絶望させたものは，彼の中の老いであった。病に対する悲観的気分はあっても，もしまだ若ければ前向きに生きる気分も希望も出たかもしれない。ところがもはや残された時間が少なく，死がすぐそばに見えている老いの中にあっては，恐怖と絶望はたやすく心を蝕み，平常心を失わせる。長い人生の終局で，道雄さんは老いの罠にとらえられたのであろう。

　こうした成人後期のケースに向き合いケアをすることは，きわめて重い課題である。道雄さんの場合は遠くに住む3人の子どもたちができうる限り会いに来たり，物心両面で応援をし，とくに道雄さんの妻を支えた。こうした生活が続いた2年後に尿が出にくくなり，前立腺肥大と診断され，医師より手術を勧められた。しかし，手術と聞いて道雄さんは激しく動揺して怒り，いっそう狂暴になった。

　結局，家族皆に懇願され，息子の1人が父親を説得するために重い心を抱いて帰省した。その時，故郷の山を見て息子はかつて幼かった日に父に連れられてはじめて登山をしたことを思い出した。父がどれほど力強く信頼に満ちていたかを思い出した。ことに頂上をきわめて下山する時，谷底を見て足がすくむ息子に父は坂道の降り方を教えながら語った。「山に登れば必ず降りなければならない。人間にはどうしてもせねばならないことがあり，それから逃げてはいけない」と。そして麓まで自力で降りた息子を父は抱き上げてほめた。

　この思い出を胸に息子は父に会い，心を込めて語った。「皆がどれほどあなたのことを思い心配をしているか，皆あなたが好きだから一所懸命看病しているが，あなた自身が生命を大切にしなければ誰もどうしようもない，今手術を受けることが何よりも生命を大切にすることでしょう。かつてあなたは子どもの私に言ったではないですか，人間にはどうしてもせねばならないことがあり，それから逃げてはいけない，と」。

　道雄さんは黙って息子の言葉に耳を傾けていたが，聞き終わった時両眼に涙をためて，自由のきく左手をさし出し握手を求めた。そして翌日，息子は手術を受けにいく父親をベッドから車まで抱いていき病院に運んだ。

　手術は成功し，退院した後はかつての乱暴がうそのように静かになった。そして数か月後に再び大きな発作に見舞われて亡くなった。死ぬ前はおだやかで，時に微笑さえ浮かべていた。

　道雄さんの老いのケアは，苦しみ，悲しみ，怒り，そして死の恐怖にさいなまれる人間の弱さを受容しつつ，なお存在する人間の強さと尊厳の小さな火種を絶やさないで見守り支えることの大切さを示している。

　さらに道雄さんの場合，妻がほとんど表に登場しないが，最初から最後まで夫に寄り添っていた。この年代の日本男性の多くは，道雄さんのように妻にねぎらいの言葉1つもかけない。しかし妻の存在は大きい。道雄さん自身もおそらくそのことを言葉には出さないがわかっていたに違いない。そうでなければあのような静かな終焉を迎えられなかっただろう。

　子どもたちも，この母の姿を見ていたからこそできる限り物心両面で支え，また息子の1人は父の元に駆けつけもしたのである。妻は目立たないが，夫を支え続けて生きる中で，彼女自身の人生の終局がまた1つの見事な統合の形になったのだろう。

　このケースでは夫と妻，親と子の絆が最後まで結ばれていたことが大きい。人生を凝縮し，統合しようと闘っている成人後期は，人間発達の極致である。それを知らずしては成人後期のケアは成り立たない。

5　成人後期の発達における今日的課題
［シニア世代の孤独と絶望］

　不老長寿は太古より人間の夢であった。その夢が実現している人々が現代日本には多い。

　2018年の「人口推計」によると，65歳以上の高齢者は過去最高の3557.8万人で，全人口の28.3％を占める。これは4人に1人が高齢者ということになる。また65歳を過ぎても心身ともに元気で，いきいきと精力的に日々を暮らし，老後生活を十分に謳歌（おうか）している人もいる。これはシニア世代の光といってもよいだろう。

　しかし一方では家族を失い，または家族とともに生活できない事情を抱え，1人暮らしをしている高齢者が2015年には約592万人と発表されている。また認知症で介護を必要とする人，疾病や障害で治療や援助を求めている人，経済的に困窮している人等，社会福祉の手がさしのべられないと，生命や生活が危うい高齢者も多い。孤独死，老老介護，高齢者の自殺，犯罪等，追いつめられた高齢者の孤独と絶望という影が色濃く漂うできごとが，しばしばニュースとして報じられる。

　人生の最終章の成人後期。人は歩み来し己れの生涯の全行程に目を向け，意識的，無意識的にそれを総括してしめくくろうとする。自分および自分の生涯を意味あるものとして受け入れ，喜びや感謝をもって安らかに生に終止符を打つこと。これが成人後期の発達課題である自我の統合だが，その際さまざまな影を帯びた思い——恨み，憎しみ，悔しさ，憤り等——が人の心に去来する。それは何とか手を打つにはもはや時間がない，という意味で，他の時期とは異なる深い絶望感へとつながることも多い。自我の統合対絶望感という成人後期特有の発達危機の中で，影の世界に陥っていく高齢者たち，ことに独居高齢者と孤独死および高齢者の犯罪を今日的課題としてとりあげたい。

独居高齢者と孤独死

　現在65歳以上の1人暮らしが増えている。1980年には男性約19万人，女性約

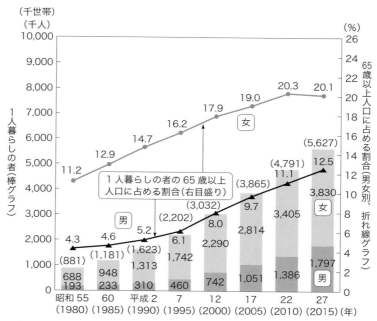

図13　65歳以上の1人暮らしの者の動向
[総務省「国勢調査」(2015)より]
(注1)「1人暮らし」とは，上記の調査における「単独世帯」又は「一般世帯(1人)」のことを指す。
(注2)棒グラフ上の(　)内は65歳以上の1人暮らしの者の男女計。
(注3)四捨五入のため合計は必ずしも一致しない。

69万人だったが，2015年には男性約179万人，女性約383万人となり，35年間に男性は10倍近く，女性は約6倍に増加した(**図13**)。これは65歳以上の全人口に占める割合が同じ35年間に男性4.3％から12.5％へ，女性11.2％から20.1％と増えており，その増加傾向は目を引く。

　70歳以上の高齢者の2割以上は，2，3日に一度誰かと会話するのみで，それ以外は終日周囲との接点をもたぬままに生きており，孤独な日常が浮かび上がってくる。

　また誰にも看取られることなくただ1人で死を迎える高齢者の孤独死の報道も後を絶たない。さらに近年は100歳以上の超高齢者の所在不明が社会問題になった。家族と同じ家にいながら30年以上前に死亡したままミイラ化した形で置かれていたケースを発端として，全国で100歳以上の高齢者の所在を確認したところ，不明者が続々出てきた。それも大半が長年にわたって家族が消息をつかめぬまま(またはつかまぬまま)放置していたケースである。このことから超高齢者に限らず高齢の人の中には，所在が不明どころか生死さえ判然としない場合がある。そしてその多くが家族も知人もなく，近隣の人々との交流や結びつきを何ももたない孤独な高齢者である。

　600万人もの1人暮らしの高齢者を思う時，人間の死という厳かな人生の節目が無視され見捨てられるという悲惨がこれからどれだけ起こるかわからない。長寿社会の影に潜む深刻な問題といえる。

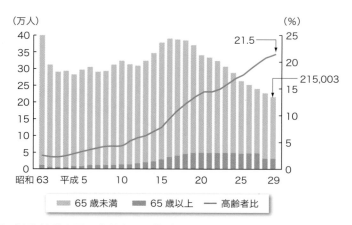

図14　一般刑法犯検挙人員と高齢者比の推移
［法務局「犯罪白書」（2017）より］
注 1）警察庁の統計，検察統計年報，矯正統計年報及び保護統計年報による。
　　2）「高齢者比」とは，各手続段階別人員に占める 65 歳以上の人員の比率をいう。

　高齢者が社会の中で孤立することなく，安らぎをもって与えられた人生時間を生きるために何をなすべきかは，真剣にとりくまねばならない今日的課題である。

高齢者の犯罪

　近年，高齢犯罪者の増加が著しい。2017（平成 29）年の警察庁の統計によると，一般刑法犯検挙人員は全国で約 21.5 万人あり，そのうち高齢者は約 4 万 6,000 人で，これは全体の 21.5％に当たる。1988（昭和 63）年にはこの高齢者の割合はわずか 2％強であったので，30 年間で著しく増加している（**図 14**）。

　次に，2017 年の 70 歳以上の犯罪の内訳をみると，万引き 62.6％，万引き以外の窃盗 14.1％，傷害・暴行 10.4％，横領 5.5％，詐欺 1.3％，その他 6.0％となっている。凶悪なものは少なく，3 分の 2 以上が万引き等の窃盗犯である。とくに女性では 9 割以上が窃盗で，中でも万引きによる者の割合は 8 割と際立って高い。ただ，一方では数としては少ないが，強盗等の重大事犯による高齢者の検挙人員の増加傾向も指摘されている。

　では，なぜ犯罪に走るのか。高齢窃盗事犯者における犯行動機，原因の上位 3 つとして，男性では「生活困窮」「対象物の所有目的」「空腹」，女性では「対象物の所有目的」，（お金を使うのがもったいないゆえの）「節約」，「生活困窮」をあげている報告がある。

　男女の差は幾分あるが，生活が苦しく，つい他人の物に手を出したり空腹を凌ぐために飲食物を盗んだり，先行きを思って節約をし窃盗をはたらく，といった社会の底辺で追いつめられた高齢者が法を犯す一歩を踏み出してしまうという姿がほのみえてくる。

　一方，高齢期以前に犯罪歴を有する再犯者も相当数あり，彼らの中には配偶者や子ども・孫等の家族との結びつきが薄く，ひとり身で生きてきた者が多くいる。そのため，前述の「生活困窮」をはじめとする犯行動機の上に，精神的な孤独や荒廃からくる激情，憤怒，怨恨によるささいなできごとから犯行に走る例もある。またアルコールや薬物への依存，人格の問題等を有する場合は犯罪への道はさらに近くなる。

　結局高齢犯罪者の特性としては，親族，知人との関係が疎遠になり，単身で，経済的に不安定で，生活が困窮している場合が多いと考えられる。そのため福祉制度の拡充，住まいの場や日中の活動の場の拡充，稼働能力のある高齢者に対する就労支援，地域社会の協力体制の確立等の対策が望まれる。

　実際に具体的な動きも見られ，たとえば高齢者の再犯防止のための施策として，2009年から法務省と厚生労働省の連携により，「特別調整」が実施されている。高齢者に対する「特別調整」は，適当な帰住先のない受刑者に釈放後，速やかに福祉関係機関等による適切な介護，医療，年金等の福祉サービスを受けることができるようにするための特別手続きである。このとりくみを通じて，刑事施設，保護観察所，地域生活定着支援センター等の多機関連携の体制が整えられ，出所者の支援や受皿の幅を少しずつ広げつつある。また，受刑者の高齢化により，歩行や食事などの日常的な動作全般にわたって介助やリハビリを必要とする者も増加しているため，出所後の社会適応に向けた指導として，健康運動指導士等による身体機能や生活能力を維持，向上させるためのプログラムも2013年から開始された。

　更生保護の面でも，「特別調整」等における受皿の1つである指定更生保護施設において，福祉スタッフの配置および施設のバリアフリー化も進められており，社会復帰後の福祉サービスの充実化をはかろうとしている。

　誰もが迎える人生の最終章で，冷え冷えとした寂しいしめくくりをしないですむようにするために何ができるのか。高齢社会の人間関係のありようを今深く考えることが1人ひとりに与えられた課題といえるのかもしれない。

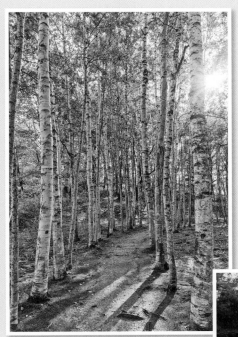

終章

人生 100 年時代の 生涯人間発達論

～21 世紀 20 年目の節目に

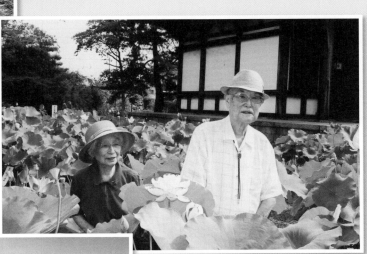

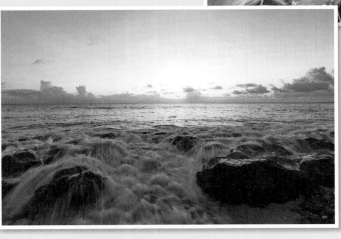

1 「人生 100 年時代」を迎えて

　長い間日本人の人生観には「人生 50 年」という考え方が浸透していた。そして 50 歳を過ぎる頃より先の人生は，老後とか余生といわれ，いわば長寿に恵まれた人の"おまけ"の人生時間というニュアンスがあり，「隠居して老後を楽しむ」「静かに余生を送る」等の表現がよく使われた。現に 1945 年の終戦時，日本人の平均寿命は 49.8 歳だった。

　ところが終戦後日本では驚異的なスピードで高齢化が進み，直近(2017)の平均寿命は女性 87.26 歳，男性 81.09 歳となった。平均値がこれであるから，90 歳，100 歳まで生きる人は数多くあり，今や日本は人生 100 年時代を迎えたといわれる。これは未だ経験したことのない長寿が大半の人に与えられているわけで喜ばしいことに違いないが，同時に大きな課題を突き付けられていることでもある。

　人生 50 年時代には，まだ十分に力のある壮年期もしくは初老期に，すぐ前方の死を考えながら主体的意志的に生きることができた。しかし現在は 50 歳を越える時，生まれてから今までと同じか，それに近い分量の時間が行く手に待っている。しかも人生の前半 50 年と後半 50 年とでは質的に大きく異なる。50 歳からの人生行路では，生命体の宿命として，いかなる人も確実に老いと病に遭遇することを覚悟せねばならない。

　そこで 21 世紀 20 年目の節目の今，生涯人間発達論を人生 100 年時代という視点から再考してみたい。再考といっても 10 の人生周期の 10 段階を，順を追って漸成的に辿りつつ発達していく，という基本的な考え方は変わらない。その上で 100 年という長い生涯を生きることを前提にして，とくに強調したい人生周期を，前半期と後半期それぞれにとりあげ論述する。

2 人生前半期の発達の強調点
〜乳幼児期の重要性

　50 歳までの前半期には 8 つの人生周期があり，いずれも意味深いが，人生 100 年時代を考えるとき，とくに強調すべきは人生早期の発達である。中でも人生周期Ⅰ〜Ⅲの乳幼児期(0〜6 歳)は 1 人ひとりの長い人生を支える人格の根本を形成する時で，きわめて重要である。

人生周期Ⅰ（乳児期）の「基本的信頼感」と「希望」

　母の胎内から生まれたばかりの乳児は，まだこの世界や人間の営みについて何も知らない。いわば白紙（ラテン語でタブラ・ラサという）の真白さであり，清らかで柔らかい心のもち主である。そこに目に映るもの，耳に聞こえるもの，肌に触れるもの，身の内に入ってくる味や匂い等の五感覚を通して世界を感じとる。そしてそれによって生じるさまざまな感情にめざめ，欲動を覚えて行動を起こす。こうして乳児は一瞬一瞬人間世界に触れ，それを白紙の上に書き込み，蓄積していく。

　また乳児はきわめて無力である。飢餓や喉の渇き，痛みや寒さ等の不快感や生命の危機が迫っても，それを自力で解決することができず，泣いて他者に助けを求めるしかない。その時母（父，家族，保育者等も母なるもの）が食べ物を与え，喉の渇きをいやし，痛みをやわらげ，抱擁して暖かくしてくれる時，乳児は自分が愛され守られているという思いを全身に行きわたらせ，深い安らぎを覚える。そして自分の世界を信頼できるようになる。これを「基本的信頼感」という。時には母の不在や不適切な対応で不快感や苦しみを味わい，不信感も経験する。しかし何度も何度も母によって安らぎを得た乳児は，母はきっと来てくれる，自分を見捨てることはない，という「希望」という人格的活力を得る。

　「基本的信頼感」と「希望」。無力な乳児が母の包み込む愛を生命体全体として体得し，この2つを白紙の第1ページに書き込む時，それは盤石の重みをもってその人の人格の基底部となる。

人生周期Ⅱ（幼児前期）の「自律性」と「意志」

　幼児前期（1〜3歳）に入ると，もはや無力な乳児期を卒業する。脳，筋肉，神経のめざましい発達の時を迎えた子どもは，独立歩行と言語を日増しに自分のものにしていき，自由に世界を探索し，言語を用いて他者とコミュニケーションをもとうとする。

　この時期は躾の開始時でもある。立ち上がることで自由になった手を用いて箸やスプーンやコップを使い，衣服の着脱，就寝，排泄も自分の力で成し遂げるよう求められる。これは子どもにとって窮屈な要求であるが，子どもはそれに挑戦し，一歩一歩独り立ちへと進んでいく。そして自分の意志のもと，自分の力で自分の身体をコントロールできることに大きな喜びと自信を感じる。これが「自律性」で，この時期に獲得される大切な精神性である。時には習得の途上で失敗し，後戻りすることもある。しかし乳児期に母との信頼関係をしっかり結んだ子どもは，今度は自分のほうから母を愛し，大好きな母を喜ばせたいという願望を抱き，前向きに励むことができる。そして達成が早かろうが遅かろうが，自分が自分を律することのできた喜びの経験は，自分が自分を好きになる「自己愛」を，自分には力があるという「自己肯定感」を，自分にも値打ちがあるという「自尊感情」もまた自然に育てる。さらに，自分の身体の動きや活動をコントロールしているのは他ならぬ自分の「意志」であるということ

も，意識的・無意識的に体得する。

　このように幼児前期の子どもは「自律性」と「意志」を人格の根本に培う。またそれに伴って自ずから体得する「自己愛」「自己肯定感」「自尊感情」もまた1人ひとりの人生を根底から支える原動力となる。

人生周期Ⅲ（幼児後期）の「自発性」と「目的」

　子どもが「わたし」という言葉を獲得するのは通常3歳前後といわれる。これは「個としての自分」という概念が明瞭になった証であり，「自我の芽ばえ」である。

　この時期の子どもの主食は遊びである。走る，跳ぶ，投げる等の運動機能が大きく伸びる中で，子どもは冒険心や進取の気性をもって遊びに熱中する。人間関係も広がり，近所の遊び仲間，保育所や幼稚園の友だちや先生等との多彩な出会いとつながりの中で，遊びを通して他者の存在をいきいきと体得する。知識欲もめざましく，語彙はおびただしく増え，話し言葉は次第に複雑になる。さまざまな考えや気持ちを表現し，人間関係も一段と深まる。次第に抽象的な思考ができるようになり，物事の原理や道理等にも興味と好奇心を抱き，しきりに探求しようとする。こうした活動は自分発の意志と力で実現させようとするもので，自分の内側から突出してくる自由な欲望に満ちた積極性のあらわれである。これを「自発性」といい，幼児後期に獲得すべき最良の精神性である。

　同じような活動でも他人発の命令であったり，統制され，成果を求められるならば，どんなに楽しい活動でもそれは遊びではなく仕事であり，自発性ではない。

　一方自発性であっても，もっともっとと欲望が突出し，欲しいものを無断でとったり，人に迷惑をかける等，人間として侵してはならぬ領域まで踏み込んでしまうことも多々ある。そんな時，まだ小さいからと黙認，容認してはならない。子どもは無垢であるから頭ごなしに叱ることもよくない。この世には守るべきルール，規則，法律，倫理があることを教え，違反した時は注意してあげるから少しずつそれを守れるように修行しよう，と教える大人の聡明さが大切である。

　こうした大人の見守りの中で子どもは自分で遊びの目的や目標を定め，めざす方向性やそれを追求する勇気と力を自分でもつようになる。これが「目的」で，幼児後期で獲得する人格的活力である。

人格の根本は長い人生を最後まで支える

　人生周期Ⅰ～Ⅲについての詳細は，本書Ⅰ～Ⅲ章で解説をしているが，この章でも要点を述べた。人生早期に発達課題として獲得した「基本的信頼感」「自律性」「自発性」，人格的活力としての「希望」「意志」「目的」，さらにこの時期に培われ始める「自己愛」「自己肯定感」「自尊感情」，これらを並べてみると，人生100年時代という長い人生のいかなる段階においても，もし人格の根本にこれらが豊かに包蔵されて

いれば，根源的に生きる上で必要な力を人格の内面にもっていることになる。何と心強いことであろうか。

　また現代社会において6歳までのこの時期はかつて以上に特有の意義をもつことも強く主張すべきである。以前は学童期も思春期到来以前の子どもの時間であった。しかし現在，就学後子どもはたちまち機器に囲まれ，人工的につくられる世界に全身を置く。人間関係も直接五感を通して触れ合う体験からコンピュータによる擬似的仮想現実の経験へと激しく向かっている。そのため，今や親や子どもにかかわる大人が子どもに与えようと思えば与えられる真の人間らしい発達のチャンスは，6歳の就学前までに限られてきたといっても過言ではない。

　前述したように，人生周期Ⅰ〜Ⅲの発達は子どもとの細やかで，心のこもった，直接的なかかわりによってのみ達成される。それが子どもの一生涯の人格の根本を形作る時と考え，人生のほんのひととき（乳幼児期6年間）を，スマホやパソコンの好きな親もしばしそれを離れて子どもの真の発達のためにしっかりと寄り添ってもらいたい。働く母親が増え子どもとの接触に時間的制約があっても，何が真に大切かを知っていれば短い時間でも上質のかかわりがもてる。知恵をもって子どもに触れてほしい。人生早期の発達はその子の生涯を導き支える根底の力となることを信じて。

　ある高齢者施設の施設長の言葉を紹介しよう。「家を離れて入所される人たちは最初は皆一様に悲哀，孤独，あきらめ等の表情で悄然としておられる。でも日が経つにつれて，さまざまな姿を見せられる。明朗で前向きの人，小さなことでも積極的にしようとする人，感謝を忘れない人等がいるかと思うと，人への不信，嫌悪，いら立ちの表情に満ちている人，不平，不満，怒りをすぐ爆発させる人，品性の卑しい人等。それも学歴，経歴，貧富，若い頃の人柄等から想像できないことも多い。三つ子の魂百まで，の言葉通り，3歳頃の素地が90歳，100歳になって見えてきたのでしょうか」。

　なかなか鋭い観察である。もちろん人生早期の発達がすべてとは言わない。本書で論じているように，どの年齢，年代においても，さまざまな経験を通して身体的，精神的，知的，社会的発達をし，それが乳幼児期に培った根底の上に蓄積されて人格はより豊かに構築される。

　人生50年時代であれば，晩年といってもまだ若く，上位の大脳の機能がしっかりした統御力をもっている。そして常識や社会通念に基づく良識や道徳心があり，自分の欲望や感情が激する時もそれをコントロールすることができ，必ずしも根本があらわになるわけではない。時折深い飲酒により，上位の統御が働かなくなって，平素のその人からは想像もできない欲望や感情が飛び出し，驚かされることはあっても。

　ところが人生100年時代になると，高齢化とともに上位の機能が失われ，統御力は弱体化もしくはなくなる日がくる。そして人生の最も早い時期に形成された人格の根本があらわになり，人生の終焉で試される。

　著者のもっとも親しい人が認知症になり，知的機能が壊滅状態になった。しかし彼女はいつも柔らかな微笑みを浮かべ，周りの人に感謝しつつ，おだやかに生きてい

る。幼い日に彼女は母に大きな愛を受けて育ったことを知っている著者は，認知症に
なっても彼女の人格の根本が今その真価を発揮していると思える。

　このように人生100年時代だからこそ人生周期Ⅰ～Ⅲの発達の重要性にまなざし
を注ぎ，人生前半期の強調すべきものとしてとりあげた。

3　人生後半期の発達の強調点
～成熟期の重要性

　50歳からの人生後半期。生涯人間発達論には，Ⅸ成熟期(50～70代)とⅩ成人後
期(70代以後)の2つの人生周期がある。一生涯が発達のプロセスという概念を基本
とする本論において，50歳から100歳まで，人はいかに発達するのかを考えること
は，かなり挑戦的といえる。上り坂を登る前半期の行路では発達のイメージはつかみ
やすいが，頂上に立った後の下り坂の後半期は，どんな人も衰えを傍らにしての道の
りである。発達といわれても確たるイメージが浮かんでこないかもしれない。

　しかし日本語には円熟という言葉がある。円熟とは成熟を通り越してなお深い味わ
いを増す一段上の境地のことである。そこで人生100年時代を迎えた今，後半期に
ついては，その前半に当たる成熟期の重要性を強調したい。成熟期は成熟という充実
した実りに到達する季節だが，同時に次の成人後期の円熟の域への準備の時でもあ
り，意義深い。

成熟期は「同一性再確立」の時

　50代に入ると多くの人は心身の微妙な変化に気づく。

　女性の場合は更年期が訪れ，閉経とそれに伴うさまざまな不定愁訴があらわれ始め
る。また閉経によるある種の女性性の喪失感，子どもの自立による母親の役割の変化
等が，それまでもっていた自分の存在感を多かれ少なかれ揺さぶる。男性も女性ほど
明瞭な身体的変化があるわけではないが，心身の衰えを自覚し，もはや血気盛んな時
代とは違うと意識し始めることが多い。また男女ともに仕事をしている人は，間近に
迫る定年が意識に上り始め，さまざまな想念を引き起こす。

　そうした人生の転換期といえるこの時期にこそ，自分という存在を見直す作業が似
合っている。それまでの自分の人生行路を，一度立ち止まって眺め，「自分の人生は
これでよいのか」「これから先どう生きるべきか」を自らに問いかける。これはかつ
て社会に出る前の青年期の「同一性(アイデンティティ)確立」の課題によく似ている。

　人は誰もが皆，家族，民族，ジェンダー，職業等から見た多面的な自分をもってい
る。それらをばらばらではなく統合して，1人の人間として一貫した存在であること

を確認しながら生きる。これが同一性の確立であり，青年期の若者はこの課題にとりくみ，たとえおぼろげでもその答えをもって社会に旅立つ。さらにその後，生きる途上で，確立したはずの同一性が危うくなり，修正することがあってもおかしくない。しかし成熟期は他のいかなる時よりも同一性を再び見直し，再確立しようとする心情が高まり，またそれが大切な時である。人生100年時代の今は，50歳を迎える時50年という長い未来時間を，唯一無二の自分をもって生きねばならないのだから，ここで同一性を再強化しておかなくては自分を保ち続けることが困難になる。

　たとえば「家族の一員としての自分」。親に対する息子（娘），わが子に対する父親（母親），結婚していれば夫（妻）としての自分等をもって長く生きてきた。しかし50年を生きる間に自分の人生も家族の人生も変化している。だから成熟期は老いた親，成長したわが子との距離のもち方や夫婦の関係を一度ゆっくり見直し，自分の存在全体を自分らしく保つにはどう位置づけたらよいか考える時である。

　職業についても同様である。定年と子育ての卒業を迎える成熟期に一度区切りをつけ，新たな未来像をつくる試みをする。その際人の真似をしたり，皆がするからと世の風潮に流されたり，衝動に身を任せて未来像を決定することは愚かである。自分の身体面，精神面，社会面（経済事情も含めて）をプラス・マイナスともにしっかり吟味し，熟考すること。その上で今まで通り，その延長線上を生きると決めるのもよい。また新しい道を歩み出すことになるのもよい。要は惰性で暮らし，うかうかと成熟期を無為に過ごし，「同一性再確立」の好機を逸してしまわないことである。

　人は誕生の時，「自分1人」から出発した。人生後半部も新たに「自分1人」から出発するとよい。「同一性再確立」という成熟期の発達課題は，1人ひとりが自分の選んだ道を歩くという清々しさと勇気に満ちたものである。

成熟期には新たな学びの道がある

　人は皆子ども期から青年期にかけて学びを体験している。学びは教養や人間性を高めることが主旨としてあるが，若者の学びは何よりも知識や技術を身につけ，社会に出てそれを活用して生きるためである。それもより有利な職業や地位を獲得する願いが大きく，健康な意味できわめて野心的，競争的である。

　しかし成熟期の学びは若者時代とは違う。もはや競争，勝ち負け，有利不利は関係ない。自分が本当に好きなこと，真にやりたいことに直結した学びである。体力も知力もまだ十分にある成熟期に，もう一度自分の選ぶ学びにより，知性や人間性をリフレッシュすることは，行く手に50年ある人生後半期を活力あるものにする1つの知恵である。

　成熟期の学び方にはいろいろな方法がある。自由になる時間，経済状態等をよく考え，自分にもっともふさわしいと思う道を選べばよい。

　たとえば長年願っていた専門職の資格や免許の取得をめざして，雄々しく大学や専門学校での学びに挑戦する，地域の高齢者大学に籍を置いて定期的に通学する，名の

知れた講師や興味深い話題を選んでカルチャーセンターや文化教室に出かける，語学・芸術・スポーツ・趣味等の領域では個人教授についたり，グループに参加して研鑽する等。いずれであってもよい。どんな学びにも新しい自分を創造する喜びがある。若い時のような義務や強制は一切なく，自分が純粋にやりたいと願うことを自分流に学べよい。人との優劣や競争意識にとらわれない限り，新たな知識や技量の獲得は高揚感をもたらすはずである。

　また成熟期の学びは，自分の楽しみや生きがいづくりに役立つとともに，学びで得た知識や技術をもって他者とのかかわりやつながりに方向性を広げることもできる。学びの場では必ず多くの人との出会いがあり，友を得て交流を楽しむことが多い。さらに同じ考えや志をもつ仲間とともに新たな仕事を始めたり，ボランティア活動に励むこともできる。ことに他者のために自分の力を役立てるボランティア活動は，他者のみならず自分自身が活かされることに気づくことが多い。これは自分の人生を真に豊かにする原動力である。成熟期の学びは奥が深い。

成熟期における新しい人間関係の構築

　成熟期の発達の大事なテーマに新しい人間関係の構築がある。どの人も齢をとるとともに人間関係は変化する。どのように変わるのかを社会学者のカーン等が提起したコンボイ・モデル（convoy model）を用いて考えてみよう。

　人はさまざまな人間とともに生きているが，それはあたかも護衛船に囲まれているようなものと考え，次のような3つの成員グループを想定している。①家族，配偶者，親友等，②親戚，学友，職場や近隣の友人・知人等，③仕事上の関係者，遠い親戚，専門職者等，これらは役割や関係性，心理的距離等を考慮したグループ分けである。これを個人を中心に置いてそのまわりに3つの同心円を描き，内側から外側へ①②③の順に配置すると，あたかも個人が3層の護衛船に守られる形（コンボイ）になる。

　人生の前半では多くの人が3層とも豊かなメンバーをもっているが，加齢とともに3層構造は変化する。まず最外側の③グループは，定年などで退職をすれば，職業的役割はなくなり，それまで結びついていた人間関係は激減，もしくは消滅する。もっとも医療・福祉などの領域の専門職者との関係は増えることが多いが。次いで②グループも齢をとるにつれて相互の役割や結びつきが希薄，疎遠になり，別れ（死別）も増える。そしてもっとも個人に近い一番内側の①グループも，子どもの独立による別れ，親世代，時には配偶者や長年の親友との死別もあり，メンバーの減少，喪失は増大する。

　このように人生の後半期においては，齢を重ねるにつれ，自分のまわりの護衛船はどの層も弱体化することを覚悟せねばならない。

　そう考えると活動力のある成熟期に，新しい人間関係を構築することは意義深い。たとえば「学び」の場に歩を進めることは，弱小化する護衛船を再び豊かなものにす

る好機となる。そこで出会う人々とともに知識や技術を習得し，グループやサークルのアクティビティを楽しみ，同じ志をもつ仲間とボランティア活動に励む等の経験は，自由で束縛のない新たな人間関係である。それも共感や共生の喜びを分かち合った良質の結びつきで，力強いものである。

　新しい人間関係作りは学びの場だけではない。大きなキーワードは「地域」である。地域は市民に深くかかわり，1人ひとりの生命や生活を支える場で，公助，自助，互助があってはじめて安全で快適なものになる。つまり公的援助を待つのみではなく，自分のことは自分でするという自助力を高めるとともに，他者と互いに助け合って生きる場にすることが望ましい。そこで人生経験豊富な成熟期に自由になった時間を地域のために用い，さまざまな役割を担ったり，教育・福祉・防災等で必要とされる社会活動・奉仕をボランティアやNPO等に参加して実践することは，その人自身の人間性を発達させる。それは同時に活動を共有した人との新たな人間関係を構築し，コンボイはより豊かになり，個人が生きる上での大きな支えとなる。

成熟期の実りが成人後期を円熟に導く

　以上，成熟期に「同一性再確立」「学び」「新しい人間関係の構築」という課題に向き合い，豊かな果実を得ることの大切さを述べた。これらは成熟期の発達を何よりも充実させるが，同時に次の成人後期を円熟に導く準備でもある。

　東京で会社員をしていたAさんは，叔父から林業の仕事を継いでほしいと頼まれ，定年退職後，故郷の北海道に帰った。そして森林の育成・保護や木材等を市場に出すノウハウを一から叔父に学んだ。80代の今，足腰は弱くなったが毎日山に出かけ，自分の育てた森や林を見るのが何よりもうれしい，と話す。女医のBさんは60代で医業をやめ，草木染めに熱中した。まもなく80歳だが，これからいよいよ本当の色が出せそう，と楽しげに微笑む。Cさんは若い頃より夫の母との折り合いが悪く何度も離婚を考えたが，行く当てもないため婚家に留まる決心をし，老いてゆく義母の世話や介護を続けた。自分も齢を重ねて物忘れが多く，認知症の義母が今では友達のように思える，と笑う。

　成熟期に「自分ひとり」の中で決心し同一性を再確立した人は，それが思い通りの道であったのならもちろんのこと，たとえ望み通りではなかったとしても，確かな足取りで歩んで行けるであろう。それは自分の意志で選び決定した道であるから。そのために費やした尊い時間や経験を思う時，成人後期にいたってはなおのこと，多かれ少なかれ，「これでよし」という自己肯定感や満足感が湧いてきて，心の内が明るくなるであろう。

　成熟期に学んだ経験やその成果は多くの楽しい思い出を残し，頭のクリアな内は興味，好奇心，喜び，高揚感等をもって何度も心によびさまされるだろう。そして元気な間はそれを活かして自分のため，人のために動くとよい。高齢になってもいきいきと活動する人には，若い時とは違う深い味わいのある人間味を感じる。また記憶が不

確かになったり，ぼやけたり，まだらになったりしても，かつて学んだことや学びで得たものはどこかに，香りや豊かさの余韻として残ると思う。

　成熟期に心して新しい人間関係を構築することは，人とのかかわりが乏しくなるに任せた人よりはるかに豊かな成人後期となる。成人後期にはどんな人も活動は減少，もしくは終了に近づく。外に出ることよりも自分の居場所にゆっくりと座す日々も多くなろう。そんな時でも成熟期に学びや活動をともにし，地域でさまざまな触れ合い経験をした人には多くの友人，知人があり，交流が続くにちがいない。自宅にあっても施設にあっても，人生の最終章をそうした人たちに緩やかに包まれ生きることは大きなさいわいである。

　人生後半期における「成熟期」の大切さを強調した。100 年という長い生涯を終焉まで人間らしく発達するためには，この時期を主体的・意志的にしっかり生きることが重要であるということを認識しておきたかったからである。

　そうして迎える成人後期。人は行く道を眺め，来し方を振り返り，人生の物語をつむぎ，自我の統合をはかる。それが自足と満足をもって締めくくられる時，人は究極の安らぎに充たされるであろう。それこそが人間としての円熟の境地といえるのではなかろうか。

❧ おわりに ❧

「生涯を通して続けられる仕事に就いた人は幸福な人だ。」これはゲーテの言葉である。人生の幸福は人さまざまで，多彩な仕事を経験するさいわいもあろうが，私は精神医学という道を私なりに生涯歩き続けられたさいわいを今深く感じている。さらにつけ加えるなら，生涯にわたり自分を導く羅針盤をもっていたさいわいも尊く大きい。私の場合，それは「生涯人間発達論」である。

今から50年以上前，私はアメリカから帰国したばかりの新進気鋭の心理学者から，「人間は生涯発達する」というE.H.エリクソンの学説をはじめて聞いた。臨床医として歩き始めた頃で，発達はつねに私の興味の中核にあり，フロイト，ピアジェ，ワロン等の示唆に富む優れた発達論を読み，それぞれに刺激を受け，魅力を感じていた。しかし，これらはすべて人間が大人になるまでを視野に入れた論で，その後の成人期や老年期の発達についてのまなざしは皆無に近かった。またそれを不思議にも思わなかった。

ところがドイツで生まれ育ち，後にアメリカで活躍したフロイトの高弟であるエリクソンが『幼児期と社会』をはじめとする著書を次々に公刊し，誕生から老年にいたる一生涯を視野に入れた体系的な人間発達論を提起した。その学説をはじめて聞いた時，私はその雄大さに身の震える思いがした。人生の旅人が旅路の終焉まで豊かに発達し得るという学説は，幼少期や若い時代が独占していた感のある従来の発達という概念を突き抜けるような新鮮さがあり，たちまち魅了された。

以来半世紀あまり，私はエリクソンが唱えた人生周期，発達危機，徳（人格的活力）などの基本的な学説を揺るぎなき骨格としてもち続け，そこに私独自の考えを少しずつ肉づけして「生涯人間発達論」を育ててきた。そしてそれを臨床においても，研究，教育においてもつねに羅針盤としてきた。もちろん凡庸な私の「生涯人間発達論」はまだ未熟，未完成のものである。しかし，今まで多くの人々や優れた学説との出会いが私を覚醒させ，人間発達に関する新たな視野へと導いてくれたように，これから先もそのようにして「生涯人間発達論」をより豊かなものにしていきたいと願っている。

また「生涯人間発達論」は精神社会的な視点を重視するものであるから，社会の変容が人間発達に及ぼす影響についてつねに注目している。たとえば今回の第3版では，100年という長い人生時間を多くの人が与えられている現在だからこそ，豊かな生涯を実現するためにはとくに強調すべき人生周期があると考え，それを終章に独立して取り上げた。もちろん10の人生周期はいずれも重要なもので，それを解説しているⅠ～Ⅹ章を読者は読み進み，その上で終章においてとくにアクセントがつけられている人生周期に再度目を向けていただく，という構成にした。

私自身は今成人後期を生きている。エリクソンに準拠して私はこの時期の人格的活

力を「知恵」に設定している。知恵とは何か。「この世には変えられるものと変えられないものがあり，この2つを見分けることが知恵である」というラインホールド・ニーバーの祈りを若いころからずっと心に刻みこんできた。私はこの「知恵」を人格的活力の「知恵」に重ね合わせる。人はなんと変えられるもの，たとえば自分の生き方を変えようとせず他人や運命のせいにして愚痴や不平を鳴らすことか。一方変えられないもの，たとえば死を変えたいと心騒がせることか。この世には究極この2つしかなく，それを見分けるのが知恵であり，見分けられないのは愚かさである。成人後期には絶対に変えられないものとしての死が迫り，それを受け入れるしかない。だからこそ，残された日々をどんな小さなことでも変えられるものは変えて，自分らしく生きようと気づくことができる。このように成人後期に真の知恵に辿り着く人がいる。もちろんすべての人が知恵を獲得できるわけではないが，そうありたいと願うことは大切と思う。今ふり返ると変えられるものを変え，変えられないものを受け入れることを私は生涯人間発達論全般を通して語りたかったような気がする。そして人生のしめくくりの成人後期に，死を前にして，それを真に見分ける知恵に1人ひとりがその人なりに到達できることをめざそうと書きたかった。

　今回の第3版改訂にあたり，医学書院の方々，とくに編集担当の藤居尚子さん，制作担当の川口純子さんに言葉に言い尽くせぬほどお世話になった。心より感謝を申し述べたい。お2人の細やかな配慮と鋭い指摘，そして粘り強い励ましと深い愛情に背中を押されるようにして第3版は新たに旅立とうとしている。本書が対人援助の専門職者を養成する教育機関や実践現場を元気に歩いてくれることを夢見つつ願っている。

　2020年1月

服部祥子

参考文献

各章共通

1) Erikson, E.H.,(仁科弥生訳)：幼児期と社会 1・2, みすず書房, 1977.
2) Erikson, E.H.,(小此木啓吾訳編)：自我同一性, 誠信書房, 1973.
3) Erikson, E.H.,(鑪幹八郎訳)：洞察と責任——精神分析の臨床と倫理［改訂版］, 誠信書房, 2016.
4) Erikson, E.H.,(岩瀬庸理訳)：アイデンティティ——青年と危機, 金沢文庫, 1982.
5) Erikson, E.H.,(村瀬孝雄・近藤邦夫訳)：ライフサイクル——その完結, みすず書房, 1989.
6) Evans, R.I.,(岡堂哲雄・中園正身訳)：エリクソンは語る, 新曜社, 1981.
7) 遠藤辰雄編：アイデンティティの心理学, ナカニシヤ出版, 1981.
8) 藤本修・藤井久和編：メンタルヘルス入門　第 3 版, 創元社, 2008.
9) 服部祥子：親と子——アメリカ・ソ連・日本, 新潮社, 1985.
10) 服部祥子：生涯人間発達学入門, 看護教育, 39(8)；594-645, 1998.
11) Lowe, G.R.,(西川好夫訳)：人間性の発達——幼年期から老年期まで, 法政大学出版局, 1975.
12) 村田孝次：生涯発達心理学入門, 培風館, 1994.
13) Newman, B.M. & Newman, P.R.,(福富護訳)：生涯発達心理学——エリクソンによる人間の一生とその可能性　新版, 川島書店, 1988.
14) 西園昌久編：ライフサイクル精神医学, 医学書院, 1988.
15) 小口忠彦編：人間の発達過程, 明治図書出版, 1983.
16) 清水將之：私説　児童精神医学史, 金剛出版, 2018.

序章

1) Allport, G.W.,(今田恵監訳)：人格心理学 上・下, 誠信書房, 1968.
2) Bandura, A.,(原野広太郎監訳)：社会的学習理論——人間理解と教育の基礎, 金子書房, 1979.
3) Freud, S.,(小此木啓吾他訳)：フロイト著作集 11 冊, 人文書院, 1969.
4) Gesell, A. & Amatruda, C.S.,(新井清三郎・佐野保訳)：発達診断学——小児の正常発達と異常発達, 日本小児医事出版社, 1958.
5) 堀田彰：アリストテレス(Century Books——人と思想)新版, 清水書院, 2015.
6) 中里良二：ルソー(Century Books——人と思想)新版, 清水書院, 2015.
7) Piaget, J.,(滝沢武久訳)：思考の心理学——発達心理学の 6 研究(新装版), みすず書房, 1999.
8) Rousseau, J.,(今野一雄訳)：エミール 上・下, 岩波書店, 1964.
9) 田中浩他：ロック(Century Books——人と思想)新版, 清水書院, 2015.
10) Wallon, H.,(久保田正人訳)：児童における性格の起源, 明治図書出版, 1969.

Ⅰ章

1) Bowlby, J.,(黒田実郎訳)：乳幼児の精神衛生, 岩崎学術出版社, 1968.
2) Bowlby, J.,(黒田実郎他訳)：母子関係の理論Ⅰ　愛着行動, 岩崎学術出版社, 1991.
3) 藤岡喜愛：イメージと人間——精神人類学の視野, 日本放送出版会, 1974.
4) Harlow, H. & Harlow, M.,(太田次郎監訳)：子ザルの愛情, 日本経済新聞社, 1971.
5) 服部祥子：子どもが育つみちすじ, 新潮社, 2006.
6) 服部祥子・原田正文：乳幼児の心身発達と環境——大阪レポートと精神医学的視点, 名古屋大学出版会, 1991.
7) 池田由子：児童虐待——ゆがんだ親子関係, 中央公論社, 1987.
8) Klaus, M.H. & Kennell, J.H.,(竹内徹・柏木哲夫訳)：母と子のきずな——母子関係の原点を探る, 医学書院, 1979.
9) Lorenz, K.,(日高敏隆訳)：ソロモンの指環, 早川書房, 1998.
10) 松本和雄・吉田熙延：児童精神保健マニュアル, 日本文化科学社, 1996.

11) Portmann, A.,(高木正孝訳)：人間はどこまで動物か――新しい人間像のために，岩波書店，1961.
12) Rutter, M.,(北見芳雄他訳)：母親剝奪理論の功罪――マターナル・デプリベーションの再検討，誠信書房，1980.
13) Spitz, R.A.: The First Year of Life―― A psychoanalytic study of normal and deviant development of object relations, Int. Univ. Press, 1965.

Ⅱ章

1) Flavell, J.H.,(岸本他訳)：ピアジェ心理学入門 上・下，明治図書出版，1972.
2) Hurlock, E.B.,(小林芳郎・相田貞夫・加賀秀夫訳)：児童の発達心理学 上・下，誠信書房，1972.
3) 河合雅雄：子どもと自然，岩波書店，1990.
4) 河合隼雄・小林登・中根千枝編：親と子の絆――学際的アプローチ，創元社，1984.
5) 牧田清志：児童精神医学，岩崎学術出版社，1970.
6) Mahler, M.S.,(高橋雅士・織田正美・浜畑紀訳)：乳幼児の心理的誕生――母子共生と個体化，黎明書房，2001.
7) Mannoni, M.,(松本雅彦・山口俊郎・西田稔訳)：母と子の精神分析，人文書院，1984.
8) 三宅和夫編著：乳幼児の人格形成と母子関係，東京大学出版会，1991.
9) Stern, D.N.,(小此木啓吾・丸田俊彦監訳)：乳児の対人世界　理論編，岩崎学術出版社，1989.

Ⅲ章

1) Carson, R.,(上遠恵子訳)：センス・オブ・ワンダー，新潮社，1996.
2) Erikson, E.H.,(近藤邦夫訳)：玩具と理性――経験の儀式化の諸段階，みすず書房，2000.
3) 原ひろ子：子どもの文化人類学，晶文社，1979.
4) 古荘純一：発達障害とはなにか，朝日新聞出版，2016.
5) 柏木恵子編著：父親の発達心理学――父性の現在とその周辺，川島書店，1993.
6) 梶田叡一：意識としての自己――自己意識研究序説，金子書房，1998.
7) Kanner, L.,(黒丸正四郎，牧田清志訳)：カナー児童精神医学，医学書院，1974.
8) Lamb, M.E.,(久米他訳)：父親の役割――乳幼児発達とのかかわり，家政教育社，1981.
9) Lynn, D.B.,(今泉他訳)：父親――その役割と子どもの発達，北大路書房，1981.
10) 町沢静夫・吉本隆明：遊びと精神医学――こころの全体性を求めて，創元社，1986.
11) 無藤隆・高橋恵子・田島信元編：発達心理学入門，東京大学出版会，1990.

Ⅳ章

1) Adler, A.,(高橋堆治訳)：子どもの劣等感――問題児の分析と教育，誠信書房，1983.
2) Chapman, A.H.,Chapman, M.C.M.S.,(山中康裕監修)：サリヴァン入門――その人格発達理論と疾病論，岩崎学術出版社，1994.
3) Fromm, E.,(懸田克躬訳)：愛するということ，紀伊國屋書店，1959.
4) 服部祥子編著：こころの危険信号，日本文化科学社，1995.
5) Havighurst, R.J.,(荘司雅子監訳)：人間の発達課題と教育，玉川大学出版，1995.
6) Illingworth, R.S.: The child at school, Blackwell Scientific Publication, 1974.
7) 黒丸正四郎：子供の精神医学，創元社，1975.
8) Sullivan, H.S.,(中井久夫・山口隆訳)：現代精神医学の概念，みすず書房，1976.
9) 山中康裕編：現代のエスプリ No.157　少年期の精神病理，至文堂，1980.
10) 山本多喜司編：現代児童心理学，協同出版，1979.
11) 阿部彩：子どもの貧困Ⅱ，岩波書店，2014.

V章

1) 秋山さと子：ユング心理学からみた子どもの深層，海鳴社，2012.
2) 岡田尊司：インターネット・ゲーム依存症，文藝春秋，2014.
3) 土居健郎：精神分析，創元社，1967.
4) Jung, C.G.,(河合隼雄・藤縄昭・出井淑子訳)：ユング自伝，1・2，みすず書房，1972.
5) 笠原嘉・清水将之・伊藤克彦編：青年の精神病理，弘文堂，1976.
6) 西村洲衞男：自我体験の心理，(山中康裕編：現代のエスプリ No.157　少年期の精神病理)，pp.136-146，至文堂，1980.
7) 小此木啓吾：対象喪失──悲しむということ，中央公論社，1979.
8) 小此木啓吾編：青年の精神病理 2，弘文堂，1980.
9) 清水将之・村上靖彦編：青年の精神病理 3，弘文堂，1983.
10) Steinberg, D.,(青木省三・古元順子監訳)：思春期青年期の精神医学，二瓶社，1992.
11) 辻悟編：思春期精神医学，金原出版，1972.
12) 谷川俊太郎：二十億光年の孤独，創元社，1952.

VI章

1) 青木省三編著：青年期精神科の実際，新興医学出版社，1992.
2) 秋山さと子：ユングの心理学，講談社，1982.
3) Blos,P.,(野沢栄司訳)：青年期の精神医学，誠信書房，1971.
4) Erikson, E.H.,(五十嵐武士訳)：歴史のなかのアイデンティティ，みすず書房，1979.
5) Erikson, E.H.,(栗原彬監訳)：青年の挑戦，北望社，1971.
6) Masterson, J.F.,(作田勉・憲智彦・大野裕・前田陽子訳)：青年期境界例の精神療法，星和書店，1982.
7) 皆川邦直：青春期・青年期の精神分析的発達論，(小此木啓吾編：青年の精神病理 2，pp.43-66)，弘文堂，1980.
8) 小此木啓吾：モラトリアムとアイデンティティ拡散，(小此木啓吾編：現代のエスプリ No.78 アイデンティティ──社会変動と存在感の危機)，pp.199-202，至文堂，1974.
9) 小此木啓吾：現代精神分析の基礎理論，弘文堂，1985.

VII章

1) Bellak, L.,(小此木啓吾訳)：山アラシのジレンマ──人間的過疎をどう生きるか，ダイヤモンド社，1974.
2) Dowling, C.,(柳瀬尚紀訳)：シンデレラ・コンプレックス，三笠書房，1990.
3) Fromm, E.,(懸田克躬訳)：愛するということ，紀伊國屋書店，1959.
4) 笠原嘉：アパシー・シンドローム，岩波書店，2002.
5) 木下清：結婚モラトリアム，創元社，1983.
6) Kiley, D.,(小此木啓吾訳)：ピーター・パン・シンドローム──なぜ，彼らは大人になれないのか，祥伝社，1984.
7) 中根千枝：家族を中心とした人間関係，講談社，1977.
8) Neumann, E.,(松代洋一・鎌田輝男訳)：女性の深層，紀伊國屋書店，1980.
9) 小此木啓吾：家庭のない家族の時代，ABC 出版，1983.
10) 小此木啓吾：モラトリアム人間の時代，中央公論社，2010.
11) Winnicott, D.W.,(橋本雅雄・大矢泰士訳)：改訳　遊ぶことと現実，岩崎学術出版社，2015.
12) 斎藤環：社会的ひきこもり，PHP 新書，1998.
13) 高木隆郎：登校拒否の理解，(内山喜久雄：登校拒否)，pp.9-80，金剛出版，1983.
14) 山田昌弘：パラサイト・シングルの時代，ちくま新書，1999.
15) 山田昌弘：パラサイト社会のゆくえ，ちくま新書，2004.

Ⅷ章

1) Deutsch, H.,(懸田克躬訳)：生命の誕生——母親の心理 2，日本教文社，1964.
2) Gould, R.L.: The phases of adult life——A study in developmental psychology, Am J Psychiatry, 129; 521, 1972.
3) Gould, R.L.: Transformation, Simon & Schuster, 1978.
4) 花沢成一：母性心理学，医学書院，1992.
5) 平井信義編：母性愛の研究，同文書院，1989.
6) 飯田真編：中年期の精神医学，医学書院，1990.
7) Levinson, D.J.,(南博訳)：人生の四季——中年をいかに生きるか，講談社，1980.
8) Neumann, E.,(福島章訳)：グレート・マザー——無意識の女性像の現象学，ナツメ社，1982.
9) 新福尚武：ミドル・エイジ・シンドローム，朝日出版社，1983.
10) Stern, D.,(岡村佳子訳)：母子関係の出発——誕生からの 180 日，サイエンス社，1979.

Ⅸ章

1) Bühler, C.: The course of human life as a psychological problem, Human Development, 11; 184, 1968.
2) Christie, A.,(中村妙子訳)：春にして君を離れ，早川書房，1973.
3) 藤本修・荒賀文子・東敦子：女性のメンタルヘルス，創元社，1996.
4) 平木典子編：夫と妻——その親密化と破綻，金子書房，1988.
5) 星野命編：変貌する家族——その現実と未来，金子書房，1989.
6) 鹿嶋敬：男の座標軸——企業から家庭・社会へ，岩波書店，1993.
7) 岡堂哲雄編：家族関係の発達と危機，同朋舎出版，1989.
8) Vaillant, G.E.: The evolution of adaptive and defensive behaviors during the adult life cycle, Am J Psychoanal Assoc, 19; 110, 1971.
9) Vaillant, G.E.: Natural history of male psychological health Ⅱ——Some antecedents of healthy adult adjustment, Arch Gen Psychiatry, 31; 15, 1974.
10) Vaillant, G.E.: Natural history of male psychological health Ⅲ——Empirical dimensions of mental health, Arch Gen Psychiatry, 32; 420, 1975.

Ⅹ章

1) Beauvoir, S.,(朝吹三吉訳)：老い 上・下，人文書院，2013.
2) Fromm, E.,(佐野哲郎訳)：生きるということ，紀伊國屋書店，1977.
3) 金子仁郎：老年の心理と精神医学，金剛出版，1985.
4) 神谷美恵子：こころの旅，みすず書房，1982.
5) 亀井勝一郎・臼井吉見編：人生の本 4——死との対話，文藝春秋，1967.
6) Kübler-Ross, E.,(川口正吉訳)：死ぬ瞬間——死にゆく人々との対話，読売新聞社，1971.
7) 澤田愛子：末期医療からみたいのち——死と希望の人間学，朱鷺書房，1996.
8) 西村健監：健やかな老人の精神生活のために——老人性痴呆の看護と観察記録，世界保健通信社，1984.
9) 奥村幸夫：高齢者の精神的危機と病態，星和書店，1985.
10) 湯沢雍彦編：世界の老人の生き方，有斐閣，1980.
11) 柏木哲夫：死にゆく人々のケア——末期患者へのチームアプローチ，医学書院，1978.

終章

1) 服部祥子：人を育む人間関係論——援助専門職者として，個人として，医学書院，2003.

索引